祝贺

杨泽民临证经验医案集求正择刊

医理挖深　融贯中西
实践探索　经验宝硬
荟私传授　育才导芒
德艺双馨　杏林竞誇

九七叟朱良春题
甲午夏

国医大师朱良春先生题词

全国继承老中医药专家学术经验指导老师

荣誉证书

根据人事部、卫生部、国家中医药管理局人职发 [1990] 3 号文件精神，

杨泽民 同志于一九九一年七月被确定为继承老中医药专家学术经验

指导老师、为培养中医药人才做出了贡献，特发此证。

证书编号：   一九九四年十月七日

被聘为全国继承老中医药专家学术经验指导老师，获得传承奖

聘书

杨泽民主任医师：

兹聘请您为我省第二批全国

老中医药专家学术经验继承工作

指导老师。特发此证。

一九九七年四月二十五日

被聘为全国第二批继承老中医药专家学术经验指导老师

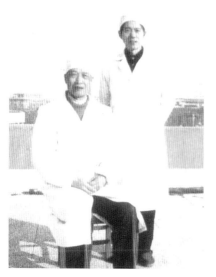

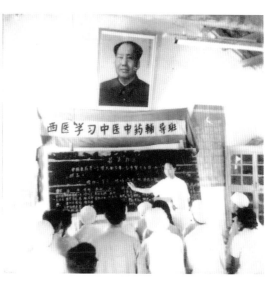

全国第一批老中医药专家学术
经验继承指导老师杨泽民与继
承人洪哲明合影

西医学习中医中药辅导班主讲老师

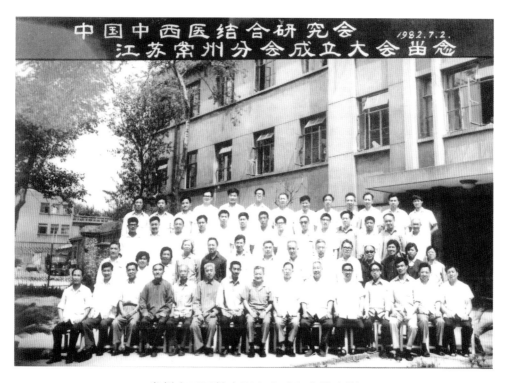

常州中西医结合研究会成立全体合影
（笔者任秘书长，坐前排左第一）

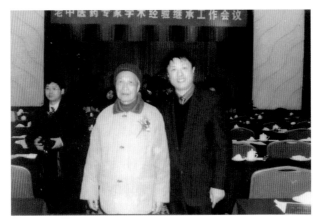

全国第二批老中医药专家学术经验继承
指导老师杨泽民与继承人费建平合影

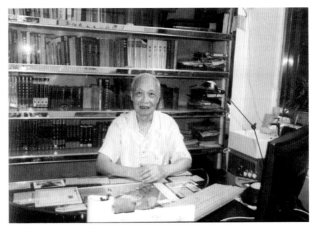

中医药传承工作室工作照

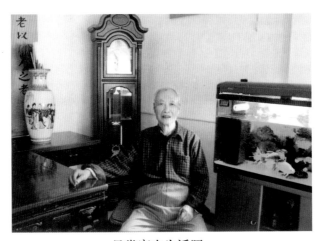

日常家中生活照

名老中医临证经验医案系列丛书

杨泽民内科临证经验医案集要

杨泽民　编著

科学出版社

北京

内 容 简 介

《杨泽民内科临证经验医案集要》一书包含了中西医学知识,也涉及哲学、社会学、心理学、经济学等各学科知识,有较多独到创新之处,既主张中医药现代化,又提出具体措施,可供中医药同仁借鉴。本书总结概括了第一批全国老中医药专家学术经验指导老师杨泽民教授60多年的临床经验和科研积累,以及近30年来从事消化系统疾病的临床经验,对消化系统疾病及慢性支气管炎有独到的经验总结及理论认识,还有医案医话的记载以及经验教训体会。同时提出有很多疾病还必须靠养生保健和非药物防治来完成防治疾病的任务,所谓三分治疗,七分调养,对防治疾病是很有裨益的。本书适合中西医医务人员及相关研究人员参考使用。

图书在版编目(CIP)数据

杨泽民内科临证经验医案集要 / 杨泽民编著. —北京:科学出版社,2014.10
(名老中医临证经验医案系列丛书)
ISBN 978-7-03-042057-2

Ⅰ.①杨… Ⅱ.①杨…Ⅲ. ①中医内科学 – 临床医学 – 经验 – 中国 – 现代 Ⅳ.① R25

中国版本图书馆 CIP 数据核字(2014)第 227262 号

责任编辑:潘志坚 黄金花
责任印制:谭宏宇 / 封面设计:殷 靓

科学出版社 出版
北京东黄城根北街 16 号
邮政编码:100717
http://www.sciencep.com

南京展望文化发展有限公司排版
江苏省句容市排印厂印刷
科学出版社发行 各地新华书店经销

*

2014年10月第 一 版 开本:B5(720×1000)
2014年10月第一次印刷 印张:17 1/2 插页2
字数:323 000
定价:80.00 元

《杨泽民内科临证经验医案集要》
编 委 会

编 著

杨泽民

协 编

洪哲明　费建平　王国伟

杨业俊　徐翼强

序

我与名老中医杨泽民教授认识已经30余年,在未与他认识之前就知道他的大概情况,20世纪60年代应政府"把医疗卫生重点放到农村去"的指示,常州市有一批专家和医护人员支援苏北农村医疗卫生工作建设,一直到70年代末才回来。1981年我受常州市卫生局的委派和常州市中医院夏德棣同志去苏北对他们的工作情况进行考察,反映普遍良好,尤其是对常州市中医院内科的杨泽民主任、常州市一院儿科的朱翔凤主任、常州市三院内科的杨大钧主任反映都是赞不绝口,工作认真负责,医疗技术精湛,服务态度优良,深受老百姓的欢迎。1983年1月,我到常州市中医院担任副院长,就与名老中医杨泽民教授相识,有了工作上的联系,1988年7月,我担任常州市卫生局中医处处长,以及担任常州市中西医结合学会秘书长和副会长时期,因为工作关系接触更多,对他的医术医德以及为人处事都是有口皆碑。1981年成立了常州中西医结合研究会(后全国统一改称为中西医结合学会),杨教授是主要发起筹建者,并任研究会秘书长,并被聘为常州市医学研究所中医室主任,推动了常州地区的中西医结合研究工作。继而杨教授又在常州市中医院主张并发起筹备成立了中医研究所,首任所长,和同道们一起开展中医药的整理、研究,提倡中医与西医相互学习,理论联系实践,衷中参西,融汇新知。在临床上推崇辨病辨证相结合,反对应循守旧、故步自封,体现了杨教授严谨的治学态度,和虚怀若谷,求真务实,崇尚实效的工作态度。

杨教授谦恭和善,朴实诚信,淡泊名利,力戒浮华,医德高尚,工作勤恳,是我们晚学者学习的榜样。杨教授从事医、教、研60余年,在城乡医院、工矿诊疗工作中接触工农干群患者面广量大,所诊疗急慢性病种也多种多样,有普通的常见病,也有工厂职业病、地方病、流行病、急慢性传染病,及少见疾病和特种病例等,临床经验丰富,尤其在温热病、脾胃病、肺系疾病方面见长。在诊疗上,强调整体观念、未病先防,推崇中西医要互补,衷中参西、融会贯通,用两种医药取长补短。注重治疗和预防相配合,尽可能告知患者在生活起居、饮食、情志等方面对疾病的影响和切实可行的一些防治方法加以指导,减少病情的反复,对病情的缓解给予很大的帮助,在养生保健诊疗方面重视非药物疗法和饮食调控。同时也专门论述了医生的为人之道与健康,为医之道与影响疗效关系的重要性。

为继承发扬中医药事业,杨教授几十年来坚持不断地学习新的知识充实自己,以适应新的变化和发展,并且善于思考、发现问题,勇于探索,提高临床诊疗水平,使自己能够成为患者和老百姓信得过的名副其实的"良医"。1991年,我参与了国家中医药管理局在全国开展首批500名老中医药专家学术经验带徒继承活动,负责常州地区的组织管理工作,经过遴选、师徒自愿、组织批准,常州市中医院杨泽民教授有幸入选,洪哲明、费建平、王国伟先后师从杨教授,他不辞辛苦,精心带教,把几十年来的临床经验、心得体会传授给弟子,并且通过了中医管理部门专家组的考核验收。1994年被江苏省卫生厅、江苏省中医管理局授予"江苏省名中医"称号。在他的影响下,两个孙辈都已经从南京中医药大学中西医结合专业毕业,立志继承发扬中医药事业,为之欣慰赞扬。

喜闻杨教授在近90高龄之际,将自己多年来的学习体会、临床经验、学术观点、保健养生归纳成篇,几易其稿,即将付梓出版,为常州市中医药事业的继承发扬做了一件实事,可喜可贺,值得敬佩。"医论"和"医话"是医生用以表达自己的见解和心得的一种形式,"医案"是治疗疾病的直接记录,它们都是经验的表达。中医临证经验是中医药学宝库的重要组成部分,对中医临证经验的整理,是继承与发展中医学术的重要手段之一。回顾历史,总结经验,为的是更好地发展,更快地创新,可为后学提供启迪,更好地为人类健康服务。此书凝聚了杨教授从医60余年的学术素养与临床经验的结晶。故乐为之序。

常州市中西医结合学会副会长
常州市孟河医派研究会会长
江苏省中医药学会肝病专业委员会名誉副主任委员
中华中医药学会学术流派专家委员会委员
世界中医药联合会中医药传统知识保护研究专业委员会理事

李夏亭
甲午年春节于嘉宏七棠

前　言

————————————————————|————

　　本书是我从事医、教、研60余年之经验，涉及以内科为主的多学科多病种的诊疗经验、研究心得、体会及生活体验和养生保健、非药物防治的经验，加上从患者就诊时诉述病情、叙说体会，民间传闻、小说记载、报刊介绍等搜集、摘录，经过科学分析，对有一定价值而认同的，再筛选、考证，并经过实践验证而决定取舍和整理积累编著而成。虽然受当年中医处于废医存药，甚至要废除中医的恶劣环境和气氛影响，我仍然意识到中医历经几千年的宝贵经验及与哲学、社会学、心理学、地理学、人文学、环境学、气象学等相结合的整体理论观是中国医药的瑰宝。同时也看到中医因当年条件的限制，存在的诸多滞后情况。因此激发我在工作中要继续巩固提高中医药学，温故知新，承前启后，融会中西，努力学习现代医药学技术，同时也受到当时医界贤达衷中参西、融会贯通等学术思想的影响，开始有中西医要互补，必须加强学习、研究中西医药，用两种医学辨病辨证取长补短，择其善者为患者服务。为了更快更好地开展中西医结合工作，到20世纪80年代初，我即主张并发起筹建成立了常州市首届中西医结合研究会，任秘书长，推动常州地区的中西医结合研究工作。同时认识到中医药要整理提高，就必须加强整理中医药学，并借助现代科学、医药学进行研究。继而又在常州市中医院主张并发起筹备成立了中医研究所，首任所长，以利于整理、研究、发扬中医药学。在临床上巩固辨病辨证，理论联系实践，不断研究，同时于1985年又被聘为常州市医学研究所中医室主任，更有利于我开展中医药研究。在工作之余，将我的临床医药经验资料,经科学分析,撰写成文,部分已在全国、省、市医学杂志、学术会议发表、交流,还有名医、名方、特技经验等特约撰稿在全国医药报刊、汇编专著中发表。尚有已成初稿、提纲的,由于当时诊务繁忙未及时整理。直到80多高龄退休,才有时间逐步整理、总结而成。60余年来,我在城乡医院、工矿诊疗工作中接触工农干部群众,患者面广量大,所诊疗急慢性病种也多种多样,有普通的常见病,也有工厂职业病、地方病、流行病、急慢性传染病及少见疾病和特殊病例等。本着重点突出求实精神,择其要者,遵循整理继承、发扬提高中西医结合辨病辨证经验,发扬预防和治疗的协同统一整体性,发挥我国中医药的长处,吸取现代医药科学,有理论有实践地整理成临证经验医案集要,体现中西医结合的优越性,为患者服务,与同道共勉。努力使我国独特的中医药学走向世界,为全球人民提供优质服务。开篇先从医药养生、保健、预防方面谈起,体现出预防为主及我国中医治未病的整体思想,目的是告知医生先明确治未病的重要性及全面熟练掌握,并成为先行,介绍给患者及广大人群,让广大群众掌握比较成熟、行之有效的养生、保健、非药物防治经验知识,达到未病能防,已病可治的效果。我即将成为90高龄健康老人,首先身体力行,并广为宣传,争取更多的人行动起来,打好群众健康基础,为大众健康长寿尽一份力量。同时将一些临床诊疗经验,治学主张,学术思想等,包括继承人已发表总结的经验以及我尚未发表的医论、经验、介绍给同道及有志于此的读者们,供医药经验交流、研讨。

    本书以医路篇开始,以学医的勤奋、行医的目的和艰辛及成就启迪后学。在医论篇有临床医学思想与实践、学术探究、医话集锦、方药研究、医学教学科普讲稿、医学科学研究及浅谈中医药理念与发展等7个章节,其中包括医疗观点、医疗思想、治未病、临床经验、医药研究、老药新用、医林纠偏改错、中药四性五味及功能新认识、新经验,为人之道与健康长寿、为医之道与治疗效果关系、哲学中庸之道、一分为二及矛盾论等哲学在医学上的指导、应用等。其后是医案篇,最后附继承人的医学论文和摘要。医案篇介绍了多种疾病的具体验案及膏方的滋补、疗病的优点。全书共三篇,或许有以偏概全,以个案当普遍的,加上个人学识有限,谬误疏漏在所难免,多请不吝指正。

　　本书对专业医生有较多帮助，特别是年轻医生刚从事临床，感性知识偏多，理性认识及临床经验不足，社会、生活等知识经验缺乏；或从事临床不太长的中年医生，均可以帮助其成为一个好医生，并得到患者的信任、尊敬，最终也能使患者获益匪浅，可谓医患双赢，从而也改善了医患关系，增进了社会和谐。教师是育人灵魂的工程师，己身正才能正人育人。医生则是修理人体的工程师，必须要有高尚的医德，才能担当治病救人的重任。现在国外有的医学院校已开设了"如何对病人讲话"的课题，又联想到有的患者到自己信仰的名医门槛上坐坐病也好了的情况。说明医生对患者的言行，患者对医生的信仰是多么的重要。德艺双馨，才能使中医药发扬光大，这就是我编著本书与同仁共勉的愿望和目的。

杨泽民

2014年2月于常州四知堂医寓

杨泽民教授简介

杨泽民,男,出身于1927年,江苏金坛人。1946年毕业于上海中国医学院,即在中国医学院院长朱鹤皋门诊应诊,后随沪上名医四明医院院长见习,掌握了中西医学基础及临床知识,先后开业于上海、常州,并从事工矿医疗保健。1962年调常州市中医院,从事中医临床、教学、科研工作64年。先后评聘为主治、副主任中医师,1982年评聘为常州市中医院主任医师,首创消化专科,任主任。为扩大中西医结合思想、学术研究,筹办常州市中西医结合研究会,首任秘书长、副理事长。主张中医药科研,振兴中医药学,1986年筹创中医院中医药研究所,任所长。1990年评聘为南京中医药大学兼职教授。曾任常州科协代表、情报员,常州市天宁区第一、二、三届政协委员、常委,医卫组组长,多次获工作先进奖。已撰写专业学术论文30余篇,分别在全国、省、市医刊、会议发表和交流,多篇获优秀论文奖。曾获市慢支电脑辨证施治科技进步集体一等奖、市慢支电脑辨证施治门诊红旗奖。又获慢支电脑辨证施治脉证从舍设计探讨科技医学优秀论文奖。多次获单位、局、市先进工作奖。获市支持苏北农村卫生工作红色种子称号、先进工作奖。

其学术思想主要体现在12个方面:① 整理继承、发扬提高中医药学,提出中医是我国医学的瑰宝,既有发扬提高的必要性,也有指导现代医学发展的必然性。中西医学有互补互利作用,仍须认真加以研讨。② 重视治未病的学术指导思想,提倡既要治已病,更要治未病。临床将反复发作难以彻底治愈的慢性胃炎、消化性溃疡、肠易激综合征等胃肠病,慢性支气管炎等疑难疾病的非药物防治资料,打印出来发给相关就诊患者,增加对已病、未病的防治效力。③ 提倡医学与其他学科同掌握,共发展,提出医生不仅要有广博深邃的医学知识和高深的医学技术,同时也要熟谙社会学、心理学、哲学等与生活、医学有关的多门学科知识,对防病治病、防治结合也是大有好处的。甚至可以解决药物或手术尚难以完全治愈的疾病。④ 用寒、热、气、酸四因指导治疗胃病,提出胃脘痛常因胃寒、胃热、中虚、气滞、泛酸而发,应分型加减论治。⑤ 提出寐不安则胃不和说,胃不和致卧不安者,治胃在先兼以安神;因寐不安致胃不和者,安神在先,重在安神,辅以和胃。临床辨证当详细审察,方能切中病机。⑥ 辛开苦泄,宣痹理气法治疗食管炎,提出食管位于胸中,其证属胸痹范畴,病机常为热郁胸膈,痰气互结,气机不利,当予辛开苦泄,化痰理气宣痹。⑦ 从肝、胆、胃论治胆汁反流性胃炎,提出本病可由情志不畅,肝气郁结,胆失疏泄,以至幽门括约肌功能失调,旁逆犯胃,胃失和降。在辨证施治上主要归纳为三个证型:肝郁胆热胃气不和型、肝郁胆热胃火型、肝郁脾胃虚弱型。⑧ 理气和胃法治疗胃下垂,经过长期临床探索,提出治胃下垂不能单纯补中益气,冀其提升,而必须主用理气和胃法,少食多餐,仰卧起坐锻炼腹肌,才能取得显着疗效。⑨ 提出治肝炎三法:用疏肝清热活血法,以柴胡清肝饮为代表方,治疗慢性迁延性乙型肝炎之肝郁胆热型;用健脾活血消癥法治疗纳少乏力便溏肝脾肿大或伴胁胀而痛之慢性肝炎;用清化湿热解毒消黄开窍醒脑法为指导思想,以茵陈蒿汤、黄连解毒汤为基础,治疗热入营血,血不循经,湿热蒙闭清窍型重症肝炎肝昏迷。⑩ 按肠道湿热脏毒学说思维,用清热解毒化解肠道湿热法,治疗出血坏死性肠炎。⑪ 调和肝脾,温清兼施,燥敛同用,治疗肠易激综合征。⑫ 对老年慢性支气管炎缓解期证治,按脉证从舍证治处方使药。

目　录

学术探究

医话集锦

方药研究

医学教学科普讲稿

医学科学研究

浅谈中医药理论与发展

-------------------- 医 案 篇 --------------------

医路篇

初涉杏坛　学医问道

一、初立学医目的

　　祖上曾为儒医之家,承祖愿,遵父训。笔者于1942年进入上海中国医学院学习,悟到了"不为良相,则为良医"的古训,为大众健康服务之神圣。既然学医,准备做医生,就必须具备高超的医术,医生是人体生命的工程师,要有大医精诚的品德,才能称职,有了明确的目标才能励志成为一名好医生。

二、在校勤学医药理论

　　进入医学院校后,步入求学阶段,以中医为主,有中西医学基础课目,包括《伤寒论》、《金匮要略》、《温病学》《神农本草经》等经典著作、中西医内、外、妇、儿、皮肤临床各科及西医生理解剖药物、药理学等基础课。学好医学知识和技术是基础,遵循"业精于勤,荒于嬉"的教导,通过勤奋刻苦地学习,连续四年成绩名列前茅,两次第一,学费全免,两次第二,学费免二分之一,较好地掌握了中西医药基础、临床医药理论。

三、临床实习刻苦钻研

　　由于理论学习优秀,得以跟院长朱鹤皋沪上名医抄方实习一年,初步学到了名医的临床经验,并得其所赠之著作《症治精华》一书。为了学到更多临诊经验,于1946年毕业后,仍利用一定时间继续跟朱鹤皋院长抄方临诊学习一年。每天有近百号门诊患者,看完病人后随院长出诊。每周还安排两、三天的时间,分别到上海四明医院院长门诊和中医外科门诊见习中西医知识和技术,以利于更全面掌握医学知识和诊疗技术,冀能博学多才,知识技术全面,为日后自己开业做准备。平时也经常跑书店,购买适合自己当时从医需求的有关经典医书,如《本草纲目》、《温热经纬》、《温病条辨》、《脾胃论》、《叶天士医案》及《伤寒今释》、《金匮今释》等中医书籍。以后又购买了一些有中药成分、药理的实用中药学等书籍,读到了书中很多令人叹为观止的医学经验总结经文、锦句,领略了中医的精华和奇葩,许多经验总结能与现代实验研究结果相一致,具有很高的科学性,更体会到中医在当时历史条件下精细之观察、简练之总结,堪为后人学习继承。如:先夏至日为病温,后夏至日为病暑;小儿高热,昏迷、惊厥为暑温!寥寥十余字,就把夏至后蚊虫多起来,容易流行的乙型脑炎的流行病学、发病季节、好发年龄、临床症状观察总结得准确而详尽,并道出了与其他风温、秋温、冬温不同的特点。又如肺主气,司呼吸,心主血脉,上通于肺,肺朝百脉,如环之无端,循环往复,以至无穷,这对心肺的解剖、生理的了解和科学总结是多么的难能可贵,这仅是沧海一粟。笔者在学习行医过程中受到废医存药、中医不科学,汪伪政府要废除中医、中医不如西医好的民族虚无主义,及崇洋媚外思潮的影响,加上学习中医,有时感到只可意会,不可言传,也曾产生了一些消极情绪,为了不甘滞后,便选购了一些含有现代医学知识的书籍和《医学衷中参西录》等融汇中西医的书籍,及中药药理化学成分分析和医学检验等现代医药知识的书籍,认真学习,具备现代医学相关知识弥补中医的不足。这些也为笔者日后更准确地识别精华和糟粕,提高对中西医药知识的认识和理解,对医学知识创新,整理提高中医药学及老药新用打下了基础,创造了条件,对提高临床诊断及疗效大有裨益。

业精于勤　行医疗疾

一、实践求真知,中西医并进

1. 在上海开始行医并继续中西医学科学习　1946年毕业后,即向上海卫生局申领了开业执照,于北京西路96号开业,安排一定时间继续实习和见习,除应用中医望闻问切四诊诊察患者外,还采用西医的视触叩听方法及体温计、听诊器、血压表、理化检验等弥补四诊的不足,对诊断具有较大帮助,因而对提高疗效,避免误诊漏诊也有很大裨益。这得益于当时在学校学到的中西医学知识和诊查方法。同时当年上海受西学东渐影响,很多上海的中医及已毕业开业的学长、校友们,也都不同程度掌握和应用了西医知识和技术及检测方法。我通过走访见习后,在诊疗中得到很多帮助和启发。也得益于张锡纯的《医学衷中参西录》融通中西的启迪,认识到中医必须吸取现代科学及西医药知识。因而当年在上海的"中国医学院"首先开设了西医课目,学习西医药知识,可以说是首创进步的。在这种形势下,看到了中医发展的滞后,还有废医存药思想等,当时对笔者影响较大,加上当年汪伪时期3·17废除中医的决定,虽然是错误的,但也让笔者看到了中医的滞后,中医药学必须自强,跟上时代步伐,促使笔者既要更好地学习研究中医药,也要学习西医药知识,借以研究、整理提高中医药学,继承中医学,为我所用。在实践中求真知灼见,两条腿走路,中西并进,实现中医现代化。

2. 在常州行医期间,参加中医学习西医班　1950年笔者到常州开业,当时卫生组织也曾设置了"限制中医"的政策及条条框框,要求开业中医考试西医科目(当时开业中医仅少数了解一些西医药知识),实际是限制中医。同时要求中医学习西医,开中医学习西医训练班。这也含有认为中医不科学的内在思想。当时笔者也参加了学习,成绩优秀。当时卫生部虽被批判,成了老爷部,其中前者限制是欠缺或是错误的,对后者中医学习西医,也可以说是一种向前看的积极补救措施,对中医以及中医师来说,也有促进中医现代化的作用。笔者认识到有必要学习西医知识,从而努力学习,加上有在校学习的基础,成绩名列第一。老师都是有多年临床经验的西医内、外、妇、儿等各科的临床医师,使笔者学到了很多临床经验及更多的体检手段,对笔者的诊疗工作帮助很大,使笔者在以后诊疗工作中较早地确立了辨病辨证相结合的观点和诊疗手段,成为当时较少兼通中西多科的全科医生。

3. 20世纪50年代在工厂保健站工作,有了全科医师基础 笔者在工矿保健站为广大工人诊疗常见病、多发病及劳动保护,既有益于工人群众,也丰富了笔者内、外、妇、儿、劳动保护等多科知识和预防保健、临床诊疗经验及检测等方法。更符合全科医生,知识面更广,更符合患者需求,为今后在医学上的成就、成名打下了基础。

4. 任职业余红专大学高级西医学习中医及中医在职提高班讲师,教学相长 在任教期间,教学相长,也增加了自己的医学理论及临床诊疗水平。在60年代倡导西医学习中医,笔者曾担任红专大学高级西医学习中医班及中医学习提高班业余讲师,负责《黄帝内经》等经典专著的教学,从中也巩固和提高了自己的中医基础理论,所谓教学相长。80年代初,又一次在市科协组织的中医提高班讲学,因而也就进一步促进笔者努力加深复习和研习中医药学及经典医籍,如《黄帝内经》、《伤寒论》、《金匮要略》(包括陆渊雷的《伤寒论今释》、《金匮要略今释》)、金元四大家的著作,以应教学需要。李东垣的《脾胃论》,加上王纶的:"大凡治杂病,以治胃为主,胃为后天之本,有了胃气,饮食正常,正气充足,就能产生御邪功能"的观点,对笔者影响很深!因为"正气存内,邪不可干",正气存内,病邪亦容易去除很多疾病特别是一些慢性疾病,也就容易痊愈,所以笔者在治多种杂病慢性病时,每因脾胃虚弱而纳少乏力者,就根据证情加用多种健运助化醒胃药,则能取得较好的健胃效果的同时,所患杂病亦常易渐渐好转而痊愈。常用的方药如香砂六君、参苓白术、二陈、平胃等,也可加用藿香、佩兰等芳香化湿醒胃理气药。但也要注意苦寒药的用量,苦药少用能健胃,多用亦能败胃,所以时时要注意保护胃气,故而促使笔者加深了对李东垣学说的重点研读和探讨,为获得医学真知灼见而研读,从而为80年代在常州市开设消化专科,任科主任,负责并从事消化系疾病的临床诊疗及研究工作打下基础。由于治疗效果显著,门诊量逐渐增多,历时近30年,门诊最多时增至每天80人左右,成为省名中医,全国500名老中医药专家之一。目前仍定期在中诚名医馆门诊为患者服务,对消化系疾病疗效显著。由于早年曾重点研读了王孟英、吴鞠通等的《温热经纬》、《温病条辨》等书,为笔者支持苏北农村医疗卫生工作建设期间,治疗数量较多的温病(流行性乙型脑炎、脑脊髓膜炎、出血热、出血坏死性小肠炎等),取得较好的效果打下了基础。

5. 医德在临床诊疗工作中的重要性 笔者在学习医学史时,读到了孙思邈的《大医精诚》,有感于医生对患者良好的服务态度能影响治疗效果的重要性,以及医德对患者、社会和自己从医生涯的重要性,也是构成良好医患关系的关键因素。因而身体力行,并本着效、简、便、廉的医疗原则,力求少花钱治好病,得到广大患者的称赞。

在学术及医德方面,常州市老一辈名中医屠揆先孜孜不倦地学习中医经典医籍,归纳总结,不仅有着深厚丰富的中医理论和临床实践经验,更能学习现代医学知识和技术,为患者服务,且医术高超,疗效显著,成为本市中西医结合先驱者。屠老对患者诊疗认真负责、一丝不苟,不厌其烦地听取患者主诉,认真详尽地为患者做检查和医疗嘱咐,可见其医德高尚,特别是听诊、腹部触诊的功夫,在20世纪50年代,靠听诊就能诊断肺炎、胸膜炎,依据触诊就能触到腹部肿块、子宫肌瘤、诊断阑尾炎,用特效药治好了当时发病率很高的疟疾等,堪称医术精湛,令人钦佩! 更坚定了笔者对中西医结合辨病辨证的诊疗信念,对笔者的医生执业生涯也有很大影响。

二、支援医卫建设,医技快速提高

1966年在支援苏北农村医疗卫生工作建设中,笔者在涟水县医院中医科担任科主任,从事诊疗工作14年,使笔者在中医药和西医药的诊疗知识技术和实践经验均有了更显著的进步和提高。这得益于:

1. 防治城乡多种急慢性疾病积累临证经验 在门诊诊疗的各类急慢性病种较城市既多又重,就诊患者也多,重症病例也不少,如慢性胃炎、消化性溃疡伴出血者;慢性支气管炎(尤其是老年慢性喘息性支气管炎),或伴急性发作、肺气肿、肺源性心脏病(简称肺心病);急慢性病毒性肝炎、肝硬化伴门静脉高压失代偿引起的腹水、食管胃底静脉曲张及破裂出血者;脾肿大、脾功能亢进导致的白细胞等三系细胞减少、凝血酶原减少引起的皮肤黏膜出血、肝昏迷等病例。还有寄生虫病,如蛔虫引起的急症胆道蛔虫、蛔厥患者很多,常会引起不同程度的肠梗阻;钩虫病引起的严重贫血、伴发少见的肺炎咳喘、钩虫病并发严重消化道出血、包括少见的婴幼儿病例等。更有出血性坏死性小肠炎,中西医结合治疗都取得了较好效果。还有发病率较高的流行性乙型脑炎,每年暑天住院抢救治疗者有百余人,有的年份多到数百例。14年中,用中西医结合法治疗2000余例,发挥了笔者中医的特长,与西医合作,治愈率在12个县、市中最高,将死亡率控制在5%~7%,每年到地区交流经验。当笔者值夜班时遇到昏迷抽搐病例,如脑型疟疾、中毒性菌痢都要做腰椎穿刺、肛门指检、查血、查大便,以便及时明确诊断和抢救。笔者从大量的急诊诊疗实践中,积累了丰富的中西医诊疗经验,基本能胜任急诊值班。由于笔者掌握了中西医药知识、诊疗技术和急救措施,积累了经验,从而能更好地为患者服务。通过对这些急重病例的总结和研究,为以后临床提高诊疗水平及疗效夯实了基础,也为辨病辨证、中西医结合打下了良好基础。笔者也经常到中药房帮助配药,提高了我识别中药饮片的形态能力，和加深了其性味由来的理解，及对中药饮片知识的了解，使笔者在处方时有很多便利和帮助，对科研也有裨益。

2. 病房会诊提高中西医临证经验　经常到内、外、儿、妇、传染等科去会诊，使笔者得到各科更多的实践条件和锻炼的机会，学到了不少新的医学知识和体检方法，掌握了胸腹腔、心包穿刺等诊疗技术，同时也弥补了西医知识的不足。

3. 中西医结对同上门诊增加中西医互相学习机遇　当年毛泽东同志提出：中西医各有长处，实行中西医两条腿走路的方针。医院安排我中西医结对上门诊，面对面中西医互相学习讨论，在诊疗过程中，增加不少西医知识和体检及诊疗技术，对我确立辨病辨证的思维和中西两条腿走路也有很大帮助。

4. 中西医共同查房是互相学习交流的平台　笔者在传染科、内科参加中西医结合查房，涉及的病种包括流行性乙型脑炎、流行性脑脊髓膜炎、急慢性肝炎、肝硬化及食管下段静脉、胃底静脉曲张破裂出血、肝昏迷、出血性坏死性肠炎、各种不同肺炎、肺脓疡、脓胸等，笔者负责中医辨证用药治疗，从大量临床实践中，积累了用中医中药辨证治疗这些急性病疑难危重病的经验。

通过以上中西医结合措施，笔者向内、外、妇、儿各科的医师们学到很多西医药技术和知识，因此他们也都是笔者的老师。

三、医业渐成结硕果

1. 中西医结合形成阶段　在中西医学习实践中，对笔者有较深刻影响和帮助的，除上面所谈到的多种经典中医书籍和一般西医书籍外，其中当推现代医学方面的书籍，过晋源主译，Holler编著的内科症状及诊断学、阳性体征检查专著、生理病理学等，可以帮助笔者弄清疾病、症状的机理。如高血压的形成机理及高血压脑病、心脏病、肾病等；可使笔者明白糖尿病的发病机理及其引起的肾病、神经性病变、糖尿病足、眼底病变以及失明等的机理，帮助笔者在临床上辨病辨证处方用药有了重要依据。体格检查方面的书籍，可以指导发现很多有价值的阳性体征，帮助笔者发现疾病，明确诊断，判断预后，正确治疗。如20世纪60年代到农村巡回医疗，在涟水双河中学吃饭，有一位教师，并没有什么明显自觉症状和不适，知道城里来了好医生，要笔者查看，有没有什么毛病，经四诊望闻问切、听心肺、查腹部，发现肝脏肿大肋下3 cm，质地很硬，表面欠平整，有触痛，当即拟诊为肝癌，经上海医院检查确诊为肝癌，经治无效，3月而亡。又如一门诊患者，仅诉上腹时有隐痛，经望闻问切，未发现明显阳性体征，初步印象为胃炎，后经腹部听诊，发现左上腹有心外血管收缩期杂音，即考虑为胰腺体部癌，后经手术确诊。由此提醒笔者诊疗疾病时，对患者体检的重要性，使笔者对绝大部分患者坚持尽量做相关疾病的全面检查，以利于提示进一步检查和及时诊断，尽早治疗，从而提高治疗效果，也减少了许多漏诊、误诊，这是对患者的高度负责，也是医德的具体表现。这些或许也是笔者成名的原因吧。笔者主张中西医结合两条腿走路,在临床上辨病辨证,将具体操作用于治疗,对患者对医生都有很多好处。这就必须既要学好中医,也要学好西医才能做到做好,更有助于对中医药学的整理发扬提高。在学习中医、西医时,既要防止废医存药的错误思想及言论,防止放弃中医、弱化中医以及中医西化的片面性,也要克服老祖宗的东西不能变的守旧思想。本章节及医论篇中举例的几个病例,也可说明中西医并重、中西医结合、辨病辨证相结合、中医现代化的正确性、重要性。

2. 在医学界的业绩与成就　通过以上到病房会诊,中西医面对面同门诊、同查房等各种形式的实践,增加对疾病的认识及体格检查的熟练程度。所以对南京中医学院(现南京中医药大学)历届及开门办学时候来的学生,除常规带教外,凡笔者遇到较典型的弦、滑、结、代、促脉以及各种舌质、舌苔等,笔者都会叫实习医学生到病房患者床前,予以示教,加深体会,几十年来已是桃李满天下。

经过多年的实践经历,笔者已能较熟练地掌握多种重要体检,为患者诊察,体检的熟练和仔细程度,有时能超过个别西医大夫。如一次外科病房请笔者会诊,一例诊断不明的患者,笔者经过全面体检,发现心包摩擦音而诊断为干性心包炎,后经过内科医师会诊及X胸片证实;有一例曾经西医诊疗的门诊患者,病历上记载肝脾正常,患者复诊到中医门诊请笔者诊疗,主诉有肝炎史,经查肝脏肿大质硬2度,右侧卧位检查脾脏也可触及,又经肝功能检查示锌浊、麝浊度均增高,而诊断为慢性肝炎急性发作。还有很多黑粪患者均被西医无一例外地诊断为胃、十二指肠溃疡出血,或消化道癌症等其他消化道疾病出血,治疗无效,甚至手术也未见效,黑粪依然,也未考虑到其他少见疾病病因—钩虫病并发严重消化道出血。笔者曾于1966年在农村巡回医疗时,曾首先发现一名3个月大的婴儿黑粪、严重贫血,血红蛋白只有3~4 g,红细胞也只有80万,面色蜡黄,示严重贫血貌,在查看大便时,发现有不少乳白色活的小虫,经鉴定为钩虫,并追查其感染途径,得知患者家菜地曾施用过钩虫病人的粪肥,所晒尿布从菜园篱笆上经风吹落于地,钩幼移行于尿布上,经拾回而用于婴儿臀部时感染致病,经输血、驱虫而痊愈。此后引起我对黑粪患者的注意和重视,10年间发现有15例因患钩虫病严重消化道出血,用了驱钩虫药后,两、三天后出血即停止,黑粪亦转黄,再用中药补益气血,加用虚黄资力丸,半月后康复。这都是笔者学习和诊疗细心、认真、刻苦钻研的结果,使现代医药诊疗技术为我所用,并不断提高,而有所发现,很多西医医生也称赞笔者的现代医学知识及诊察认真的态度。笔者在诊疗中坚持辨病辨证相结合,诊断较准确,误诊漏诊少、疗效高,痊愈快,门诊就诊患者多,声誉不断扩大,20世纪90年代初被评为江苏省名老中医,遴选为全国第一、二批名老中医药专家指导老师,为传承中医临证经验作贡献。

3. 圆满完成名老中医学术经验指导传承工作　1992年我被遴选为全国首批500名老中医药专家传承指导老师。十五年内先后两批次选定了两名优秀副主任医师(一名副主任中医师、一名中西医结合副主任医师)做为学术继承人、学期三年,按国家制订的传承指导学习方案学习,指导老师、继承人皆认真传承,经过考核,均圆满完成了传承工作,撰著了很多经验论文,并在医学杂志及学术会议上发表和交流。还有医院推荐一名优秀主治医师继承人。在传承期间,笔者对继承人讲:你们都有较高的医龄,已有较高的职称和丰富的医学知识和技术,对新的医学知识和技术容易接受,也学得快、记得牢,在某些方面还超过笔者,因而笔者所能传给你们的是几十年行医及诊疗经验:一是,医学经验;二是,为医之道。所谓道就是做医生的方法:服务态度、讲话技巧,工作方法,认真细心的态度,结合心理学、社会学,针对患者就诊的目的、要求,给予恰当的药物治疗、非药物防治方法及医疗嘱咐等,一切为患者着想,患者的顾虑消除了、目的达到了、心情舒畅了、病痛不适就好了三分,有的当时就全释重负,苦恼而来,高兴而归。有了术与道两方面的良好修炼才能算一个完整的好医生。现在他们都已成为主任医师、教授,有的已成为科室主任。

4.临床创新经验　中西医结合辨病辨证防治胃肠病、慢性支气管炎的优势及抗感染的不足。

(1)治疗肠易激综合征的临证经验:肠易激综合征腹泻型的治疗(相当于中医的肝脾不调)西医目前还没有比较有效的方法。

笔者在近20年内用辨病辨证法,加上中医治未病及食药整体综合疗法,疗效常常比较明显,慕名门诊患者较多,这在医论篇、医案篇中均会有论及。

(2)慢性胃炎、胃十二指肠溃疡、慢性支气管炎临证经验:很多胃病用西药,当时也有一定效果,或很好效果,但复发问题难以解决,经常有些病例反复治疗,反复发作,难以完全治愈。笔者按辨证论治,寒者温之、热者寒之、气滞者理气的治法,对服用西药难以取得疗效的病例进行治疗,均收到了较好的效果。对那些经常反复发作难以治愈的病例,从气象、寒热、情志、饮食、劳逸等因素全面整体考虑,平时预防治未病,发时多加注意治已病,就能起到良好的治疗效果和减少复发。给胃肠病初诊患者发一张胃肠病生活饮食宜忌防治须知,让患者回家仔细慢慢参阅学习注意履行,对患者防治胃肠疾病起到了良好效果。还有多年防治慢性支气管炎临证经验,取得了较好效果,因而慕名来就诊的胃肠病、慢性支气管炎患者很多,日门诊量常有50人次以上,这就是中医辨证及整体观的长处。

(3)中医学的发展继承必须走中西医结合之路:笔者经过5~6年学医(包括毕业后实习、见习)、60余年行医的经验总结,更明确认识到中医必须整理提高,必须吸取现代科学、现代医学知识和技术,走辨病辨证中西医结合之路,继续加以研究完善,才能提高、发扬,成为我国独特的、更先进的医药学,更快地更全面地进入国际社会,为全世界人民欢迎和接受,更好地为全人类服务。

以上笔者所叙述的学医、行医经历及观点、思想等,既是笔者60余年来学医、行医的深刻体会和总结,也可作为帮助后学者正医德、明医理、晓优弊、得方法的良好启迪或箴言!

医论篇

临床医学思想与实践

治未病（未病先防）

健康长寿是由多种因素决定的，中医学早就认识到：肾为先天之本，胃为后天之本，阴阳调和，气血充足，脏腑协调，不违七情，不犯六淫，防内因、外因、不内外因等致病因素，保护正气，未病先防，才是健康的基础。很多人由于平时未重视对未病时的保养及已病伤害的防治，慢性疾病缠身，消耗气血，以至气虚血亏，脏腑失衡，阴阳失调等多种因素，伤害了正气，违反了"正气存内，邪不可干"的治未病原则，以致疾病犯身，健康失去了保障，成了体弱易病多病早衰早夭的原因。现在认识到与健康长寿相关因素有：遗传（也就是先天之本—肾—基因）、后天之本—胃及营养、政治、社会、环境、生活（衣食住行）、经济、医药、卫生、养生、预防、免疫、心态、情感、疾病等，也就是说父母、祖父母上代少病健康长寿者，子孙后代常有健康长寿之人；自己胃肠功能好，食物消化充分，营养吸收全，供工作劳动新陈代谢所需，是人赖以生存的基础。在政治方面，政府是否有好的清明廉洁真正为人民服务的决策人才、政策和体制，人民能否安居乐业；是否处于少动乱无战争休养生息稳定的社会；在环境方面空气、水源、工作等居住条件是否清洁卫生；在生活方面能否起居有时、饮食有节，能否妥善处理人际关系；在经济方面是否宽裕，不愁吃、不缺衣、有营养，少忧虑，少压力，精神愉快的宽松程度以及免疫抗病能力强弱；在医疗条件、卫生设施、预防养生方面，有无预防保健养生及疾病等方面的知识和科普宣传及组织，宣传普及程度如何；心态是否平衡，能否在既能忍自安，比上不足，比下有余的心态下，又能发奋图强、自力更生，以积极姿态，努力工作、经营改善自己的经济及生活状况；情感处理确当、适度与否；一身疾病的多少，慢性疾病缠身的时间及轻重以及有无比较好的医疗技术和设备等诸多因素，都与健康相关。前面所说的遗传、先天之本肾，均是先天因素，是已较难改变。但能通过后天之本——胃及预防养生保健等措施，来改变、提高我们的体质，弥补先天不足的。顺情志、养气血、调阴阳、补正气、壮体魄、强精神，即可达到"正气存内邪不可干"的目的，可使体质虚弱、气血不足、阴阳不调、正气不足的易感疾病人群健康强壮起来。是预防可能的致病因素,对健康造成的不良影响而采取的措施。还要注意天人相应,通过人与自然、气象、环境等的整体性而采取的措施。再由表象到深入的了解,从体验到经验,加入心理、哲学、经济、医学、社会学等综合措施、研讨,逐渐形成一套养生、保健、强身、防病、非药物治病的理论、实践和经验,就能达到健康长寿。很多学者专家从以往偏重于治疗已病,而开始逐渐转向宣传和研究未病时养生保健的理论和实践措施,弥补药物治疗的不足。但也要注意宣传健康的内容、科学的道理,避免随俗、过滥、复旧。个别人似乎认为古老的总是好的,用一些滞后的、缺乏科学或有违科学的内容,误导群众或消费者。笔者认为:预防养生保健锻炼应该从儿童青壮年就要开始,男在八八六十四岁之前,女在七七四十九岁之前肾气尚存,天癸未绝的育龄期,注意养生锻炼,炼就一身健康强壮的体魄,生儿育女,从而通过遗传,培育出一个健康强壮的下一代,代代相传,造福子孙后代,福祉人类,但最好是女方在三十岁以前,男方在三十岁左右,年轻力壮时生育为最好,种子好,长出的苗也正。对超越上述育龄期年龄,进入老年期的人们,根据年龄健康状况可逐渐降低锻炼要求,量力而行,不能太过,不能勉强,特别是女性耳顺之年,男性古稀之期,不要为锻炼而锻炼,只能适当活动,保持筋骨活络,维持心肺健康功能,融入社会与亲朋好友同事间的交往,谈生活、讲养生、切磋健康经验,多讲话、多交流,多阅报、多读书,保持正常思维能力,可延缓进入老年后的思维退化,记忆减退、认知障碍等脑功能衰退,保持健康长寿、生活自理,便能有一个愉快的晚年。

因此良好的心态很重要,为人随和、不急、不躁、不多疑、不常惑、严责己、能宽容、乐助人,饮食起居也随便,反倒比刻意讲究养生、营养、卫生有洁癖的人更健康长寿。如有人对待生活方面一些事情疑三惑四,难以解决、不能决断,一天到晚在脑子里盘算,而伤脑筋,焦虑不安,弄得饭不思来夜不成寐,体重日减,体质日衰,免疫力日弱,浑身不适,"百病丛生"。有人对待疾病也有同样心态,特别是有焦虑、恐病症,精神欠正常的人,长此以往,病情越来越重,不适越来越多,影响了疗效,也使自身抗病能力下降,引发出一些器质性的病变。解决的方法:在生活中遇到不能解决的问题应放到一旁搁置起来,或干脆放弃。对有可能解决的,应尽快设法解决,就能一身轻松,饭香寐安,身体就能强健起来。疾病方面的:既要重视,认真查治;也须藐视,就是正确对待。经查没有重大疾病,就要安心治疗,不要疑病恐病,加重病情,增加治疗难度。如果不放心,可以重新再复诊复查。不要把病一天到晚放在大脑里盘算、疑虑得太多。建议对此类患者,要多开导,要实事求是,用比较肯定的语气说明病情,每可使患者如释重负,病就好了三分。心理医生对此有更多了解,就是要同情,多做心理疏导。笔者仅是在医学领域从事临床、科研、教学六十余载,将所积累多科的一些防治、保健养生经验、体会、观点奉献社会,以年近90高龄,对此更有自身生活、病痛、预防、养生的经历、亲受和体验,也更实在些。鉴于上工治未病、非药物防治的重要性,所以也来谈谈人们对未病时的养生保健及非药物防治问题。笔者早年即体验到非药物防治在临证中的重要性,将《胃肠病饮食宜忌》《慢性气管炎防治须知》发给门诊患者参照注意,起到较好的协同防病防复发的效果,发挥药物不能发挥的效果。故为提高治疗效果,保障人类健康,增强身体素质,将治未病及非药物防治放在医论篇的首章,这也是笔者临证60余年的体验,体现预防为主,上工治未病的重要性。内容看似普通,但涉猎广泛,从实际出发,说理简要,通俗易明,也有科普意义,既适合广大群众防治疾病,也适合专业医务人员在诊疗时用防治知识技术对病人所患之病进行介绍、嘱咐,达到防治结合,能起到比单纯用药物治疗更好的效果,缩短疗程,降低药量,节约药费,减少药物毒副反应对病人的伤害,因而在临床上也是有一定技术推广价值和实用价值的。同时使病人感受到医务人员确实是全心全意为患者服务,从而提高了患者对医务人员的信任度、安全感,树立医生为患者服务的崇高形象,使医患和谐,社会稳定。

养生预防保健,有一般性、个性、特殊性,有系统、对症、针对性等多种措施,现从四方面叙述如下。

一、基础养生保健

养生保健的目的就是希望能愉快健康长寿,是每个人所希望、渴求的,是治未病减少疾病发生的组成部分,也是临证不可忽视的重要内容。现从一般养生保健、特殊养生保健等多个方面撰述如下。

(一)一般养生保健

1. 生活情感与健康

(1)生活方面:体勤可以益寿,静心能够延年。陶弘景指出"静以养神,动以炼形,能动能静可以养生"。动与静是对立统一的两种养生方法,清代医家方开进一步阐明:"动静合宜,气血和畅,百病不生,乃得尽其天年。"这就是动静对立统一的养生方法,在医学上对人产生既愉快又长寿的效应。现代流行的一句养生保健话:生命在于运动,说对了一半,还少了一个静字。静可以理解为清心寡欲,也可以认为静而少动。联合起来理解为:既要积极劳动好,也要注意休息好,劳逸结合、动静合宜。现在还有流行的一句话:既要会工作,也要会休息,休息好了,才能有精力更好地工作。而只积极工作,忘我劳动,不注意休息,就会伤害身体,天长日久,体质衰败,气血亏损,免疫力下降,疾病就容易侵犯,致使体质更加虚弱、衰败,免疫力更加下降,更易险入百病丛生的恶性循环,以致慢性疾病缠身,生活难以自理,出现早衰早夭。有些与个别单位劳动作息制度关系,故须劳动部门协调加以改进。

同时要注意自己喜欢和适合的一般生活、养生、锻炼方法,并注意营养,饮食有节、起居有时、寒温适宜、心态平衡、心情舒畅等。调节阴阳、疏通经脉、强壮肌肉、肌腱,促进血液循环、提供营养、益气生血,强壮体质,提高免疫抗病力,是保障身体健康长寿的基础，绝不是一草一木，一个单方、验方，一味仙丹、妙药，或一种什么所谓的长寿方法、技能能做到的。

（2）情感方面：婚姻、两性与健康 婚姻是人一生中重要内容之一：从健康而言就是两性情感融洽则精神愉快、阴阳调和、气血顺畅，加上互相帮助、体贴入微、关怀备至、相濡以沫、心情舒畅，可使免疫增强，精神、情感类疾病就不容易发生。当然疾病少了，身体也就健康了，就形成一个良性循环。如因性格不合，婚姻不和睦以及两性不融洽，健康也就会受到一定影响，甚至闹离婚，健康状况越差，免疫抗病能力也会越差，就越容易患病，形成一个恶性循环。首先双方应该学会谅解、宽容、忍耐，采取冷处理，紧张过后，关系常可得到缓和、恢复如初，所以有一日夫妻百日恩之说。又据调研和报导：两性恋爱、互相爱慕、相敬如宾，或在符合法律，不违背道德前提下的相亲相爱，不仅对身心健康有益，对促进、提高内分泌性激素免疫力也有好处，对提高生活兴趣、工作干劲、工作效率，消除消极情绪也有帮助。

2. 运动锻炼与健康 运动锻炼有多种方式，应按照个人的喜爱及需要结合自身体质选择。锻炼可以活动筋骨，增强肌肉肌腱弹性、拉力，扩大四肢、腰胸颈关节活动范围及力度，可调和阴阳、疏通气血、调整情绪、放松紧张、提高免疫、增强心肺功能，增强体质，有利防病抗病机能。

生命在于运动，是颠扑不破的真理，但也要根据年龄高低、体质强弱量力而行。人们在历史长河中，通过为生存而劳动、斗争，适应、克服恶劣环境、灾害等，得到进化而成为高智商、身体健康的现代人。现在环境、衣食住行都已经得到明显改善，但不能专事享受祖先从斗争、劳动、改善生存环境得来的条件而养尊处优，像温室里的花朵，经不得世面、经不起风雨，长此以往人的健康、免疫力、抗病能力就会降低，甚至退化。所以人们在生活、工作、劳动中还是要经历风雨。在克服困难中生存、排除艰难险阻后前进，人才能得到锻炼，才能发育健康强壮，才能继续进化。大而言之，则将成为强盛优秀的民族。

运动锻炼并非是越多越强越好，而是要按体质强弱不同，有度地循序渐进，由少到多，由弱到强，由短到长，强弱适度，强了伤筋耗血败气，有损健康，如肌肉疼痛，腰肌关节受伤疼痛不能动弹，血压升高，心率加快，偶有引起晕厥、突发癫痫样抽搐、心衰、猝死。近来相继报导大学生、运动员在跑步或比赛中猝死，应加以注意。运动员也有预练、热身活动等准备，何况一般活动锻炼之人，尤其是年老体弱慢性病患者更应注意。运动少了弱了不起作用，或作用不大。也不能两天打鱼，三天晒网，要持之以恒，略带些勉强，才会有保健效果。锻炼力度对体质强弱要求不同，对老少也应有别。少壮者锻炼强度可大些、时间可长些。老弱者锻炼强度应小些，时间要短些。总之以不太心慌、气短为度，年高体弱，有慢性病者尤须注意。经休息后心慌气短在短时内即恢复正常者，以后可酌情维持原来的强度和时间。对有心脏病、高血压以及体质较差者，以步行散步为主。总之以力所能及为好。工作、劳动、日常家务等都是一种锻炼,也是运动锻炼的补充。

锻炼有一般性锻炼和有针对性的特殊性锻炼,有主动和被动锻炼,有的兼而有之,兹将一般锻炼叙述如下。

一般锻炼:如步行、跑步、游泳、广播体操、少林拳、太极拳、八段锦等,可以增强体质,活络筋骨,提高心肺功能,对一些慢性病症也有一定帮助。

1)步行、散步、跑步:前者有慢走、快走,适合老少妇幼广大人群。跑步又有慢跑、快跑,适合无器质性心肺疾病,体质尚好的人。刚进入老年期的花甲之人,可适当快步走,古稀老人只适合散步。总之根据年龄、体质状况、有无慢性疾病及其病情轻重而选择适合的活动和锻炼。

2)跳绳:跳绳在民间早有流行,是人们活动锻炼的一种方法,特别在冬季,常借跳绳御寒。当前幼儿园、学校体育课也有了跳绳活动,故跳绳也是一种保健强身,改善血液循环,增加产热御寒的活动。

3)跳舞:有交际舞、广场舞、集体舞等多种舞式,目前很流行,这也是一种锻炼,可根据各人喜好及需要选择。

4)广播操:广播操已流行数十年,是一种集体运动保健方法,个人有兴趣,也可按广播操音乐节奏活动,对保健强身防病有益处。

5)八段锦:八段锦是一种传统的一般锻炼方法,男女、老少、壮弱皆宜,强度不大,时间不长,范围小,原地动作。如体质好者,可每天连续或间隔做两遍、三遍。也可加强四肢腰脊关节筋脉的活动,防止或延缓关节筋脉僵化,也是一种有氧运动,可增强心肺功能。

6)太极拳:太极拳也是一种传统的一般锻炼拳法,可加强肌肉筋脉耐力。是一种节律缓慢而近乎静的一种慢动作拳法,可怡神,能养性,对焦虑、忧郁等神经功能紊乱、性格暴躁者有益。使人体步态稳定,避免跌倒。

7)少林拳:少林拳是少林拳派的一种快节奏强有力的术式,较适合体质尚健的患有亚健康、神经衰弱等一般慢性病的人群,是增强肌肉筋脉(肌腱)张力及强度的一种拳法,对改善亚健康、神经功能紊乱等一般慢性病有帮助,对有高血压、心脏病等器质性疾病者应慎选或避免。

3. 社会与健康

(1)人的行为与健康:人是社会的一分子,是最小单元,也像人体的最小单元细胞一样,先要有健康的细胞,才能有健康的人;要有躯体健康的人,首先就要有精神上的健康作保证,即正心修身齐家。正心,就是要心态正、心理正、心术正、心思正,接下来就是要修身,即修养好、德行好、素质好,有了前面两点,后面就是要把家庭治理好,家庭和谐,就成为精神健康的人。有了身体、心理皆健康的人,才能算作一个完整健康的人。都能做到完整的健康人,才会有健康的社会,和谐的社会。有了完整健康人、家庭和谐、亲朋和谐、社会和谐,个人精神、心理生活得就愉快,对人的健康是有很大益处的，反之就是有害处的。人在社会上不是孤立的，而是受到社会上各种各样的影响，包括自己对自己多方面的影响。又如自己的文化程度、读书阅报、经济状况、素养高低、理解能力、所处地位、视角差异、人际关系、脾气缓急，还有偏听偏信及误解等，都会影响人的心情和健康。必须妥善处理，才能有益健康。

（2）鳏、寡、孤、独：这四种人，是社会上一部分特殊生活且各有不同的人群。他们常处于孤独忧郁状态，尤其是独居或空巢老人，既缺少亲情、感情，生活又乏人照料，认为老之将至，行将就木，不久于人世，常具有一种消极沉沦悲观的负面思想。思维、体力活动、人际交往减少了，增加了心理上的负面影响，甚至有人饭不思来睡不香，免疫力下降，体质健康状况常易欠佳，也容易生这样那样的疾病，性情也容易变得忧郁、烦躁、怪僻或喜怒无常，或全身病不舒服，难以名状，虽经多种检查，均未发现异常，表现出亚健康状态。离退休人员及原来担任领导者，前者在离开了日常忙碌习惯的群体工作、生活，闲暇时间增多而烦闷等；后者在离开了习惯领导工作，或失权失势，他们在某些特定条件下，似也有些与上述鳏寡孤独者易病和心理精神变异等有类同情况。两者与其他人群相比，亚健康、发病率及死亡率均有不同程度偏高。再者老年人，似有虽不能同年同日生，但愿同年同日死之慨，这即是由于当事人精神上不能承受重大突发事件、变故的悲哀创伤和打击，或与年高本来就潜伏着轻重不同程度的慢性疾病，因突发事故过于悲伤，神经精神受到较大刺激，而诱发旧病急性发作加重，心脑血管也受到了超负荷不能克服的伤害，或本来就有高血压、心脏病等心脑血管疾病，由此诱发突然死亡等。健康报刊也有"孤独感对人造成的死亡风险，不亚于吸烟风险"的报导。孤独的代价，真的让人心碎。鳏寡孤独等人平时体质较差、亚健康、易生病，与他们的心理、精神、情志、情感、生活等多种因素的特殊性和免疫力降低，抗病能力薄弱，体质较差等有关，特别是精神比较敏感、脆弱，性情比较急躁或忧郁、易悲感的人较易发生，这在中医致病学说中的内因：喜怒忧思悲恐惊早已阐明，并且作为主要病因之一。

为了鳏寡孤独的健康，就要研究解决他们的问题。现在社会、政府均已致力于这方面工作，促成鳏寡有另一半的活动。对老年再婚等问题，亦在通过媒体大力宣传，为鼓励老年再婚和对存在的一些家庭成员思想观念、经济处理以及一些法律等问题扫除障碍，剩下的问题就是自己该如何面对和解决。至于日常生活孤独嘛，政府和媒体也都在努力宣传、推行政府办、民资办公寓养老、居家养老、扶持上门养老服务行业、小区服务等各种形式，剩下的就要靠自己来如何丰富自己的生活方式和内容，如多交朋友，与同事、邻里、亲朋等谈古论今、聚旧话新，也可看电视、录像、旧照片、听音乐、戏曲，或致力于自己爱好和有兴趣的事，如书法、绘画、下棋、唱歌、唱戏、阅报读书、剪报搜集资料、著作、写回忆录等，任选一种或几种都可以。如体力尚可，就找些力所能及的工作做做，或者做些力所能及适当的体育活动，饮食起居或清洁卫生等生活自理方面的家务活动，但要注意以不过劳，不心跳气急为度。

4. 贫富与健康

（1）先富后贫：开始经济富余，丰衣足食，住豪宅、出有车，食有鱼，出手大方，养尊处优，昂头扬眉，人前人后有面子，少烦劳、少忧愁，心情愉快，阴阳气血调和，正气存内，邪不可干，病就少了，身体当然就健康强壮了。以后因多种原因，天灾人祸，家道中落。穿无衣、食无荤、住陋室、出步行，手头拮据，烦劳不断，忧愁事多，在外常卑躬屈膝，仰人鼻息，人前人后少面子，心情不舒畅，常处于忧郁状态，食无味而寐不香，则阴阳气血失调，免疫力下降，身体当然就欠健康或不健康而羸瘦虚弱了，正所谓邪之所凑，其气必虚。迷途知返、悬崖勒马者有之。意志坚强者，把失败当教训，跌倒了爬起来继续奋斗向前进，保持着一种振奋图强的良好心态和精神，尚能维持健康者有之。但其中也有人受到失败的压力，过度操劳烦心，免疫抗病能力有所下降，身体常处于亚健康状态。特别是从富到贫，高处往下滑，走下坡路，跌落到低谷，自有一番辛酸泪、苦辣味。

（2）先贫后富：由原来经济困难、生活艰苦，愁吃愁穿，到富有，就会珍惜成功财富来之不易，也可失于一旦。贫富不是一成不变，而是变化莫测，所以遇事、行为会注意谨言慎行，戒骄戒躁，不做违法事，免一失足成千古恨。要居安思危；也要有福兮祸所伏，祸兮福所倚的清醒认识及应变心理准备。

（二）特殊养生保健

1. 针对性特殊锻炼保健

（1）仰卧起坐运动：能减少腹壁脂肪堆积，增强腹肌张力，改善胃下垂状况，加强胃肠蠕动及排气排便力度，对脘腹饱胀、嗳气排气不畅、便秘等有一定防治作用。

（2）按摩推拿：有主动、被动之分。前者自己按摩推拿，后者请按摩推拿师按摩推拿，皆有活血化瘀、舒筋通络、促进肌肉、筋络血液循环之功，有疗酸痛、利屈伸、治麻木作用，也能祛风寒痹症，再加热疗将更有效。

（3）呼吸锻炼（吐纳）：就是静坐，意守丹田，双手捧腹，慢慢加深一呼一吸，即吸足气，呼尽气，反复进行，持续10分钟左右，每天早晚2次，也是一种有氧活动，坚持锻炼，时间长了，肺活量增加了，吸进的空气氧气多了，进入血液，运送到心脑各脏器、肌肉等组织，参与新陈代谢。排出的气多了，也就是排出的二氧化碳等废气多了，避免了对心脑等脏器的伤害，维持良好的氧气与二氧化碳的正常交换，对健康是必要条件。尤其对慢性气管炎引起的阻塞性肺气肿、肺纤维化后的肺源性心脏病心慌气短者，有改善心肺功能，缓解心慌气短症状，延缓慢性肺性脑病所致的记忆力减退、意识障碍、昏迷等的发生。这些都是由于缺少氧气，二氧化碳蓄积造成二氧化碳麻醉所致，平时应根据体质条件，病情轻重，量力而行，适度呼吸锻炼，是有较多帮助和一定效果的。没有时间锻炼，家务劳动也可起到一定的替代作用。

（4）脚踏圆木滚动：取坐位，脚踏圆木前后滚动，对偏瘫、截瘫恢复期有改善血液循环、肌肉萎缩,促进下肢功能恢复作用。

(5)平睡时经常翻身:可避免身下着力点循环障碍血瘀,特别对长期卧床的患者,更要注意。可仰卧、左右侧卧、左前斜位、右前斜位、左后斜位、右后斜位等7个卧位轮流翻身,可预防、减轻褥疮,如在足踝、股骨粗隆、肩、肘、髂嵴等关节凸出易擦伤部位垫上棉垫,则可防止擦伤、褥疮,效果更好。

(6)卧位手足锻炼:手、足先后抬高放下,或画圆圈样大范围旋转运动,反复进行,可加强手足肌腱功能,对中风偏瘫患者,用健侧手臂帮助患肢活动恢复有帮助,对长期卧床的慢性病患者,有预防废用性肌萎缩瘫痪之功。

(7)中风偏瘫:用健侧肢体帮助偏瘫侧肢体活动,或按摩,或脚踏圆木前后滚动,可促进血液循环,改善肌肉萎缩、瘫痪。

2. 生活习惯与健康

(1)保护口唇黏膜:除常见的因经常处于空气干燥环境,特别是秋冬季节,西北风劲吹,带过来的干燥气流,嘴唇容易干燥翘皮皲裂出血外,还有人用舌头经常舔上下嘴唇、口角的习惯而诱发的唇炎、口角炎,尤常见于儿童。前者避免和减少经常在空气干燥环境中的时间,和面对秋冬西北风干燥气流的劲吹;后者教育改掉用舌头舔嘴唇、口角的坏习惯,或涂些苦辣味,帮助改掉坏习惯,即可避免或减少发生。二者皆可涂抹一些油脂性较高润唇膏,既可预防也有治疗作用。

(2)规范刷牙保胃第一关:保护好健康的牙齿,使其有良好的咀嚼功能,就是保护好后天之本-胃。也就要谈到牙齿的清洁问题。牙齿的清洁,离不开如何规范刷牙,才能保持牙齿清洁。牙缝内没有食物残渣,就不会因食物残渣腐败酸蚀牙齿和产生细菌菌斑损伤牙釉质,是保护牙齿健康的重要内容。但刷牙、清洁牙齿也要规范,每天最少要两次,早饭晚饭后较好,左右横刷,沿牙缝上下竖刷,内外、上下及咀嚼面都要刷,更要注意牙缝,务把残渣剔、漱干净。牙刷要选用刷毛不能过硬,硬了损伤牙釉质;也不能太软,软了牙垢不易刷干净。刷时用力要适当,既不能过重,避免损伤牙釉质。也不能太轻,轻了牙垢也就不易刷清,就成了细菌的培养基。同时因腐败产酸,为酸蚀牙质成为龋齿创造条件。除每天早、晚饭后例行两次刷牙外,早饭后刷牙较早饭前好,晚上刷牙比早上刷更好,必要时中饭后也可加刷一次。刷牙时要用温水,不能太烫,以30~40℃左右为宜,烫了,牙刷毛易变软变形;冷了,牙神经易受刺激而酸痛。如中饭后未刷牙、不刷牙,就要用温开水漱口,务必把牙缝内的食物残渣漱剔干净,《红楼梦》中就有饭后丫环送水漱口的行为,就是良好的口腔、牙齿卫生。同时用牙签把食物残渣剔除后再漱口则更好,务必保持口腔、牙齿特别是牙缝的干净清洁。每当其他时间吃零食或点心,以及酸甜等过浓的饮料后,都要漱口,或用牙签把牙缝中残留食物剔除干净后再用温开水漱口,务必保持口腔牙齿清洁,清除细菌繁殖及酸蚀条件。注意牙签不能太粗太硬,否则会损伤牙质扩大牙缝,既要用尖头,也要用扁薄的平头,有利于将牙缝内的残留物剔除干净。但要注意,不要用金属的牙签,因为太硬,又光滑,没有一点弹性,硬碰硬更容易损伤牙质,扩大牙缝,又因其表面光滑,就比较不容易将牙缝中残留物剔净。用其他竹木牙签时间长了,也容易使牙缝扩大。扩大后的牙缝更容易嵌入食物残渣,这似乎成了应用牙签剔与不剔的矛盾了,但从理论与实践和笔者的经验比较之下,剔还是利大于弊,也有很多同道与我有相同的观点,所以还是应该坚持剔。但要注意;牙签以扁薄、一头尖、一头稍秃为好,薄者可穿通牙缝,秃的一头易带动和除去牙缝中残留物。尖头可剔除牙缝不大,附着外侧浅表牙缝中的残留食物,综合应用,清除率将会大大提高。现在又有人提出了用牙线等方法,似乎更好些,可以应用。平时每当饮茶吃开水时也要注意用头一口水漱漱口,漱后把它吐掉,因为有实验证明:胃黏膜中的幽门螺杆菌是从口腔牙缝残渣腐败物中繁殖,然后吞咽到胃里侵入胃黏膜生长繁殖破坏胃黏膜的,是胃炎、胃溃疡、胃癌的病因之一。所以要经常保持牙齿的清洁,对早晚刷牙尚未刷清牙缝中的食物残渣者,也要用牙签剔干净,从而保护牙齿的清洁、健康,既可减少口腔感染机会,包括控制幽门螺杆菌繁殖,降低胃炎、胃、十二指肠球部溃疡及胃癌的发病率及其症状,也可减少从口腔呼出的秽气、异味。

(3)保护口腔黏膜及舌头:饮食以清淡光滑软食为主,不吃少吃干、粗、硬、毛糙有锋利棱角的食物,也要避免用舌头反复搅动咀嚼,减少舌炎、口腔黏膜损伤。不吃少吃太烫太冷、太甜太咸、太辣太酸及一切味太浓的食物、饮料,包括绿茶亦不宜放得太多而味浓涩苦,从而可减少其理化对黏膜的刺激,其中盐糖可改变细胞黏膜渗透压,致使细胞混浊肿胀变性,甚至坏死,特别吃硬糖果时,若固定在一处,慢慢溶化,则对局部黏膜伤害更重。总之饮食要清淡。

(4)正确对待洗澡:洗澡是个人卫生的重要内容之一,但洗澡的次数不能太勤太多,也不能太懒太少,少了不能保证皮肤的清洁卫生,会引起一些皮肤疾病,如湿疹、痒疹及皮肤毛囊炎等感染;多了容易过多地洗去保护皮肤的皮脂,也会诱发一些皮肤病,如皮肤干燥、瘙痒、皮屑多等。秋冬空气比较干燥,更容易发生皮肤干燥瘙痒及皮屑而诱发的皮肤病。特别是每次洗澡都用肥皂,而且用了很多肥皂,还用洗澡巾反复擦洗,将会擦洗去更多的皮脂,更容易引起皮肤疾病,碱性强的肥皂更易刺激损伤皮肤,也会引起更多皮肤疾病。洗澡应该根据各人的生活习惯、工作、环境、劳动强度及生理特点分别对待;也要根据春夏秋冬气温及湿度高低的气象条件来决定洗澡次数的多少。下面仅是提出一些参考意见:如在夏天气温较高、温度约在30℃左右,可以2天或每天洗澡。湿度70%~80%或以上湿度较高时,工作家务比较劳累,环境闷热,又是怕热容易出汗,出汗量多的人,也可每天洗1次。大伏天温度有时可达35℃左右,一般可以每天晚上洗澡,早上用水擦身。高温作业者,则可以每天洗2~3次或多次淋浴,既可冲洗掉汗液,维护个人卫生,也可降低体温,有凉爽舒适感,更有助去除疲劳,预防中暑。春末秋初可根据气象条件,气温尚高、湿度还大时,可以1~2天洗1次,如已有凉意汗少或无出汗感觉时,2~3天洗一次即可;春秋可2~3天洗1次;晚秋初冬有寒意无出汗,可以3天洗1次;冬季则每周洗1~2次,也可洗1次。总之,根据以上的原则、要求及参考意见外,还要按照各人的爱好、习惯及诊疗需要:如以老年热疗、温经络、活血脉等保健治病来考虑决定洗澡的次数、时间和水温。同时也要注意:皮肤瘙痒不能用热水烫来止痒,否则越烫越痒,用肥皂洗了也会更痒。油性皮肤油脂多的人在冬季可以每周洗2次,也可用1次肥皂,用弱碱性的比较好,对皮肤的刺激较弱,但不要太多。经常在灰尘环境中的人,也可1~2天洗1次澡。温暖天气也尽量不要在露天室外洗澡,虽开始洗澡时不觉冷可以洗,但经风吹,即加快皮肤表面浴水蒸发,带走更多体温而感寒意,容易感冒,民间俗称水凉易外感生病,是有道理的。

3. 症状预防保健

(1)预防晕船晕车:有人容易晕船晕车,一般情况只要静坐闭上眼睛,或向前看,眩晕多数就不易发作,即使发生也会较轻。因为向前看到的人或物体、景观是比较稳定的,或移动比较缓慢,就不容易引起眩晕。但切忌向两侧窗外观看,因两侧窗外的人、物、景因车速向前疾驰,窗外的人物景即向车后快速移动,就容易引发眩晕,重的就会恶心呕吐。船的速度虽慢些,但由于波浪的上下波动,人也随着颠簸,促进了眩晕的发生。容易晕船的人,避免在风浪比较大的时候乘坐,应选择风浪比较小的时候乘坐,就可减轻或避免眩晕。乘坐较大的船舶或车身较长而大的汽车则颠簸较小,可减轻或避免眩晕的发生。医学上对以上情况发生的眩晕又名为晕动综合征,只要避免或减少视线景观物光线的前后上下左右不同程度的快速移动、颠簸,就能避免或减少减轻眩晕。有的人容易发生,有的人不容易发生,在相同情况和条件下,有人轻有人重,这也与各人内庭神经对晕动的敏感程度不一有关。也可闭眼心中向固定一点看,可减少晕动感,对减少眩晕也有帮助。

(2)特异体质疾病预防:吃牛乳后,有的人会腹胀,有的人会便秘,有的人会腹泻,这与缺少乳糖酶有关。只要不吃少吃普通牛乳,改吃酸乳等乳品或可减轻、避免。

有人吃了面食后容易腹胀,这与这种人缺少面粉谷蛋白消化酶,而出现对谷蛋白过敏的症状,只要不吃或少吃面食就可避免。

有人吃了螃蟹或蛤蜊后就会腹痛、出现荨麻疹,认为蟹、蛤生长在水中性寒,总要用生姜合酸醋蘸食以除蟹寒,用胡椒共煮蛤蜊以消其凉,但或只能有所减轻,仍难以避免其腹痛。对其有过敏的人还是要少吃、不吃为好。

有人吃了蚕豆会有黄疸、酱油尿,重者甚至休克。

(3)荨麻疹预防:有人吹了冷风受了凉就会发风疹块(荨麻疹)。在民间只要用热水少放些盐洗个澡,再在被窝里一睡温暖就好了。同时穿衣保暖,不再受寒吹冷风也就不发了。这是因为吹了冷风受了凉,皮肤等细胞组织释放出组织胺引起,故只要给肌肤加温,用盐水改变肌肤渗透压就可治好或减轻或避免因寒冷引起的荨麻疹。

有人衣服裤带处也常会发生荨麻疹样丘疹:特别是皱褶裤腰部更明显,或局部仅示红痒疹,这是由于被压处皮肤组织释放出组织胺引起,只要放松裤带痒疹就会逐渐退去,以后只要注意裤带不要束缚太紧,多可避免发生。

4. 工作、劳动与健康　工作劳动是我们日常生活重要内容之一,要注意劳逸结合,超时或过强的工作及劳动均有害健康。现代社会中的某些白领及高管很多都是因竞争激烈、工作压力大而超时工作、熬夜、操劳烦心,造成精神紧张,神经、内分泌、大脑与各系统脏器之间失去平衡,免疫力下降,以致疾病丛生。近来报刊杂志对白领高管、科技人员因过劳而英年早逝者屡有报导,白领高管科技人员均应引起注意。基层劳动人群,经济困难者,迫于生活,不得不超时、熬夜、从事高强度劳动,以致健康状况日差,免疫力下降而患病者也不乏其人。据我所知,有的单位如纺织工每天要连续工作12小时,缝纫工14小时,甚至没有星期天,休假日,经常因劳累,免疫力下降,生活寒暖不注意而感冒,或因饮食不当、欠规律而诱发胃肠病等。所以要劳逸结合来调节,适当减少工作时间,减轻劳动强度,必要时适当休息几天,使超时过劳得到调整,这也是中庸之道吧。人体内部神经大脑与各系统脏器之间也就会平衡,免疫力恢复,抵抗疾病能力也就加强,疾病就无从发生,我们的身体也就健康了,正所谓:"正气存内,邪不可干","邪之所凑,其气必虚"。这就需要政府相关部门严格贯彻执行劳动法,或与具体单位协调解决。

与超时过劳相反,有一类人群工作量很少,整天无所事事,喝茶聊天看报,肢体活动少了,肌肉就容易松软,张力减退,甚至萎缩无力,导致容易疲乏,无耐久力,劳动、活动能力减退等一系列亚健康状态,总认为自己生了什么病了,经常跑医院,但也没有查出什么病,实际是钱多用了不算,还背上了思想包袱,总认为有潜在的重大毛病,没有查出来,整天想着会不会是这个病、那个病,饭吃不下,觉睡不好,导致体重下降,头昏头晕,更加乏力、无精打采,白天也想睡觉,又以为增添了什么毛病,或患上了什么大病,更增加了思想顾虑,背上了沉重包袱,反过来又加重了失眠、不想吃饭,甚至坐卧不安,加重了病情的恶性循环,有的还会产生不同程度的精神状态。因此不得不引起高度重视。这类人群也就成了温室里的花朵,弱不禁风。

关于一般劳动卫生,可参阅有关劳动卫生专著。

5. 气象与健康　气象对人的健康影响很大。人们常会在下雨前风速小、气压低、湿度高时,感到胸闷不适,而预感要下雨了,特别是黄梅季节,这种气象更多见,常易发生在一些敏感人身上,成为晴雨表,高温时体温更不易发散而不适,就与上述气象有关,现分述并综合分析如下。

(1) 温度与健康:首先谈谈大气的寒与热,如过寒冷会冻伤,甚至冻死,民间常有老人老牛难过冬的说法,就是因老人年高体质虚弱,各脏器功能衰退,阳气不足,易受寒冷侵害而病死。过热容易引起中暑,甚至因高温中暑而暴亡。老人热天固然难过,冬天冷了也不舒服。寒冷心率有所减慢,如低于50次/分,或更低,并长期处于高寒环境中或很少活动的情况下,血液循环不良,心脏输出量不足,氧气、营养输送到全身肌肉神经及心脑等脏器组织就会减少,并影响氧气与二氧化碳交换,代谢废气废物的排泄也就有所减少,造成能量供应不足,有害物质积聚,抵抗力下降,从而容易产生相应的不适或疾病,如因寒冷而造成的关节炎、肌纤维组织炎、血管收缩、痉挛性头痛、过敏性鼻炎、感冒、支气管炎、哮喘、胃炎等,每因入冬因寒冷而加重。但因寒冷,人的新陈代谢也会有所降低,生活于高纬度寒带的人群,祖祖辈辈,习惯于寒冷环境,对寒冷有耐受力,因新陈代谢慢,能量消耗低,常较健康,平均寿命也偏高。热也能使人烦躁,血管扩张,头脑发热,而造成血管扩张性头痛,就要注意静,老话说:心定自然凉,在夏季高温,静是很重要的。又因血管扩张,也能使血压有所下降,对高血压患者有利,对低血压患者带来不适。热也能使新陈代谢有所加快,因而生活于低纬度热带环境的人群,常因新陈代谢快,消耗能量多,而欠强壮,平均寿命也偏低,所以就有常带三分饥与寒的养生之道。因而寒、热对人的生活、健康的影响是很复杂,且又是很重要的。总而言之,偏热些、偏寒些,也是一种耐热耐寒锻炼,是有益的,但要避免过冷过热,超过人所能忍耐的极限有损健康。这都是中庸之道,一分为二的哲学观,在中医养生保健防病方面的整体观优势。

(2)湿度、风速、气压与健康:湿度有偏于潮湿的时候和季节,如一年中的黄梅天,或下雨前、下雨时、下雨后,还有天亮前后。大气还有偏于干燥的时候和季节,如秋冬季,刮西北风时从西北方吹来的干燥冷空气就更加干燥。两者对人们的生活、健康之影响都非常重要。湿度高了,汗液不易挥发,过剩体温也难由汗液散发,常易使体内水液蓄积、水肿,自觉身重乏力困倦,也就是中医所讲的湿困、湿重,长夏黄梅天易发,所以就有湿主中州属土长夏之说。但湿对秋季燥咳,慢性支气管炎的燥咳、咳痰不爽患者,能湿润气管黏膜,稀释痰液,也有治疗缓解作用。所以医学上也有建议慢性支气管炎患者到东南气候温暖、湿度高的地区休养或居住,对慢性气管炎患者,特别是燥咳型是有益的。如湿度高,再有气压低、风速小,就会胸闷、自汗,加上气温偏高更容易出汗,感到身上湿漉漉的不舒服,并加重上面的不适和症状。对体质虚弱以及有贫血、阻塞性肺气肿、肺纤维化、慢性心衰者不利,原有不适症状会加重。相反湿度低了,也就是大气中水分少,天气比较干燥了,皮肤的水分被干燥的空气吸走了,皮肤因水分减少失去滋养润滑,也表现出干燥、粗糙,皮屑增多或瘙痒,以血管欠丰富的下肢胫骨面为甚,秋冬季好发,只要涂些润滑油脂,减少防止皮肤水分流失,就能减轻或消除干燥、瘙痒(冬季瘙痒症)。对少脚汗或基本没有脚汗的人,脚后跟就容易角质增生、增厚、粗糙,甚至皲裂疼痛出血,走路时加重,影响步行。只要每晚热水洗脚,并多浸泡一会儿,让角质软化,刮去角质,涂上油脂润滑剂,粗糙改善,皲裂好转,疼痛即可缓解或停止。咽喉、气管因干燥气体吸入,失去滋养,也会引起咽喉干燥灼痛及燥咳,只要吸入湿润气体也起到缓解效果,如春天气温湿度适中、微风轻拂、气压正常,则风和日丽,春意盎然,温度适当,生活就比较舒服,秋季气象虽稍偏干燥,乃秋高气爽季节,温度适宜,气压多正常,故身心舒泰,均适合户外活动、锻炼身体,也是外出旅游好时光,工作学习好环境,对健康都是有利的。

二、衣、食、住、行与健康

(一)衣服与健康

1. 一般衣着　原则是保暖、御寒、防暑、遮体、护肤,应大小宽紧适宜,轻松软舒为好,尤以棉质透气、吸湿、吸汗功能好者较佳。穿了不冷不热、不紧,不影响血液循环流通,使肌肉神经等组织得到充分营养,不限制肌肉收缩伸展运动和发育强健条件,不影响乳房发育,特别是青春发育期、未婚、未孕前,保证乳房丰满发育正常,有利于产后有充足的乳汁供应。不影响呼吸功能、心脏搏动,有利于充分吸进氧气、排出二氧化碳的交换正常进行,有足够的氧气供应参与心脑肌肉各脏器组织的生物化学反应及代谢的正常进行,是保证身体健康的必要条件,并自我感觉得舒服就行。还要提到的女性不宜穿目前流行的紧裤、紧连裤袜,压迫下肢静脉,特别是膝下静脉、腘静脉、股静脉,增加下肢静脉压力,阻碍回流,就可预防下肢静脉曲张,也可防止已有下肢静脉曲张的加重。但可穿有弹性仅到膝下的半筒袜,起到压迫下肢静脉促回流,可防下肢静脉继续曲张扩大。

2. 衣服色泽　夏季要浅淡,反射阳光的热量,减少热的吸收,避免太热、出汗多不舒服,否则体内热量积聚过多,还容易引起中暑;冬季应穿较深暗色衣服,可多吸收阳光热量、热能,补充因寒冷丧失的热量,维持体内热平衡而温暖。

3. 老年衣着　穿戴衣服更要宽松、轻软,以穿着舒适为好。少用棉毛衫等套穿服式,以用纽扣的开衫为好,有利穿脱,对手脚不灵活、躯体僵硬者,更要注意方便穿脱。夏天以风凉、减少过多出汗,预防失水中暑为要务,因老年不耐高温易中暑,老年中暑而死亡者较青壮年多。冬天气温较低,数九寒天则更寒冷,有时在零下3~5℃,北方常在零下10℃左右,天下雪、水结冰、寒气逼人,老年体质虚弱,阳气不足,不耐寒冷,更易冻伤,或诱发心脑血管等疾病,导致死亡者有之,故应更加注意避寒,多穿保暖轻松的衣服,既保暖也利于行走活动。又由于老年血管硬化者多,血液循环不良,加上血液黏度或偏高,饮水较少,血液运行缓慢不畅,阳气不易到达体表、四末,易患冻疮。寒冷时头部血管收缩、血管痉挛亦易诱发血管神经性头痛。所以头部在入冬时的保暖是非常必要的,如果戴了较单薄的帽子还感觉冷的话,可加厚,或临时再加一个,以不再感到寒冷为度。

4. 帽　应注意防寒保暖,在秋末冬初天气已有凉意,头部就不能面对凉风久吹。特别是寒冬腊月,也不能面对西北强冷空气,更不能久被冷风劲吹,否则容易引发头风痛病。老年人头发稀少、动脉硬化、血黏度较高、循环不良者，以及阳虚、血瘀者，应及时戴帽。严冬时如果还感到头部怕冷，就应戴较厚的、保暖性能较好的帽子，否则就容易发生脑血管痉挛收缩、血运不畅，脑血管梗塞而中风。所以冬天戴帽子，避免寒风久吹，就可明显减少由此而导致的脑梗死中风，或周围性面瘫。但也要防止过热、夏天烈日下阳光直接照射而中暑、日射病，就要戴透气的凉帽、撑遮阳伞，避免阳光直射头部，避免在高温环境下工作、劳动。

5. **鞋袜** 也有讲究，亦以宽松为好，小儿更重要，保证血液循环、生长发育正常，紧则血液循环不好，冬季易患冻疮，平时则趾间受压，趾甲发展空间受限，甲前端常弯曲向下，侧面则嵌入甲沟，造成对甲沟的损伤、炎症、疼痛，妨碍走路。对老年人的鞋子，除要宽松外，鞋底更应特别注意，既要柔软，还要有些弹性，可避免因老年脚骨常多突出的特殊性，防止因挤压产生老茧、胼胝、鸡眼，走路时疼痛困难。鞋子紧了也容易促使痛风急性发作和加重。

6. **冬季衣着、口罩** 因寒冷易感冒者外出戴口罩是必要的，但也要注意方法：只能在外出室外寒冷难当的空气、临时戴一下，回到室内或较温和的空间，就要除去口罩，否则戴得时间长了，鼻腔黏膜长期处于温暖环境中，如温室里的花朵，一旦去掉口罩，反容易失去平时的御寒功能而容易鼻塞流涕打喷嚏，如同感冒。

冬季最好穿高领内衣，不穿、少穿敞开式外衣，如西装上衣、敞开式羊毛衫、夹克衫等，避免寒邪直接侵袭颈胸部，影响咽喉及上部气管，容易引发或加重咳嗽、咽炎，一旦成为慢性，后患无穷，对慢性咽炎、慢性支气管炎因寒冷易发患者更应注意。

7. **冬季骑机动车出行** 速度较人步行快，迎面吹来流速较快压力较大的寒风，对眼睛面部的直接侵袭，前者流泪，后者冻疮。戴头盔可挡住寒风对眼睛的伤害，也可防止砂子侵入眼中，避免造成异物损伤成结膜炎或角膜异物，诱发角膜溃疡，影响视力。

天气寒冷出门围围巾御寒，保护颈部不受冷风刺激，避免发为颈项僵硬转侧不利或疼痛，也可减轻或避免颈前咽喉部受寒诱发咳嗽、慢性咽炎发作，或加重咳嗽、哮喘、咽炎的症状，但要注意围巾不能拖得太长，避免卷入传动机械、车轮，或被迅速擦肩而过的车辆或自己所骑车辆的车轮缠住等，轻则牵垃摔倒跌伤，重则勒住气管空气不能进入肺部而窒息甚至死亡，如勒住颈部血管，血流不通，血液不得进入大脑而缺血、缺氧，也可能压住颈动脉窦，心率减慢而心跳停止均可导致死亡，或成植物人遗憾终身。

8. **胸脘腹部均不宜受寒或外出时受寒风侵袭** 上身可加穿保暖背心，可保暖胸背部减轻咳嗽或预防咳嗽，如上腹特别怕冷者，用护脘兜或加干姜粉、生姜汁等胃兜，可预防和减轻胃寒痛，中下腹也要穿厚实些以保暖，可避免因受凉而因物理因素诱发功能性腹痛腹泻。肩背、膝部怕冷而痛者可用披肩、护膝。手足特别怕冷者可戴手套、穿保暖鞋,也要注意宽松,避免阻碍血液循环,反而得不到温暖的效果。更要注意鞋底软而有弹性,可预防胼胝、鸡眼的发生,也有对已病的缓解、止痛、治疗作用。

人们要注意防暑降温、御寒保暖。但不能稍热、稍冷就启动空调等调节室温设备。整天生活在四季如春的室内,人们又将成为温室里的花朵,耐受不了风寒,易患感冒、咳嗽、哮喘、过敏性鼻炎,或因风寒诱发头痛、腹痛、腹泻、关节肌肉等疼痛。所以应将室内外温差控制在不太热、不太冷一定范围内。一年四季平时也要注意多到室外活动和锻炼,才能经风雨,耐寒热,提高体质,增强耐热、耐寒能力,以后或因冬寒、暑热引起的疾病就可减少或避免。

(二)饮食与健康

1. **食物的多样化**　食物因品种的不同,所含的营养成分各有所偏,各不相同。而人所需要的营养成分是多方面的,越齐全越好,才不会因缺这缺那而造成疾病。如蛋白质、脂肪等是人体主要的营养,缺少蛋白质就会发生营养性浮肿甚至出现胸水、腹水等低蛋白血症。所以食物谱要广、品种要多、花式要全,营养就齐全,就能满足人的健康需要,不能固执因个人爱好偏食,或调配方便、烹饪简单,以至食谱狭窄、品种单一而造成某些营养缺乏病。所谓食物的谱广、品多、式全是指平时或经常,要变换品种,可按家庭人口多少、经济情况及爱好来决定每天品种的多少,一般有3~5种可矣。还可一饭一菜一汤中多品种,如咸粥、咸饭、什烩菜、汤等,即一种饭菜、汤里可有多品种,烧煮操作简便,也可今天这个3~5种,明天那个3~5种,经常调换品种。在以前旧社会生产落后经济条件差,鱼肉鸡鸭吃得少,营养不足的病多了,就要增加营养,吃些鱼肉蛋滋补的食物,用些益气生血的调养健胃的药。现在生产先进发达,物质丰富,吃好了,吃多了,营养过剩的病多起来了,如高血压、高血脂、动脉硬化、痛风等病,就要减肥、降压、去脂,少吃些鱼肉蛋糖动物内脏及含嘌呤高的食物菜肴。如金元四大家根据当时社会变化生活条件等情况,在学术思想和方药方面适应变革,诊法、治则、方药等较古方均有了不同的改进。张元素提出"远气不齐,古今异轨,古方今用,不相能也"。还有李东垣提出了脾胃论,朱丹溪认为当今人体是阳长有余阴长不足等。在以后历代的医家,也因社会变化生活条件不同而发生的疾病,老方药疗效不佳,打破守旧创新,而有所改进。在这种思想影响推动改进提高下,才有中医药的今日。要看到自己的不足,才能改革前进。要学习先圣孔子的"吾日三省吾身"的态度,才能经常反省发现自己的不足而不断进步,中医才能有更辉煌、更现代化的今天和明天。

2. **食物、菜肴、汤水不能太咸**　多吃了就会口渴大量饮水。太咸也是对胃的一种刺激,饮水多了,促进胃酸分泌,加上液体在胃内不易被胃吸收而胀满不适。钠离子在体内多了,水不易从肾脏排泄而尿少水肿,血容量增加,静脉充盈,压力加大,血压升高,心脏负荷增加,对心脏不利,对有高血压、心脏病者更是有害。同时体内代谢的废物如:尿素、尿酸、非蛋白氮等清除率减少,对有慢性肾炎、肾功能不全者极为不利。

3. 有的食物也含有对人体有害的物质 有的食物经常多吃或制作、烹饪不当,对人也会有一定的害处,如扁豆、四季豆等含有皂苷,有溶血作用,虽煮熟能破坏皂苷,可减轻或消除其毒害,但或因烧煮不透,还遗留少量皂苷等有害物质,因此可能或多或少还是有些害处的,不能多吃,最好要多加烹煮。如豆浆,不能买来就吃,一定要煮沸煮透,不能单凭泡沫外溢,看似开了,必须看到豆浆液面上的泡沫消失,有煮沸时的滚动汹涌状才算煮沸了,才能消除对人体有害物质。绿色蔬菜植物等,可说是食物中最绿色无害的了,但多吃了青菜也会发生青紫病。如当年自然灾害,主粮不够,用瓜菜替代的时候,发生较多青紫病,目前也偶见散发个案,其中有认为多吃绿色蔬菜有利健康而发生青紫病者有之。绿色植物加盐炒煮后,没有吃完的,放到第二天、第三天,就会由硝酸盐变为亚硝酸盐、亚硝酸胺,有高度致癌作用。同样,经过腌制的青菜、雪里蕻同样因亚硝酸盐也有致癌作用。如果经常吃,致癌风险就高,有的家庭在冬季腌了很多,一直吃到夏秋。在农村更为普遍,这种群体致癌的风险就比少吃不吃腌咸菜的人要高。吃了暴腌3~5天或10天左右的,也有急性中毒的病例。菠菜含有较多草酸钙,经常多吃了就容易发生尿路结石。经常多吃了鸡鸭蛋黄及动物内脏就容易患高胆固醇血症、胆固醇胆结石、动脉硬化病。蛋黄含有卵磷脂,有降低胆固醇的作用,所以可适当吃些,不必禁食。经常多吃了豆、豆制品等高嘌呤的食物,容易患高尿酸血症,导致痛风关节炎、肾病肾功能减退等。因此只要少吃,不偏食,经常调换品种,换换花样,食谱广,煮调得当,就能避免因饮食发生的食物病。也有人吃了蚕豆发生蚕豆黄,出现黄疸,是对蚕豆过敏。他如酒、姜、辣椒等多吃了也常能引起胃炎等,同时前者酒对肝还有损害,也有诱发酒精性肝炎,对各种病毒性肝炎患者饮酒、酗酒更有害处,甚至引起急性发作,易成慢性肝炎、肝硬化。

4. 日常生活主副食品对健康的影响 餐饮、小吃、摊位的食物,有添加剂的、有漂白的、有染色的,有防腐、防变质、改变口味的添加剂,也有地沟油。其中有的对人就有毒害作用,甚至有致癌风险。也有缺德的人在火锅里添加害人成瘾的罂粟壳,都应慎食或不吃。食物中的微量元素有的对人体既有有益的一面,也有有害的一面,如含有碘、铜、氟等食物,多吃了也是有蓄积毒害作用的,有的还能致癌,对健康都不利。如果经常一次性多吃或对某种食物偏嗜偏食过多,或有致癌及有毒害作用。添加剂的食物,吃多了,时间长了、蓄积多了,就有慢性中毒,有损健康或致癌风险。又如油条里等铝超标,常吃、量多,可致脑认知障碍,只要注意少吃,间隔时间长些,吃的次数少些,也是可以避免的。

5. 进食主副食物要多样化 如果食谱广、品种多、花式全,经常调换品种,既分散减少了某一种有害物质过多进入身体以及蓄积中毒,也有利于人体对有害物质的随时灭毒、排泄,能避免因经常多次集中进食某种有害物质以及有添加剂染色剂等食物而蓄积有损健康的伤害,或致癌风险。也可避免一次多吃后的急性中毒。同时因进食品种多了,加上经常翻花样换品种,营养就更加全面,对人都是有益的。

6. 少吃、不吃冷饮　冷藏纯净水及矿泉水等饮料因冷的物理作用,可伤害胃黏膜,诱发胃病,也可减少胃液分泌,影响食欲。

7. 少吃、不吃含糖量高的饮料　一来甜能壅中,二来蔗糖的代谢最终是葡萄糖,体内有了较多的葡萄糖,食欲就会降低,到吃饭的时候就不想吃饭了。尤其儿童最喜欢吃,所以也是儿童厌食者多的原因之一,应该限量少吃。也有报导因多喝了含糖饮料,可诱发糖尿病。

8. 饮食有节　也就是饮食有节制的问题,不能饱一顿饿一顿,要有规律按时进餐。不要在饭前多吃零食,影响正餐,也不要在餐后吃太多零食,影响消化、伤害胃肠。不要因为饭香菜好而多吃,不要因为饭菜不好不合胃口而少吃不吃。也不要因为零食又香又甜很好吃而多吃,如栗子、山芋、花生等,还有夏天多吃冷饮,冬天多吃辛辣,这些食物既不容易消化又容易伤胃肠,引起消化不良或腹泻,都要注意,就可保胃肠健康。

9. 进食时注意　要细嚼慢咽,食物细碎,使食物与消化液接触面增大,搅拌充分,有助消化更完全,可多吸收营养。否则尚未嚼碎的粗糙、大块食物会损伤食管、胃黏膜,容易形成食管炎、胃炎、糜烂、溃疡、出血等胃病。细嚼就要咀嚼次数多些、时间长些,还可以代替叩齿保健动作,也可防止鱼刺、碎骨等异物卡入咽喉、食管、胃中。特别须注意进食时不讲话、少讲话,不宜过快,否则更易将鱼刺、禽骨等异物吞入造成伤害。不能过多食用煎炒炙煿、膏粱厚味,前者伤胃,后者多脂肪、增肥胖,易患三高症,还会加上高尿酸血症及其伴发、继发症。也有悖有钱难买老来瘦(要没有严重慢性消耗性疾病及肿瘤的瘦)。因为胖人也易患高血压、糖尿病等三高症,加上高尿酸血症,就成了四高,对心脏、肾脏均不利,是健康长寿的克星。也不能营养太差,体重减轻而消瘦,体质虚弱,免疫抗病能力就差,容易患病,就谈不上健康,能否长寿,就要打个问号了。

总之饮食不节,引发多种胃肠疾病,削弱了消化吸收后天之本,就会百病丛生。后天之本不足,健康长寿必将受到影响。

10. 饮食注意　进食时必须细嚼慢咽重要性的补充和警示。介绍3个病例如下。

(1) 20世纪80年代医学杂志报导1例因腹痛时发,诊断不明住院,后经剖腹探查为鱼芒刺入肠壁,经取出后而愈,未再腹痛。

(2) 1987年一门诊患者因吃鸡肉时没有细嚼,不小心将鸡骨吞下,卡住在食管内,来笔者门诊,立即转胃镜室拟用胃镜取出。后因难以取出而转外科手术,花了很多医药费,吃了很多苦,才逃过一劫。

（3）近日1例门诊病例,9月上旬曾因饮食不慎,将稍大而长的鱼刺吞入,先卡在食管,后进入纵膈,而发食管、纵膈炎化脓,吐出大量腥秽之脓液,先门诊,后经住院手术治疗,取出鱼骨刺,才侥幸逃过一劫而愈。

特附记,以警示进食时一定要细嚼慢咽,不能快,不能边吃边讲话,避免鱼刺、禽骨等异物吞入造成伤害。

（三）居住环境与健康

居住环境要空气新鲜,没有异味秽气及化工排放有毒气体及污水。附近的饭店饮食业要有良好的处理残食,排油污、废气设施,否则对健康都不利,有的有毒,有的能致癌。小贩小摊小吃排出的气体也对健康不利,尤其是烧烤小吃摊位排出的既有严重的烧烤气味刺眼呛鼻,刺激咽喉气管呼吸道,造成炎症,流泪打喷嚏咽痛咳嗽,时间长了,还有致癌的可能性。如新购住房,从健康方面着想,就要考虑周边没有这些不利和有害因素存在。在住房条件方面,房屋要坐北朝南,房屋间距宽,在冬季要有阳光,日照时间长,夏季要有东南风吹入,空气流通,入晚就比较凉爽。住房的东边西边及上面都要有房屋,夏天东边就没有东晒太阳,西边也没有西晒太阳,上面也不会受烈日的阳光热辐射、热传导的影响,住房小环境的温度就不会太高,冬天对寒冷的西北风也有缓冲作用,人的感觉就比较适宜。定时开窗通风,保持室内空气新鲜,温度适当。所谓定时开窗:就是在春夏秋冬四季不同的温度、风向以及昼夜不同的温度、风雨等情况下,在适当的时候开启、关闭,既可调节室内温度,又可节省能源,减少碳排放,一举几得。即每到深秋、冬天、早春季节北窗可常关,每当风和日丽不太寒冷的日子,南窗要常开,有利空气流通,阳光照进室内,既增加了温暖,改善了空气质量,又有利于阳光中的紫外线灭菌消毒。必要时北窗也可在日中时开启,更有利于空气流通,夜晚必要时南窗也要关闭,以免夜寒空气进入,致使夜间受冻感冒。冬季最寒冷虽有太阳时,南北窗均可关闭,但风力在3~4级时,有阳光的好天气,南窗可在中午前后时间开启5~6个小时,北窗必要时只能在中午有阳光时短暂开启,以利空气流通,保持空气新鲜,有利健康。到夏天最热季节:白天中午时间,南北窗均应关闭,以免热空气进入室内,入晚均可开启,以利于凉爽空气进入室内,有利调节室内空气、温度,能适当降低夏令室温、提升冬令室温,人体就会感觉舒适些。窗帘既可用来遮蔽强烈阳光,保护家具不被晒坏,在比较寒冷的冬季或炎热的夏天拉上窗帘,也可减少寒气、热气侵入室内,有助于保持室内温度适宜,使小环境更接近人的需要。室内要有一定的空间和高度,房间大了不易保温,小了空气少了,人待久了氧气少了,二氧化碳废气多了,就觉得憋闷,影响健康。室内房顶、地面、墙壁及家具等的色调既要明亮也不能刺眼,台桌床柜用品等不宜太多太满和杂乱,多了吸收白天的高温到夜里释放出来,增加室温,影响舒适度及睡眠。所以要有一个寒温适宜、清洁卫生整齐的良好居住环境,人在这样一个良好环境中,心情就比较舒畅,气血调和,精神得到放松,对人的健康是非常有益的。床上用品设置对健康也很重要,夏天固然要有凉席、凉枕,以竹制的为好,既凉快又爽身且无毒。冬季被褥以柔软轻松贴身温暖无凉感者较好,床上要多垫些,上面盖被可少些、轻薄些,就可贴身些,身体被褥间空间就小,容易保暖,盖两条薄被比一条厚被温暖。到寒冬腊月天气较冷时,可再加一条薄被就可温暖过冬,即俗话所说"千盖不如一垫"。对阳虚很怕冷的人在入睡时,进入冷被窝就感到冷而难耐,这对阳虚怕冷胃寒者不利,也易感冒,对入睡困难、失眠者也有影响,当然对健康也就没有好处,就可将被里换成一般平布或者是绒布,或用电热毯或热水袋等临时预热,待入睡后即应将电热毯关闭。如因阳虚者及老年特别怕冷也可用低挡温度整夜开启。但因整夜热量偏高,容易蒸发掉体液,血液浓度、黏度增加,到晨起就要喝一杯温开水,根据体质状况以及疾病有无忌盐低盐者,必要时可适量饮用一些温淡盐水,否则就可能又会发生一些因血液黏度增加相关的疾病。每天早上起床后经常将被褥反过来折平,好让一晚上人体排出弥散在被褥中的废气散去。每当晴朗太阳好的天气,要将被褥枕头拿到外面晒晒,可有杀菌灭螨效能,也能增暖,预防过敏等多种疾病,对保障健康也很有益。睡眠不能将头捂在被窝里,否则呼出的二氧化碳又被自己吸入,反复进行,被窝里的二氧化碳逐渐增多,氧气逐渐减少,则自己吸入的氧气越来越少,体内积聚的二氧化碳越来越多,心脑等脏器就会缺氧,尤以心脑为甚,天长日久,心脑受到慢性伤害首当其冲,对健康是不利的。有人因对室温低,鼻腔黏膜难耐而把头捂到被窝里的,要把室温提高到鼻腔黏膜能耐受时,可避免不将头捂到被窝里睡眠了。

(四)行与健康

1. 步行、车马舟楫　人的出行主要是步行,但也可包括行为嗜好习惯。出行,已往主要是以步行为主,辅以少量的车马舟楫等简单的交通工具,当时国内、国际工商贸易、人文交流、外交事务、旅游等少,出行不多,交通事故、伤害、纠纷等也很少。现代由于科学、经济发达,事务增多,外交、国内、国际工商贸易,科技交流来往频繁,旅游事业迅猛发展,走亲访友明显增加,交通工具机械化、现代化,天上、地上、地下、水上、水下都有,数量比以往要翻上千百倍,因此交通事故也成百上万增加,人们受到的伤害如软组织受伤、骨折等很多,甚至死亡、植物人等皆有。有的一次事故伤残死亡多人或数十人者,屡见媒体报导,其中飞机坠落、舟楫轮船沉设,个人是难以预防的,汽车虽有了一些预防措施,如安全带等,或多或少也可起到一些作用,但常被人们所忽略,我们还是要把它用起来,总是有些帮助的。据统计每年死伤有数万之众。还有一些是由交通工具的无形废气对人的慢性伤害,如血液病、肝功能损害等隐性病患,则难以估计。目前自行车、摩托车、电动车很多,自行车虽然明显减少了,但电动车明显增多了,常因违规驶入人行道、快车道、逆向行驶,或在人间穿行,常自遭其祸,或撞伤他人,乃飞来横祸,为事故明显增多车型。即使步行,也有人撞、自跌者,所以既要看前方左右来往车辆,也要看脚下坑坑洼洼。也可由于听力、视力减退,没有听到、没有见到车辆过来而造成一些外来伤害,或自身跌撞受伤,则就要自己在出行时格外当心了。人走人行道,车走车行道,靠右走,不逆行、逆驶。人过马路要走斑马线,先左顾,注意正常靠右行前来车辆,也要注意右边违规逆行驶来的车辆而右盼。越中线先右盼,看清正常靠右行前来的车辆,也要注意左边违规逆行从左方驶来的车辆而左顾,同时也要注意那些违规乱驶车辆,所以也要前瞻后顾。熟悉路牌、标志,遵守红绿指示灯,不闯红灯、不跨护栏,服从交警指挥,同时还要注意违规车辆从旁突然驶过来,防避不及。再提醒老人、视力差、听力差者,在出行时更要格外注意。人家车辆驶过来,也按了喇叭,认为你会让他,他哪里知道你视力或听力不佳或很差,没有看到他的车辆,没有听到车辆的喇叭声,他的车也就开过来了,不就正好被撞上吗。所以这类人尽量在人行道上走,还要走慢些,以便向左右前方多看看来往车辆的多少及其密度和速度,估计自己步行的速度有无充裕的时间在左右方车辆来到之前安全穿越过去。同时还要注意路面有无高低不平,避免只注意前后左右,而忽略路况跌倒,特别是过马路比常人更要注意些,以免造成伤害,如有家人陪护则更好。

2. **注意走路的方式和步态**　下肢及足部应向两侧稍岔开些,也就是间距大一些,足前部再向两边斜开些,成外八字,使下面着力、支撑点开阔些,也可左右一前一后,这样从物理角度上讲,有助人们站立、步行的稳定性,特别对病后、手术后较长期卧床,恢复期开始下床步行时,以及各种病态步行欠稳健者,还有老年因功能退化走路欠稳健者,也应采取上述走路方式,可增加稳定性,对防止跌倒有较大帮助。说起来容易,因习惯自己的走路方式,做起来也有一定难度,就必须要像儿童学走路锻炼才能做到。

3. **作息与健康**　古时日出而作,日入而息,起居有时,或说古时夜间照明差,少有灯火的缘故,也促成古时劳动作息方式和劳逸结合规律,对健康是有益的。现代也不能因为有先进的照明设备,过起城市夜都会的生活,深更半夜不休息、不睡眠,甚至通宵不休息,思维、精神过于紧张、疲劳,违背了劳逸结合原则,是会降低免疫力,有损健康的。很多亚健康也就是这样发生的,久而久之,就有可能大病临身。

4. **起居有时**　起居有时属生活方面的养生,是说晚上休息睡眠要按时,不能太迟,一般以晚上10时为宜,不能熬夜到深夜12时或以后,特别是不能通宵达旦。还有因上网、打麻将、抓纸牌而玩通宵的,都很伤身体,是有害健康的,会头昏脑涨、食少、乏力,无精打采。俗话说:"一夜不睡十夜补不上",千真万确。早上也要早早起床,6~7点起床较合适,因为已睡了8小时,已恢复了隔天的疲劳,已是神清气爽,又可再投入工作劳动。否则睡到8~10点后,甚至睡到中午还懒洋洋不想起床,起床后还是少精神没力气,越睡越没有力气。

5. 生活嗜好与保健

(1)吸烟危害:烟草中主要含有尼古丁,吸烟时吸入大量尼古丁等有害物质及刺激性气体,有百害而无一利,是慢性支气管炎(慢支)的重要原因之一。导致咳嗽,开始尚轻,多为单纯性慢性支气管炎,时间长了发展为咳喘、痰鸣,成为慢性喘息性支气管炎,再发展下去,则为肺气肿、肺纤维化、肺源性心脏病(肺心病)、慢性心力衰竭,就会心悸、气短,动则更甚,同时可有静脉充血、压力增高、心脏前负荷增加,轻则晨起眼睑浮肿,入晚下肢浮肿,重则全身水肿,部分人也可有胸水、腹水、甚至肺淤血、肺水肿产生,就成为肺气虚、肾气不足、肺肾两虚、心气亏损。也可有因氧气、二氧化碳交换障碍,严重时发为肺性脑病,出现某些精神症状或昏迷,伴随重度心力衰竭等综合因素,治疗也难奏效,最后多脏器衰竭而死亡。笔者积数十年的临床防治慢性气管炎及其并发症的经验而得知:只要不是十分严重的伴有较多较重并发症的慢性气管炎病人,凡是有长期吸烟史者,只要戒除吸烟,大致就有一半左右的慢支病人不再咳嗽、咳喘、痰鸣,或基本不咳喘,或明显好转。其余一半中的一半,咳嗽、咳喘就会有所减轻,还有剩下的一半中的一半,也有部分咳喘病人可有不同程度的减轻,其中部分病情较重、并发症多而重的,咳喘就难有明显改善迹象,治疗用药时好些,停药后仍又咳喘如前。也有人咳喘已经剧烈还继续吸烟,则咳喘更重而频繁,连续咳喘不停而晕厥,名之为咳喘晕厥综合征,这种患者,中西医药物治疗,皆不会有多大效果,必须戒烟。

吸烟还是肺癌的元凶,对心脑也有直接损害作用,所以吸烟有百害而无一利,应戒除。

(2)饮酒的危害:酒能伤肝,饮酒过量有可能引发酒精性肝炎、智力障碍、急慢性胃炎、出血糜烂性胃炎、胃十二指肠球部溃疡等。有人研究,酗酒1次,等于发生1次肝炎。肝炎患者饮酒,可加重肝炎,向慢性肝炎、肝硬化、肝癌发展。酒后驾车、高空作业、机械操作等,常导致车祸、跌伤轧伤等人身伤残、死亡。办公等用脑文职人员,酒后影响判断也易出差错,更不能从事精细工作。

三、日常疾病的保健

1. 间歇性跛行症　多坐久坐常卧床下肢少活动、不活动之老年人每于急促行走较易发病,与高龄动脉硬化、供血供氧不足、代谢废物乳酸蓄积有关。

要注意多锻炼,走路不要太快过急,局部保暖按摩可促进血液循环,就能减少发病率,缓解症状。

2. 肩关节周围炎　病因不一、病情轻重不同,多表现为肩关节不同程度的活动受限疼痛,常有抬手、上举、梳头受限或不能,肩关节疼痛,反手到腰背部及穿衣后进袖管一侧也受限或不能,伴肩关节疼痛。青壮年多由风湿引起,常因受凉或负重、牵拉、伸展过度以及外伤等引发。老年人常因肩关节肌腱炎性粘连,也都可因受寒湿所致或加重,故有冻结肩、肩凝之称,受寒湿会加重。只要针对病因大多可预防。对已发病者,局部保暖,不能再受寒冷,并适当或尽量且带一些勉强增加病肩臂活动范围、幅度,虽然有些疼痛,也要适当逐步活力,可逐步减轻疼痛,增加活动范围及幅度,也可面壁将双手靠近壁面缓慢逐步上举,身体逐渐向壁面靠近,以利双手逐渐沿壁面向上抬举,经这样多次多天时间较长的耐心锻炼后,病侧上肢活动范围可有扩大可能,病肩疼痛也可望逐渐得到缓解或停止。对上述方法无明显效果者可就医诊疗。对青壮年劳损者,或风湿性者局部激素封闭治疗有很好效果。

3. **手指屈肌腱鞘炎(弹响指)** 即指某一个或两个指掌关节僵硬不灵活,握拳屈曲后再伸开时,该指即不易或不能伸直,强行用力伸展时即发出响声,故名之为弹响指,手指的活动受限,影响工作和劳动。避免过于用掌指拎、握、抬、搬重物,压迫掌指关节及其韧带、肌腱,更不宜经常重复操作此项工作和劳动,特别是掌面掌指关节肌腱。也不宜经常用手紧握冷、硬、重的物件,或将手经常浸于冰水、冷水中。均有损此处肌腱,成为局部劳损,肌腱腱鞘粘连、失去伸屈时滑动作用而僵硬,就不易或不能恢复,可试行指掌关节按摩,五指合拢做搓丸样活动,牵拉等锻炼,如无效或效果不明显,就须请手指外科用地塞米松局部封闭或小针刀手术处理。

4. **腱鞘炎** 腱鞘炎好发、多发于指掌关节腕关节列缺穴位处,前者粘连,屈伸障碍,须注意少握、不握紧重硬物,如有僵硬欠活络感觉,可用拇指对准其余四指,从小指、无名指、中指、食指作搓丸样移动,反复进行10~20次,或进行按摩。也可用稍大于乒乓球的两个石质球形物置于掌心滚动,均有帮助。腕关节列缺部位的腱鞘炎,也多是该腕关节患部过度劳动、负重所致,除活动时有疼痛外,也可触及"咯啦、咯啦"的感觉及响声。应避免或减少该之活动、过劳、拎重物,适当按摩、热敷,可缓解症状、促进痊愈。

5. **腱鞘囊肿** 腱鞘囊肿常发于腕、掌背侧,如莲子、白果、桂圆大小凸出于皮肤上,囊状有弹性,常在用拇指或手掌大鱼际强压按摩下可以消除,或握拳用大鱼际向下捶击囊肿亦有消除者。

6. **痹证** 常有麻木、感觉减退、疼痛、关节屈伸不利及寒冷感等。只要平素局部不受寒,不睡潮湿地,夏天不直接对着电风扇、空调吹,多能避免发生。已病后,更应注意,可有协同治疗作用。如局部加温保暖将更有促进缓解、痊愈效果。

7. **痛风** 与多吃含嘌呤高的豆类、肉类、啤酒等食物有关,血液中尿酸增高,尿酸结晶积聚在关节发为关节炎,以足部第一跖趾掌关节较多,局部疼痛或红肿。只要注意少吃含嘌呤高的豆类等食物,就可降低尿酸,痛风就可少发、不发。同时要穿宽大松软的鞋子,避免长距离走路,少损伤病处关节,否则容易引起急性发作。尿酸盐结晶也易沉淀在肾脏,引起肾病,严重者肾功因尿酸累积损伤减退,发为尿毒症,甚至危及生命,应多加注意。

8. 下肢静脉曲张

(1)少站立,适当注意经常改变体位,坐位时,一只脚的内侧及膝窝不要翘搁在另一只膝盖、大腿上,以免压迫膝窝静脉,增加下肢静脉压力,可诱发、加重下肢静脉曲张。应将脚搁在小凳上;也可适当多平卧,下肢可垫一个枕头或折好的被褥,使下肢高于心脏水平面,下肢静脉血液就容易回到心脏,减少降低下肢静脉血容量及张力、压力,可缓解、消除下肢静脉薄弱处继续扩大、曲张,对稳定、缓解下肢静脉曲张有很大帮助。

(2)于站立时,可经常做一些前脚着地,后部足跟抬起,约3~4秒,足跟再着地,反复进行,5~10分钟,这样锻炼可促进下肢肌肉反复收缩,通过挤压,可帮助将淤积在下肢曲张静脉内的血液,流过静脉瓣,逐级压向股静脉、腔静脉返回右心房,同样也减轻下肢曲张静脉内的张力,可缓解下肢静脉曲张程度,并阻止或缓解其继续发展加重的趋势。

(3)坐位时不能太久,凳椅不能太高,避免股静脉受压,回流障碍,增加下肢静脉压力,导致下肢静脉扩张曲张,增加原有静脉扩张曲张程度。

(4)少坐少站,常走走。行走时,下肢肌肉特别是腓肠肌,每向前跨一步,就收缩一次,使下肢静脉血液越过静脉瓣,将下肢静脉血压向股静脉、髂静脉,通过下腔静脉回流到心脏,从而减轻了下肢静脉压力,对稳定、改善、减轻下肢静脉曲张皆有帮助。

(5)目前妇女流行穿紧身连裤袜,特别是上部膝股处较紧者,可阻碍下肢静脉血液回流,加重下肢静脉曲张。但可穿带紧有弹性的半筒袜,促使膝以下肢静脉血液回流,缓解下肢静脉及薄弱处继续扩大曲张。

(6)功能性大小便失禁,尿失禁多与膀胱括约肌张力减弱松弛有关,尤其是经产妇、年高体弱、盆底肛门、膀胱括约肌张力减退者多发,尤好发于女性尿道短者,每当咳嗽、大便时腹压增加,更易引起尿失禁。可以经常像解大便时收缩肛门作提肛动作的锻炼,加强盆底肌肉张力,对加强膀胱括约肌的紧张度,缓解、减轻尿失禁也有帮助。用上法提高肛门括约肌张力,对大便失禁也有一定作用。

四、年龄与保健

(一)老年保健

因人生进入老年期,身体机能衰退,活动能力、耐受能力、适应能力等均有不同程度降低,不能与年轻力壮者一样对待,所以特提出做好四点,可保健康助长寿。

(1)要根据年龄、体质、有无慢性疾病及其轻重,经常适当活动,量力而行,如锻炼,做些家务,散散步,快步行,慢跑步,可延缓肌肉萎缩、张力减弱、肌腱僵化、心肺功能衰退。多活动,有利肢体、筋脉活络,增加心肺功能,减少缓和心悸气短。不能一天到晚坐看电视,躺着或卧着听音乐,否则与上面要经常活动的效果相反。有学者统计,老年人闲不住,好活动者,多健康长寿。

(2)要人际交往,多和左邻右舍、亲朋好友、同学同事们交往、讲话,谈古论今,交流生活,回忆愉快高兴之事,谈与人为善,处于和谐欢乐之中,心情愉悦,既可保持讲话反应的灵敏度、正确性,也可调阴阳,顺气血,提高免疫、抗病力。经常到周边环境走走,有条件时可短途旅游,可预防、延缓迷路及认知障碍。

(3)要心态平,淡名利、多谦让、常宽容、不急躁,避免、减少过于喜、怒、忧、思、悲、恐、惊七情所伤。则阴阳调和,气血顺畅,可提高防病免疫力,不生病、少生病。

(4)还要注意适合老年特点的生活,防止风、寒、暑、湿、燥、火六淫外邪侵犯;饮食物要软而清淡易消化,荤素合理搭配,既不过盛,也不缺少。只要没有较重心、脑、高血压、糖尿病等老年病,以上四点做到做好,就能愉快健康长寿。

常有民歌:"人老人老先从哪里老? 人老人老先从视力老,人老人老先从哪里老? 人老人老先从听觉减退老,肩背酸痛,腰腿僵硬不灵活。"这形象化地表达了:因遗传、工作性质、工种、环境、生活性格、习惯、嗜好、经济条件等不同,而有视力先减退,或听力先降低,或体力先衰弱、记忆先不好容易健忘等先后、轻重的不同,或先有几方面提前进入老年期,其他几方面晚些进入衰退期。因此除了日常应进行一般性养身保健外,就要有针对性的、对先老化、功能先减退的感官、脏腑、肌肉、经络肌腱部位有目的采取有效养身保健措施。下面就谈谈个人的养身保健之道。

(1)头脑保健:头脑是神经中枢,思维主导所在,与生长、脑血管硬化、中风、认知障碍等多种重要疾病有关,是否脑死亡,是判断死亡的重要指标,对脑下垂体等很多重要内分泌功能有促进、抑制等很多重要作用,所以头脑保健是很重要的。

1)经常用双手指适当用力搔抓头皮,早晚两次,每次3~5分钟,可促进头皮血液循环,也可间接促进大脑血液循环,有助保持大脑思维、言语、行动灵敏度等正常功能,延缓记忆减退。也可用钝齿木梳作梳头状,适当加压,自前额发际向后脑梳去,以不感到头皮疼痛,又有一定的压力感为适度,这是我早晚睡前起床时必做的一项功课。

2)进入高龄老年期,一到秋冬季感觉到头部有些冷时,我就要戴上帽子,随寒冷的程度帽子由单薄到厚实松软的,避免寒风凉气侵袭头脑,防止引起脑血管收缩、痉挛诱发中风。

(2)耳眼保健:耳眼保健好,可维护、延长、保持耳聪目明,否则听不清,看不明,生活质量就大打折扣,甚者失明失聪,等于废人。

1)经常用温暖的双手掌面或经暖袋、暖瓶温热后的手掌,轻轻按住双眼片刻,或在洗面时用热水毛巾反复捂住双眼,以不太热为度,可改善眼球血液循环。但急性眼结膜炎、充血、球结膜下出血,均不适合应用。看书、阅报、看电视、用电脑等时间不超过1小时,事后用双手捂住双眼片刻,切忌长时间重压眼球,从免引起心率减慢,或致停搏。平时可向远处、开宽或绿化地带多看看,都可以改善眼疲劳,恢复视力。保护眼睛正常功能,延缓老化、视力衰退。

2)书写照明光线应来自左上方稍偏后为好,避免、减少书写右手遮住笔下光线。照明光线既不能太强,也不能过暗。强了刺激眼睛,暗了看不清要用眼力,容易眼肌疲劳。还要注意光源与眼睛水平的高度,一般应高于眼球视线30°,也不能太低,低了就成了炫耀光,对眼睛也很有害,甚至影响耳部内庭神经,诱发眩晕。也要避免视线正对强光,防止强光通过瞳孔直射视网膜而灼伤,甚至致盲。也会使瞳孔收缩,眼肌疲劳,眼球胀痛,视力模糊。

3)出门戴防护眼镜,防止寒风侵袭及风沙吹入眼中后用手揉擦,造成出血、感染结膜炎、角膜炎、角膜异物、溃疡等眼疾。

4)耳司听,须注意保养,减少避免噪声高声刺激,及掏耳屎时的损伤,预防浴澡、感冒后可能引起的中耳炎等诱发的听力减退。详见前面耳部保养章节。

（二）青壮年保健

趁青壮年身强力壮无病少病时,多用脑常动体,事业有成,心情愉悦,也要抓紧时间忙里偷闲及时锻炼,可提高免疫力,少病不病,保持身体健康。

1. 用脑　趁年轻力壮健康,记忆脑功能健全灵活时,要适当多用脑,充分利用脑功能,常思考、多分析、善辩论,也是一种脑功能锻炼,对进入老龄的记忆、言语、思考、分析能力,均有帮助,可延迟老年期脑功能退化,保持青壮年的活力。

2. 动体　同理,在年轻力壮身体健康时,也要注意适度体育锻炼,尤其是白领体力活动少,更要用一定的时间活动锻炼,可避免稍事劳动就疲乏,甚至心慌气短的现象。也可保持青春活力,推迟进入老龄期。

五、妇幼保健

（一）妇女保健

内衣裤包括文胸不宜太紧,避免影响多处血液循环及乳房等处的发育,也可保持腋窝、腹股沟、外阴等处透气和避免擦伤,防止霉菌病、湿疹的发生和感染。

外阴、肛门的个人卫生也非常重要,每天晚上要用温水清洗,既可避免局部感染及湿疹和继发感染疼痛。如有破溃可先清洗干净用少许油脂涂抹后即可好转或痊愈。

（二）婴幼儿保健

1. **蒙被综合征**　由于婴幼儿气魄小，捂在被窝里睡眠，呼吸受到限制，氧气吸入减少而缺氧，轻则呼吸困难，重则面唇舌质指甲发紫，更重者则窒息而亡，被称为蒙被综合征。预防之法，就是不要把婴儿蒙在被窝里睡觉，建议母婴分被睡觉，以防蒙被综合征及窒息死亡悲剧的发生。

2. **睡眠姿势**　婴幼儿囟门及颅缝尚未闭合固定前，应经常变换睡眠姿势体位，也可适当抱抱，避免头部长成扁平歪斜不正、面颊也不对称，俗称"歪北瓜"，不成样很难看的头颅，也影响大脑正常发育。

3. **衣**　婴幼儿皮肤较嫩，衣服、尿布以毛边松软不擦伤皮肤为佳，鞋袜亦以宽大松软者为好，否则容易擦破皮肤导致糜烂，继发感染。

4. **食**　哺乳根据产妇乳量多少，定时定量喂哺，不宜太勤、太饱。少了营养不够，多了则消化不良，一来损伤胃肠，二来溢乳呛入气管引发气管炎、吸入性肺炎，流入耳道引起中耳炎。常溢乳者，哺乳后可将婴儿抱起伏于母亲左肩，用右手掌轻拍婴儿背部，以利排出胃内气体，减轻胃内容积、压力，可望减少或避免溢乳。我赞同大多数科普及业界观点：应以母乳喂养为好，对母婴健康、心理均有益。婴幼儿睡眠常要10小时或更长，故应待其自然醒来后喂奶，不要强行将其唤醒。

5. **住**　小儿是稚阳之体，不要过热，但要温暖、少风，也要注意开窗通风，又要注意避免凉风直接吹到婴儿身上，防止感冒及其并发症。

（三）儿童保健

（1）防滑、防爬高、防摔跌：造成骨折、软组织损伤。

（2）防误服有毒食物、药物而中毒：或将花生米等食物塞进鼻孔，或从口腔误入气管，堵塞气道，引起呼吸困难或窒息而死亡。

（3）防烫伤、防触电、防溺水死亡。

（4）防单独外出被拐骗、走失。

（5）防独自外出受车辆等意外伤害。

（6）注意衣着、起居寒暖、防感冒、气管炎、咳嗽咽痛等上呼吸道感染及肺炎；要饮食有节，不贪食、不过饱，以免损伤胃肠，引发胃肠炎；少吃零食、糖果及饮料，影响正常饮食或引起腹痛等饮料综合征。

（7）儿童日常行走要有家人的陪同和监护。平时要教防骗被拐知识，以防单独外出被骗、被拐卖。

（四）孕产妇保健

由于孕妇须供应胎儿生长，产妇生育时的疲劳和出血，伤精耗血，气血两亏，免疫抗病力减弱，在衣食住行等方面要特别注意，以免再耗伤元气，诱发疾病。

1. 孕妇的衣食住行

（1）衣：按春夏秋冬四季及时正常更换，孕妇衣着应宽大松软，特别是胸部不宜太紧小，有利乳房发育，有助产后有正常充足的乳汁分泌供应婴儿营养；腹部要注意适应胎儿逐月增大的需要而加大加宽衣着。

（2）食：孕妇需要营养丰富，特别是补充钙，以供胎儿生长需要，否则胎儿营养不良、钙质缺少，出生后体重不足，抵抗力薄弱，容易颅骨缝不闭合成为解颅、畸形、O型腿、X型腿、凹型胸等软骨病。孕妇如因外来钙不足，就只得用自身的钙供给胎儿，则会造成自身钙离子的缺少，诱发骨质疏松及牙病。但也不宜营养过好，否则胎儿超重，易发生胎儿娩出困难或外阴撕裂出血，或因难产、滞产，造成阴道膀胱漏，尿液从阴道排出，也可造成阴道直肠漏，粪便从阴道排出；或只得剖腹产，增加剖腹产引起的损害。一般正常情况下，以不剖腹产为好。

（3）住：清洁卫生，寒温适宜，环境安静。

（4）行：安步当车，不宜快跑，更不宜跳跃式奔跑，也不宜过于负重。同时要注意适当活动，有利于生育，缩短产程。

（5）个人卫生：免盆浴，要洗淋浴澡，勤刷牙，避免已往孕妇不能刷牙而造成的牙病，影响咀嚼，引发胃病，影响营养，损害了胃为后天之本很重要的第一关。也曾是妇女因牙病较早脱落，成为瘪嘴小老太婆，这也不能吃，那也要禁忌，失去了口福，更缺少了营养。所以必须坚决甩掉孕妇不能刷牙的旧习惯。

2. 产妇的衣食住行

（1）衣：衣服宽松，冬季要防寒保暖，避免哺乳时胸部外露受凉，引发外寒入侵，导致感冒等疾病。夏季注意防暑，保持适当舒适的室温，空气流通。不能再沿袭旧俗，一味强调防寒邪侵袭，如盛夏要穿长袖、垫被褥、关窗户，导致中暑，损害健康，落下毛病，终身难愈，但也要注意，不宜贪凉。

（2）食：既要营养又要清淡，更要全面，荤素合理搭配，肉、豆、蔬菜都有营养，不能偏废。适当多吃些清淡鱼汤、肉汤，补充水分，对增加乳汁有帮助，有利婴儿营养。母乳喂养，对母婴均是有益的。对产妇来说：婴儿吮乳，可加强产后子宫收缩和恢复。母乳营养全面，又可防止乳粉等人工喂养浓淡不一及污染的机会，诱发消化不良和感染性腹泻等。

（3）住：舒适的室温，流通新鲜的空气，安静的环境。

（4）行：在合适可能的情况下，既要早些下床适当活动，有利产后恢复。又要注意不宜过早勉强下床活动，特别是因生育导致阴道撕裂、子宫下垂的产妇要维持大便通畅也不宜搬重物增加腹压。

（5）个人卫生：每日2次勤刷牙，按前面所述规范刷牙，清洁牙缝食物残渣。不能再沿袭旧俗："产后不能刷牙"，而造成齿龈炎、牙齿松动脱落及龋齿等，贻害无穷。勤洗澡，要淋浴，不宜盆浴。冬季也应每天勤清洗外阴、肛门，可防止外阴感染及上行性尿路、生殖系统感染。

非药物防治疾病

　　笔者从事临床诊疗工作60余年,早年即已对多种疾病认识到单依赖药物难以治愈,而体会到非药物防治疾病的重要性,先后在慢性气管炎专病防治及电脑门诊、消化专科工作时,就撰写了胃肠病患者生活饮食宜忌须知等材料发给首诊患者,发挥了良好的防治作用,促痊愈,防复发,深受患者欢迎。近年也逐渐为医药科普所重视。医药杂志报刊也已有重视非药物防治的宣传文章。我国医药界、民间早有"三分治疗,七分调养"的认识、体会和经验。因此笔者在诊疗中特别加以关注,积累了一些非药物防治经验,既有预防治未病作用,也有一定的治疗及协同治疗效果,加快促进了疾病痊愈,并有预防复发的功效,体现出未病可防,已病可治,病后可防复发的优势。由此更体验到非药物防治的重要性,也治好了一些医药难以治好的疾病,节省了不少药物及诊疗费用,减少了多用药的毒副反应。由于从事胃肠病、肝胆病、慢性支气管炎临床诊疗时间较长,也涉猎过各科一些急慢性病症,接触、诊疗病人较多,体验也比较多一些。现将体验较多的按科系、病种、症状先后分述之,并将其余科系,从上到下分别叙述如下。为非药物防治疾病抛砖引玉,以供同道参阅指正,给后学临证借鉴和研究,发挥中医治未病整体观的优点。

(一)消化系统疾病非药物防治

　　1. 唇炎　①与气候干燥有关,秋冬发病较多。只要涂油脂唇膏等,与干燥空气隔开,避免唇部水分挥发,不让干燥空气吸走口唇水分,即有效。②高温环境,因空气高温、干燥、口唇水分蒸发所致。饮水较少,体内水分不足,也是原因之一。通过降温,提高环境湿度,增加饮水,即可克服。③一些小儿有经常用舌头舔口唇的坏习惯,含有多种酶的唾液浸润口唇,甚至延及周边皮肤及口角发为唇炎、唇周围炎、口角炎。患处可出现干燥、翘皮、皲裂、出血、疼痛,口角可见浸润性炎症及口角糜烂。只要教育孩子改掉舔唇坏习惯,或涂些苦水于唇部,阻止舔唇,就可起到防治效果。

　　2. 口腔溃疡、糜烂、血疱　前两者部分与大便燥结、阴虚火盛有关,也与多食太甜、太咸、太酸、辛辣有火气热性食物有关,只要注意使大便通畅,少进热性食物等,多数能好转或痊愈。经常吃些香蕉等水果;常喝温开水,更注意少吃些太甜、太咸、太酸等高渗饮料及味太浓的食物,即能预防,对治疗更有好处。也有由于缺乏维生素C、B族者,与少吃含此类维生素等食物有关。太甜、太咸等高渗饮料、味太浓食物,易造成口腔黏膜细胞变性肿胀坏死,特别吃硬块糖含在固定一处口腔颊黏膜旁,时间长了,即觉得该黏膜处感觉减退或丧失,就是高渗引起的病理改变。明白机理就会注意预防了。尤其是复发性口腔溃疡与整体免疫力下降有关,多在过度疲劳之后,或多见于经常、频繁、顽固失眠之人,只要注意不过度操劳烦心,不熬夜少熬夜,避免过度忧伤,提高免疫力,就能减少发生次数,减轻发作症状,或也能避免发生口腔溃疡。口腔溃疡也经常发生在每次月经期间。关于口腔血疱的形成,多数是因食物粗糙,特别是较硬且有凸出棱角的食物,容易触伤口腔黏膜下血管,造成黏膜下出血形成血疱。根据出血的多少,血疱可大可小,小的如菜籽、芝麻,大的可如绿豆、黄豆、莲子,速度可快可慢。当血疱形成时,必须尽快用消毒过的如注射用针,沿颊黏膜平行穿过血疱,放出血液,既容易使血液凝结止血不致血疱扩大,也可防止咀嚼,进食触动血疱导致继续扩大。血疱持久不萎瘪,就容易形成溃疡疼痛,既影响咀嚼进食、溃疡愈合、增加疼痛,也可因未充分咀嚼的粗大硬食物进入胃内,诱发胃病。根据病情轻重,须注意要清淡饮食或半流或流汁饮食外,也不能吃辛辣有刺激性的饮料、食物。如血疱发生于咽喉部,大的可能影响呼吸,甚至窒息影响生命,须及时穿破血疱放血,使血疱萎瘪,才能使呼吸通畅,不致窒息。这就提醒我们进食时必须注意的重要性了。

3. 牙病　牙齿是消化系统第一道重要关口,也是后天之本——胃的得力助手,牙齿包括牙龈有了病,削弱了咀嚼功能,食物难以嚼成较细碎的食糜,就削弱了食物的进一步消化功能,也使粗大食块进入胃内对胃黏膜造成伤害,所以一定要保持牙齿牙龈的健康。影响牙齿健康的病因,除要注意营养外,就是口腔卫生,正确刷牙,细嚼慢咽。还有注意孕妇正确的营养,合理补充钙元素,纠正孕妇不能刷牙的不良旧习惯、旧风俗。可参阅养生章节的规范刷牙。

4. 急性咽炎　除了要注意不能受凉感冒外,用生理盐水含在口内,不要咽下去,要仰起头让盐水汇聚于咽部,频繁作短暂呼气动作,让液体流动翻滚发出咕噜咕噜的声音,约10秒即可吐出,稀释黏在咽部的痰液使其易于咯出,起到局部清洗消炎作用,能消除、缓解咽部疼痛与不适。民间也常有将少量细盐、精盐(现在市售已是精细盐),用筷头点在咽部两侧,借助其高渗,使局部渗出清稀液体,也可起到同样作用。这是因为咽部黏膜的半透膜作用,产生渗透压,液体渗出,稀释黏在咽部的痰液易于咯出,同样起到消炎止痛。发热或高热炎症较重者,就医治疗。

5. 慢性咽炎　咽部不适,如有物,吐之不出,咽之不下,常须作咯痰的动作,咯出少量黏痰,似有短暂好转,但旋即不适如前。药物治疗难竟全功,抗生素疗效也不佳,除用上述急性咽炎所讲的办法外,必须注意做到以下3点:话要少讲,讲话声音不宜太高;辛辣酒少吃、不吃;冷热当心,尽量注意不要感冒,就能缓解、少发、不发。

6. 食管炎　有嗳气或嗳气频繁的,有咽下欠利,有泛酸,嘈灼感的。后两者可频频咽下碱性唾液可有一定缓解作用。平时或发病时都应尽量少吃不吃太烫、太冷的食物、菜、汤、饮料以及太硬、太干、太粗糙食物，也少吃不吃太甜、太咸、太酸、太辣等味觉太浓的食物、菜、汤、饮料，因其可刺激伤害食管黏膜，造成非感染性物理伤害或继发感染，均可引发疼痛、嘈杂灼热，或进食时疼痛加重、嗳气频发，严重者甚至咽唾沫、液体也会疼痛。也不要大口大口将还没有嚼碎的食物特别是大块大块粗硬的食物往下咽。或者前一口食物还未到达胃内，第二口食物又咽下去了，或者接二连三地很快地往下咽，食管下段、贲门还未松弛、开放，甚至促成逆蠕动或痉挛，这样食物卡在食管内，不上不下，其痛苦难以名状，更易损伤食管黏膜继发炎症。同时不能误食有腐蚀性化学物质。只要注意上述饮食宜忌，细嚼慢咽，就可避免食管炎、食管损伤。对已病者也有治疗作用，同时根据轻重不同的病情，一小口一小口地进食与体温相当的温暖软食、半流饮食或流汁，少食多餐则更好。治疗服药也宜少量多次慢慢往下咽，平卧片刻，让药物停留在食道内时间长些，接触食道黏膜发挥药效时间长些，效果就会更好。

7. 反流性食管炎　经常嘈杂灼热疼痛。一般反流性食管炎应注意少蹲位，避免经常超过90°向前过度弯腰及蹲位等增加腹压的体位，可减少或避免酸性胃内容反流到食管刺激黏膜成炎症。

贲门术后反流性食管炎：多发生于贲门癌等切除贲门后，胃内酸性胃液、食物，甚至胆汁反流，在无贲门括约肌阻止逆蠕动的情况下，更易反流入食管，造成食管炎。

两者均应避免进食太烫、太冷、太甜、太咸、太酸、太涩等味太浓等饮料、食物，总之要清淡些。也不宜吃干硬而粗糙的食物，大口大口快速往下咽，擦伤食管黏膜，则将雪上加霜加重炎症。特别是贲门切除的患者，更要将卧床头部抬高25 cm，对减少胃内容反流缓解食管炎减轻、消除症状是有裨益的。

8. 贲门炎　避免将未经咀嚼过大的食块、粗糙、鱼刺、禽骨、有棱角的食物误食，或强行往下咽，而损伤贲门或全消化道。余防治同上。

9. 贲门撕裂出血　不能暴饮暴食，酗酒，吃辣椒等刺激性食物，避免将太大、大硬未经嚼碎的粗糙及有棱角特别是较锋利的食物强咽下去，如麻糕、油条等，以免划伤贲门。也切忌误吞鸡骨、鱼骨、蟹壳、骨头等锋利的食物。也有因呕吐或剧烈呕吐，大量食物或有棱角锋利骨、壳从胃中喷出，导致贲门撕裂、划伤、出血，甚至大量出血。防治之道：不暴饮暴食，宜细嚼慢咽，避免进食时讲话，防止误吞锋利骨、壳，及化学腐蚀性物品。也有人是因自寻短见，吞服既锋利又有棱角的金属锐器，通不过贲门、幽门，或卡在肠道而划伤出血、穿孔，甚至死亡。此类情况古时，称之吞金（多指吞咽金银等金属首饰，当时常因缺乏治疗技术不治而亡，民间常误认为是金中毒而忽视了其伤害之主因——锋利之棱角。金是基本不溶于任何溶剂、食物，不会被消化液溶解吸收，况且金也是无毒的。如果将一块光滑如白果大小的金块吞下去,也会通过全消化道随大便排出而无恙。

10. **急慢性胃十二指肠溃疡胃脘痛** 多由饮食不节,寒暖无常、劳倦所伤、情志不调而发。症见上腹胃脘部疼痛。临时发病,喜温、喜按者,常是内有胃寒或外因临时吃了冷饮、冷饭菜,或受凉等引起的,特别冬天易发,可以喝些生姜红糖水,或用热水袋捂在上腹部,多可缓解或止痛,避免过热烫伤皮肤。这是外寒犯胃。如无明显外寒之因,而喜热饮、喜温、喜按者,多由内寒而发,仍可按上述物理法防治。如无明显发病原因,疼痛剧烈的,止痛无明显疗效,上腹拒按者,应进一步查治,避免有其他急腹症而漏诊。总之,防治之法,要饮食有节,寒暖得当,情志调和,不过劳,睡寐好,既能防,也能治。

11. **便秘** 便秘成因较多,多发于少活动、病后体弱、久病常卧床褥之人。还有因老年活动少、腹肌张力较差、肠动力减弱者,还有产后卧床少动者也常有因多吃精细食物,少吃纤维粗粮,大便容积不足的关系。均可早晚于床上自行在腹部按摩,用右手掌按在上腹部,先向左向下再向右顺时针按摩10~20次,再向右向下逆时针按摩10~20次,最后从上腹向中下腹按摩10~20次。临时便秘者临时按摩,有通便作用。慢性长期习惯性便秘者则每天晨晚进行按摩。也可每天或每晚做仰卧起坐活动10~20次。对仍然便秘者可两法交替同时进行。也可用肥皂削成如小拇指粗细3 cm长,浸水后塞入肛门,用卫生纸按住肛门片刻,有时可起到立即通便作用,更适合老年体弱多病之体及孕妇婴幼儿童。婴幼儿童应用时,就要把肥皂削细些,也要稍短些,以适应婴幼儿较小的肛门。也可用胖大海3~5粒开水泡大,去皮、核加少量糖,连肉带水一起吃下,可起到容积性通便作用,没有刺激,成人可适当多几粒,老年体弱多病之人,孕妇儿童应用也较安全。无胃病者也可经常吃些山芋。

12. **肠易激综合征(腹泻型)** 常因受凉、进冷或多食油腻而发,只要注意:少吃不吃生冷及冰箱中冷冻食物、饮料等。特别是腹部不能受凉,秋凉冬寒水果要加温,少吃肥肉油腻食物。减压力、稳情绪,可缓解减少肠鸣、腹痛、腹泻、便溏次多症状。也可防止、减少本病的发生,很多病例也会缓解痊愈。

13. **腹痛** 凡因受凉进冷临时腹痛喜按腹软无包块者,可用热水袋置于腹部,或喝些生姜红糖热汤,多数患者有效,如腹痛加重或拒按者,应进一步查治,避免急腹症漏诊。

14. **急性胃肠炎防治** 进食要细嚼慢咽,不能一次或连续多次暴饮暴食,不能多饮含高度酒精的白酒,特别是豪饮醉酒,引起呕吐食物、血液,剧烈时甚至造成贲门撕裂大出血。不能多吃过硬过粗糙、大烫太冷、太咸太甜、太酸太辣等味太浓的食物、饮料,否则均易引起急性胃炎,出血糜烂性胃炎。不及时治疗和注意饮食预防,就会成为慢性胃炎,甚至糜烂性胃炎,胃、十二指肠溃疡等更重的胃病。食物要新鲜,不吃腐败变质食物,存放冰箱的食物天数不宜太长,生熟要分开,熟食要用保鲜膜封闭，须保存天数多的应放在冷冻室内，取出再吃时一定要煮开煮熟煮透。所谓煮熟煮透，不能一看到沸滚就停烧止煮，这可能还是局部，不是全部，而要沸滚时间长些，内外全部达到沸点，还要维持一定的时间，最少也要3~5分钟，特别是较大的物块，周围液体已沸滚，而物块内部还未热、还未熟透，时间不够，有害病原体还未杀灭，仍然可以致病，这就是要煮熟煮透的意思。如食物已变质就不能再吃。少吃外购熟食，特别是鱼肉类卤菜，这些熟食都是细菌最好的养料培养基，容易滋生细菌，购买时不知其何时烹煮，新鲜与否都不知道。如果卫生防护设施不好，苍蝇停留、灰尘、空气中细菌更容易侵入生长，时间长了，细菌大量繁殖，吃了就容易在肠道进一步繁殖发为急性胃肠炎，呕吐或腹泻，或上吐下泻同时发作。如具有以上多项暴饮暴食及不洁食物情况者，则更易发病或发病较重，如菌痢，严重的甚至发生中毒性菌痢，有的病人还未有腹泻痢疾症状，也未有大便时，就已经中毒休克晕厥，不及时抢救就可能死亡。

15. **秋季腹泻** 常发于婴幼儿童，主要是感染轮状病毒引起，抗生素无效，用饮食调养多可痊愈。若属一般病例，饮食以流汁、半流汁少油腻清淡饮食及菜汤为宜，婴幼儿可吃些苹果泥，便次稍多者可增服补液盐，按说明温开水冲服，以补充损失的钠、钾、水电解质，亦可多吃些咸汤咸水菜汤，重者需就医治疗。

16. **慢性胃肠病防治** 胃肠病"饮食宜忌须知"已在教学讲稿中进行科普宣传。兹再补充几点如下。

（1）现在有人建议多吃些苦味食物、饮料或苦味辅助食物等，对健康有益。传统中医药认为：苦能健胃，苦也能败胃，临时少吃可健胃，长期多吃就败胃。西药曾有苦味健胃药，可增加食欲，多食久服就败胃。中药汤剂味过苦者以及苦丁茶等凡味苦者吃多了，时间长了，既刺激了胃黏膜引起胃炎，引起食欲减退，还可因胃炎发生胃脘胀痛、嗳气、泛酸、嘈杂、隐痛等药源性病症。

（2）喝水也有学问，在一般情况下，喝水以温水偏热为好，过烫太冷均不合适，过烫的会烫伤口腔、咽喉、食管、胃黏膜，引起上述多处嘈杂、灼热疼痛；太冷，也会刺激上述黏膜，引起该处冷痛、胀痛、嗳气泛酸等物理伤害症状。如口渴要饮水，只能少量分次喝，大概每次100 mL左右较好，不宜一喝就是一大杯，再渴又是一大杯，或在短时间内连续喝上几杯，也会引起饱胀、嘈杂、泛酸等不适，加重原有胃病之症状。但高热、出汗多以及劳动出汗多的人，除要多饮些水外，还可在水中适当加些盐，或吃些少油的菜汤、鱼汤等，即可补充出汗损失的盐、钾等。如水电解质缺失较重者，就当就医了。也有人诉说吃干饭舒服，反倒是吃稀米粥不舒服，会有以上症状，如茶水液体浓度大而苦涩，吃多了更易产生以上胃部不适症状，但只要按照以上方法饮水，就可避免。有吃米粥不舒服的人，不要一次吃得太多太饱就行了。如汗多、腹泻、发热患者，水液丧失多，应多饮水者不在此例。对胃脘痞满腹胀者，可用手掌顺时针、逆时针、上下按摩，可促进胃肠蠕动排气后缓解或消除。也可左右侧弯腰、仰卧起坐运动，也有利于嗳气放屁排气除胀。

（3）消化不良以及功能性腹泻者，可经常或每天轮换吃些煮熟的芋头、苹果、黑枣、胡萝卜、山药（均须煮熟、蒸熟）。婴幼儿童单纯性腹泻也有效，婴幼儿可用苹果煮熟捣成糊状喂食更好。如水泻量次偏多，可吃些补液盐或含盐液体及少油的菜汤、鱼汤等，补充水钠与钾，预防水电解质紊乱。

一般情况下人们饮用什么水也有讲究和学问。过去千百年来的饮用水都取自江河湖泊水塘，少数山区多饮用山涧水，缺水地方才掘井饮用井水。均含有较多矿物质，各种盐类，微量元素等，多了有害，少量对人体有益。但还含有各种细菌及有害原虫等致病物，须经过煮沸消杀同时各种盐类矿物质亦大部被凝结沉淀，成为半软水就可以饮用。根据水的来源、污染程度、清洁度、矿物质、微量元素多少不同分别对待和处理。如井水含矿物质钙盐等较多，属硬水，易形成结石，以少饮用为好，但经煮沸后，钙盐等大部均凝结，也可适当饮用。现今绝大部分城、郊已多饮用处理过的来自江湖的自来水，既含有对人体有益的矿物质及微量元素，又经检验无超标有害金属元素、细菌，又加氯消杀微生物，再经用户煮沸消杀，钙盐等凝结，硬水变成软水，因此是最理想的生活、饮用水。现在市场上又有了桶装、瓶装纯净水、矿泉水、磁化水等，纯净水少了对人体有益的矿物质、微量元素，各类桶装、瓶装成品饮用水，就有二次污染及过期仍在饮用，而且有的直接饮用，就有不卫生易致病的情况。再说饮用未加温的冷饮料，对人特别是肠胃是有害的。饮水少了，不利体内代谢废物排泄，对人体健康产生有害作用。如尿酸、尿素、非蛋白氮等排出减少。饮水太多，尿液排出增加，促进钠、钾离子排出增加，会引起纳少乏力低钠、低钾综合征，心脏因低钾也引起应激功能改变、低钾心电图像。更有一种因饮水过多，体内液体过多，钠离子相对缺少，从而产生疲劳、水肿、静脉容量增加，诱发心力衰竭等一系列的水中毒低钠综合征等。因此饮水的质与量必须符合卫生标准和生理需要。

消化系统疾病是饮食、生活习惯、烟酒嗜好、情志异常等多种因素引起的，必须多方注意、综合防治才能有较好效果。绝不是一方一药或什么秘方妙药绝活可以治好不复发的。

17. **急慢性胆囊炎、胆结石**　前者多由单独胆囊炎或者由胆结石诱发，两者常共同存在互相影响。应该不吃不卫生的食物，少吃蚌肉，油脂较多的食物和动物内脏，否则均容易引起以上两种疾病急性发作。因胆结石多数由胆固醇组成，特别是肥胖中年女性。后者含胆固醇较多，更是形成胆固醇结石的原料。也有因胆道蛔虫残骸形成结石者，在农村较多。由于农村公共卫生条件较差，粪便管理也较差，加上个人不良生活卫生习惯，随地大小便，饮食卫生不注意。餐前不洗手、直接饮用河水、池塘水者不少，生吃没有洗净的食物，没有煮熟、烧沸的食物、饮水，或将落在地上的食物拾起来吃,这些均可将蛔虫卵吃进肠道繁殖成蛔虫,有的可逆行进入胆囊,死后残骸就是形成胆结石的核心。除要整体环境改善,还要注意个人及饮食卫生,对治疗也有很大帮助。如果胆结石小于胆总管管径(约0.6 cm左右或小于0.6 cm),就有可能被排出。如果注意经常向左侧卧位,似更容易促使胆结石的排出。

18. **急慢性肝炎**　甲型急性肝炎病毒主要是从患者排泄物粪便进入水源,或将肝炎病毒污染到饮料、饭菜、水果等食物或物具、手掌等广泛接触领域,可以直接间接进入口腔、胃肠道后到达肝脏发为肝炎。如人们双手被污染后,直接取物进食就可传染上肝炎。肝炎病毒也可通过已污染的双手,经过人相互之间握手、物品、食物传递,电梯、公共汽车扶手、门窗把手等接触,染上肝炎病毒,是接触传染。病毒通过被污染的食品进入胃肠道,再经过门静脉到达肝脏繁殖后破坏肝细胞,开始出现纳少脘痞胀痛乏力,像胃病,或有发热似感冒,开始常被误诊为胃炎、感冒。等到右胁隐痛、巩膜小便发黄时,才考虑到肝炎、胆囊炎等肝胆疾病。经彩超、肝功能、血清病毒学检测等,就能明确诊断为急性甲型肝炎。因此只要注意饭前、便后洗手,不吃未经煮透烧熟及不卫生的食物、饮料、水果切断传染途径,即可预防甲型肝炎。而乙型、丙型肝炎绝大部分是与输入了有乙型、丙型肝炎患者带病毒的血液有关。其中部分病例不易彻底治愈,成为病毒携带者,每因工作疲劳、熬夜、饮酒而急性发作。还有一部分发展为慢性肝炎、肝硬化、肝硬化腹水等使肝失代偿,更有部分转变为肝癌。必须将此情况恰如其分的告知患者,一定要注意不能经常过于疲劳、熬夜,更不能饮酒,只要引起足够重视,可避免或减少肝癌发病率。以往保肝主张以低脂高糖高蛋白饮食。目前经研究发现高糖因甜而壅中,影响食欲,低脂又会营养不足,高蛋白又容易引起消化不良,所以改为适当高糖、低脂、高蛋白为好。还有无黄疸的肝炎,纳少脘胁胀痛患者,当作胃病诊治者有之,故对这类患者必须加上叩击肝区,叩诊触诊肝脏,可疑时检查肝功能及彩色B超检查肝胆以免漏诊、误诊。

19. **肝硬化、肝硬化腹水**　多因急慢性肝炎、血吸虫病、长期饮酒,特别是大量经常饮酒,诱发酒精性肝炎。还有常服、多服对肝脏有损害的药物,诱发药物性肝炎。还有因长期进食某一种含有损肝脏成分的食物、饮料等引起。除积极治疗外,就是要避免上述对肝脏有害的因素,注意休息。症状不重,无腹水,肝功能无明显损害者,可做些轻微工作或适当活动,但以不过于劳累为度,不能加班不能熬夜,不能饮酒,注意营养。对有腹水者,要少盐、低盐饮食。大量腹水者,须在医生指导下适当忌盐,能减轻一般症状、减轻或延缓腹水加重,对改善其生活质量,延长其生存期也有较多帮助。

肝硬化常伴有食道下段、胃底静脉曲张,尤其有腹水者,其静脉曲张更明显,容易被大口吞食硬性粗糙带有锋利棱角的食物损伤而出血。出血可以是少量或一般的吐血,或大便色黑如柏油样。多数是大量的,成碗成盆的从口腔吐出,来不及吐时,就从鼻腔喷出,大便黑色到紫黑、紫红色,面色苍白,严重贫血貌,四肢厥冷,冒虚汗冷汗,血压下降,测不到的也有,并进入昏迷,或示亡阳、亡阴而死亡。这是肝硬化死亡重要原因之一,不可不特别重视和注意。预防之法重在软食,小口细嚼慢咽。严重者也有因肝昏迷而死亡,或转变为肝癌,故重在早防。

20. 急慢性胰腺炎 好发于暴饮暴食、大量饮酒、多吃油腻菜肴食物后,上腹疼痛或偏左,常延伸到左胁背如带状,可有恶心呕吐,或误作胃病或左胁背其他脏器疾病治疗。其疼痛具有上半身向前曲背弯腰或蹲位姿势稍可缓解的特征,可与胃病等其他相应部位脏器疾病的疼痛区别。但明确诊断尚须依赖胰淀粉酶的测定。未经正规治疗,没有彻底治愈,就有可能变成慢性,每因暴饮暴食饮酒而引起急性发作。本病亦常与胆囊炎、胆结石同时存在,亦互相影响互为因果。预防之道:要避免暴饮暴食饮酒等成病之因。

(二)呼吸系疾病非药物防治

1. 急慢性鼻炎、过敏性鼻炎防治 注意避风寒,防止经常感冒。经久不愈、反复受寒、感冒就容易变成慢性鼻炎。对寒冷空气比较敏感,即使不是感冒也易发生喷嚏、鼻塞、流清涕,有时淌眼泪,粗看似感冒,以往也经常把它当作感冒治疗,实为过敏性鼻炎。经常在早晚或比较寒冷的时候发作,或接触刺激性、过敏性粉尘、油漆化工等气体等容易发作,只要注意避免这些有刺激、过敏性粉尘、气体,就能预防。对已发作者,离开现场,用拇食二指在两侧鼻翼相对按压,连续多次即可缓解,可反复进行,避免压力太大。如尚未能缓解或停止,也可吸入茶杯上的热气。但还是要注意避开或消除病原,否则不易缓解或痊愈,容易成为慢性。两种鼻炎患者均可经常早晚冷水洗面,经常用两食指掌面按在眉心,稍加压力向下沿鼻侧擦向两侧鼻翼迎香穴,适当按摩,重复10~20次,早晚各1遍,谓之擦鼻。同时在冬季,室内外温差较大,可在出门前用两手掌按在脸面上部,稍加压力擦向下部10~20次,有热感后再出门,均有一定防治效果。

2. 急慢性咽喉炎防治 急性咽炎常与病毒性感冒或细菌感染有关,用药物治疗是可以治愈的,如不注意及时治疗,时间长了,反复发作可变成慢性,或由免疫抗体降低,经常反复感冒继发细菌感染;或因常吃酒、食辛辣、味太浓的饮食;或因多讲话、高声讲话而成,为教师、医师等多讲话人群的职业病。当急性发作咽喉疼痛充血明显时,适当用药物治疗,可有一定疗效或缓解,如单纯依赖药物治疗,是较难奏全效或彻底痊愈的。只要睡眠充足,休息好,提高抵抗力,注意冷热少感冒不感冒、少讲话、不高声讲话,少吃不吃辛辣味浓之物,戒除烟酒,就有助急性发作咽喉炎治愈,或少发、不发,不易转化成慢性咽喉炎,对已成慢性咽喉炎者,也易缓解或提供痊愈条件或机会。

有喉炎患者,其咳声如犬吠,如白喉患者之咳声,应进一步检查鉴别处理。可防止、减少本病的发生,缓解已病的症状,很多病例也会痊愈。

3. **耳咽管不通畅、闭塞的防治** 常因急慢性咽炎波及耳咽管致发炎,水肿,使狭长的管道变细,再加上炎症产生的分泌物,堵塞耳咽管,则听觉如有棉球塞在外耳道内,有发闷感,致听觉减退。除积极防治急慢性咽炎外,可将两手掌捂住耳朵,加压、放松,反复进行,使外耳道内产生正、负压力冲击耳膜,传入耳咽管,将耳咽管内分泌排入咽部,打通耳咽管,使内外耳道压力相等,听力常可立即得到恢复,一日多次,每天重复操作,对打通耳咽管、恢复听力有一定帮助。对临时轻症,头向两侧转动一下,也可立即恢复听力。重者无效,须请五官科医师查治。

4. **急慢性支气管炎防治** 急慢性支气管炎、喘息性慢性支气管炎属咳喘范畴,前者以咳为主,后者常以喘哮为主。除因遗传因素、过敏体质等多种原因外,多因贪凉受寒而发或加重。此种患者对寒冷特别敏感,每到秋、冬即发或加重,属肺寒、寒咳、寒喘、痰饮。要注意保暖、少受寒、不贪凉。未病既可预防或减少发病,已病时也可减轻症状或避免发作。也有部分是胃酸等反流到咽喉进入气管,引发咳、喘,常发于夜间睡眠中,这就要同时按反流性食管炎非药物防治处理。

5. **哮喘的防治** 可因遗传从小就发生,且哮又喘,常常夜间发病或夜间病情较重,多因夜间副交感神经处于兴奋状态。可伴有不同程度的咳嗽,与哮喘相比但多偏轻。常有严重的婴幼儿湿疹病史、遗传病史。也可因花粉、油漆、粉尘、螨虫等多种过敏原发病史可循,亦有因经常感冒、急性气管炎、慢性单纯性气管炎,多年后发展到慢性喘息性支气管炎,也是哮喘咳并发,与哮喘相似,但在这之前常有1~5年单纯支气管炎咳嗽史可资鉴别。还有因吃高浓度的糖或盐呛咳引起的,民间常把它名为"糖吼"、"盐哮"。预防之道即避免其成因,远离、不接触油漆等过敏源。也有不少病例对寒冷敏感而诱发。除要查明过敏原因避开之,还要注意防寒、保暖,可避免、减少发病,或减轻复发,或缓解症状。如吸烟者戒烟后可愈。

开窗通风晒衣被,勤打扫,除螨虫,多运动,耐寒锻炼,注意营养、增强免疫,预防感冒、支气管炎(可参阅防治感冒、气管炎章节相关内容)。对减少、缓解哮喘的发作及症状有一定帮助。

6. **胸闷气短的防治** 胸闷气短也是慢性支气管炎、继发肺气肿、老年性肺气肿的常见症状在风速小、气压低、湿度高的气象条件下更容易发生。每当雨前就会有这样的气候条件,如在梅雨季节,这种气候条件更多,胸闷气短者也就更多,贫血体弱消瘦胸肌欠发达者更容易发病,少运动、少活动、常伏案工作者也易发病。最好的防治办法,就是常运动,多活动,少伏案,时扩胸,呼吸锻炼。注意营养,改善、纠正贫血。其次就是开窗通风,或启用空调,流通空气,或开动除湿机除湿,或用电风扇加速空气流通,都能改变、改善小环境,从而缓解胸闷气短。

7. **对急慢性气管炎、哮喘、咽炎、鼻炎等呼吸道疾病的防治** 均可经常吸入热蒸气,或在服中药时乘热吸入中药热气,或用中药加热雾化吸入,均可缓解症状。

(三)其他系统疾病症状与病证的非药物防治

1. 常见疾病症状非药物防治

(1)眼球急慢性结膜炎、角膜异物、损伤:平时出门,一般戴平光眼镜即可,风沙大的天气就要戴防护眼镜。骑速度快的摩托车、电动车要戴有护眼镜的头盔,特别是风沙大的天气,更要戴上,防止沙子吹入眼内,带入细菌,加上再用手揉擦,容易损伤角膜、结膜引发炎症,用了以上防护办法,就可以预防。最后还要注意,当砂子坎入角膜,切忌用手揉擦,应及时就医,以免加重损伤和炎症,对视觉保护有帮助。

(2)眼肌疲劳:多表现为眼球发胀、胀痛、视物模糊欠清。常因看书阅报、看电视用电脑或在强光下工作时间较长诱发。应减少、避免或即刻停止,转移视线向远处看、向绿色开阔地带看,放松眼肌紧张,缓解眼肌疲劳。也可用双手掌捂住双眼,处于更暗环境中,瞳孔放大,眼肌放松,更可缓解眼肌疲劳,均可减轻眼球酸、胀、痛及视物模糊等不适。对即将或已进入老年期的人,可在每天早晚洗面时,用浸于较皮肤偏热的温水后的毛巾捂在眼部片刻,以不感到过热或烫为好,反复多次,能改善眼球血液循环,也可达到放松缓解眼肌疲劳,改善视力的效果。对眼球结膜充血、感染不适合者,平时也可经常向远处多看看,向绿色宽广地带多看看,对缓解视疲劳、保护眼睛、改善视力有较大益处。

(3)精神功能性疾病及亚健康:是指没有明显器质性疾病而有自觉症状,或有明显的很多而含糊不清的不适及全身违和,或有全身难以名状的不适,甚至比有些疾病的不适更难受等。这就要考虑到有情志精神因素的功能性疾病,要进行必要的相关检查,排除一些器质性疾病。然后将病情原原本本地告诉患者,有理有据,并用肯定的口气告诉患者,不适、违和也是一种病,但不是重要疾病,以释其疑。万万不能说没有病,要明确告诉患者:所谓的不适就是一种功能性疾病,如同一张桌子没有摆平,摇晃不稳,一经重新摆平稳后,就不再摇晃了。很多不舒服就像那张好桌子,摆平了也就不摇了,病也就好了。若在问诊对话中得知患者有情志精神相关情况及因素,就更要关心、同情、体贴、安慰、鼓励,并加以心理疏导,并在医疗嘱咐中,告诉患者一些自我解脱的非药物、精神、心理疗法等方法和措施,与药物治疗相辅相成,就能得到患者的信任,遵守医生的医疗嘱咐,即可起到单纯药物治疗所起不到的效果。如仍疑三惑四,可再进行一些相关检查,一来可释其疑,对消除缓解症状或不适将更起作用,二来对保护自己也有一定好处。

(4)失眠容易导致的疾病:由于经常或长期失眠,免疫力、抗病能力低下,容易发生一些疾病及病理变化。如失眠多因情志不畅、思虑过度、环境不好(光、声、气污染），寒、热不调等诱发，经常会引起胃病或慢性胃病发作、加重、不易痊愈，当去除失眠病因、加用安神药，胃病就好得快，比单纯用药物治疗胃病疗效要明显好得多。现有巴甫洛夫睡眠疗法治胃、十二指肠球部溃疡，古有"胃不和则寐不安"之说，笔者则创"寐不安则胃不和"之理治胃病。

（5）疲劳：特别是过于疲劳熬夜，免疫抗病能力下降，容易感冒，经常引起咽喉疼痛或诱发扁桃体炎、牙龈虚火疼痛，或在慢性牙根、牙龈细菌感染发炎或脓肿、瘘管等牙病的基础上发生急性发作疼痛、发热，或使症状加重，发热难退，病期延长。只要注意保持充足睡眠，不熬夜，少疲劳，就可少发生、不发生。

（6）月经期：月经期免疫抗病能力下降容易发生一些疾病，如容易诱发感冒，一旦发生，也比平时感冒好得慢，血小板也会减少，使凝血功能下降，月经量增加，还易诱发鼻出血及其他部位出血等，要适当休息，注意寒热。

（7）头部怕冷：寒风吹后易发或加重正偏头痛，俗称头风者，晚秋入冬早戴帽以保暖，就可预防因头部受冷，刺激神经，或血管痉挛而发正、偏头痛，民间又称头风病。已知与头部吹冷风有关，可用头巾包头、布带扎头、太阳穴贴头风膏。主要还是头部避寒少吹风，戴帽保暖就有很好效果。如果寒冬腊月，温度在0℃左右或以下时，外出戴上仅露眼、鼻的罗宋帽则更好，既可预防也有治疗效果。

（8）上额窦、眶上裂孔炎、上颚窦炎：本病常发生在经常感冒后，头部特别是前额受寒或被冷风吹导致，眶上裂孔炎、上额窦炎，上颚窦炎、眉心、眉棱骨就会疼痛，经常流黄脓或有腥臭鼻涕。如经常感冒，上额窦等炎症反复发作，就容易发生慢性上额窦炎、眶上裂孔炎上颚窦炎等。每因受凉，额部被冷风吹后，就容易发生或加重前额、眉棱骨疼痛。这类病人入冬一定要戴帽，还要将帽的前沿戴到齐眉处，以不遮挡视线为准，不被寒风吹到该处，就可减轻或防止前额及眉棱骨的疼痛。对已病偏重者，加用药物治疗，可起到协同治疗效果。这多是受寒感冒，鼻内致病细菌容易进入额窦，颚窦引起炎症，特别是用食拇指用力掐住鼻翼，再用力擤鼻涕时，鼻腔内压力增加，使部分鼻涕带着细菌进入额窦、颚窦而诱发。额窦、颚窦炎症流淌黄脓鼻涕，或带有腥秽味，成为鼻渊。必须增强体质，提高免疫力，避免感冒等诱因，就可减少或避免发生。缠绵难愈者，用药物较难彻底治愈，就须手术治疗。如发生在儿童，还对智力有一定影响，留下终身遗恨，须重视及早防治。

（9）头痛项强：要避免冷风吹到后脑颈项部位，以免后脑疼痛及颈项僵硬不灵活而疼痛。俗话说：神仙但怕脑后风。对颈项怕冷而不适者，在秋冬就要早些戴帽、围巾，加上按摩，活动颈项，就有较好预防和缓解头项强痛效果。

（10）脑功能减退：经常用双手搔抓头皮，或用梳齿较钝的梳子轻压头皮梳理，由前向后直达后脑部，再由两侧向后直达后脑两侧，每回20次左右，每天早晚2遍，促进头皮及毛囊血液循环，提高对头发的营养、生长、光泽作用。对老年头发稀少、细弱、枯萎也有帮助，间接扩张大脑血管，促进血液循环，改善营养，对记忆力有一定好处。尤其对老年维持记忆力,延缓大脑萎缩及推迟进入脑功能衰退也有一定帮助。

(11) 视力疲劳模糊:多发生在看书、阅报、写作、操作电脑等时间较长,用眼较多的人群,尤以老年有不同程度白内障、远视、角膜混浊、高血压、糖尿病眼底病变等视力衰退者,更易眼肌疲劳视力模糊。要减少或在暂停上述多用眼工作的间隙,用双手捂住两眼2~3分钟放开,或向远处开阔地带眺望有绿色林带、花园处更好,或向光线较暗的地方多看一会,或闭目养神,切忌面向强烈阳光及灯光,多可缓解眼肌疲劳恢复视力。也可在洗面时用略高于体温的热水,约40~45℃的温湿毛巾按在眼部重复多次,有助缓解眼肌疲劳,恢复视力,同时因热的物理作用促进血液循环,增加眼球供氧及营养,改善视力,减缓随年龄增长的视力老化和减退。还可用双手食指经常在两眼角鼻侧的睛明穴——鼻侧眼角凹陷处按压1~2分钟,同样有缓解眼疲劳改善视力的功效。

(12) 头面部以及手脚部冻疮:头部以面颊颧骨处、耳朵耳轮处较易发生,轻则仅有痒感,稍重则有红肿疼痛,重的就会糜烂。因该两处比较凸出暴露,都相对高出,处于风口浪尖,受寒风刺激较重,血管又不丰富,血液循环相对较差,故而是冻疮的好发部位。应特别加以保暖防护,可用双手在耳朵及面颊颧骨处经常按摩,促进局部血液循环,使之有热感加强御寒能力,有一定的预防作用。戴帽遮住耳朵、面颊,生姜擦拭也有预防作用,对易发冻疮并较重者,可戴吕宋帽,将头面全遮盖起来,仅露眼、鼻、口。手部也因暴露在外,接触冷水冷物较多,更因手背面向外侧,容易受寒风侵袭,特别是在手背以及小指掌侧是冻疮的好发部位。可戴有弹性宽松的手套,也可用生姜切成平面摩擦。脚上因局部血管欠丰富,热量低,御寒能力薄弱,也是冻疮的好发部位。要穿有弹性软绵宽松、保暖性能好的保暖鞋,避免紧、硬压迫血管,阻碍血液循环。因血液供应不足,热量更少,御寒能力更加薄弱,更易患冻疮,且不易痊愈。冻疮的发生常与个人皮肤血液循环的旺盛与否、气血强弱、阳气盛衰有关,还与个人活动强度不一有关,因而是否发生冻疮以及病情的轻重,也因人而异。总之应注意营养,增强体质,加强锻炼,提高御寒能力,加上防寒、御寒,双手尽量少接触冷水,避免冷热水交替浸洗,就有防治冻疮的效果。

(13) 烫伤:多因滚烫的开水及火苗烫伤,越近沸点的水和物,被烫伤的面积越大、越深,时间越长就越重。传热快的开水壶、砂罐、炒菜正在加热时以及其热气等均应注意避免接触,就可预防烫火伤。非药物防治首推冷疗法:在烫伤部位用冷气吹、冷水、冰水冲、浸、湿敷(湿敷要勤换)、冰块置于患部、氯乙烷冷冻剂喷洒等,均可迅速止痛,减轻烫伤程度,以上方法可持续应用到疼痛缓解,直到冷水、冰块等移除后,疼痛缓解或明显缓解而停止。本办法适用于Ⅰ°~Ⅱ°度烫伤。

(14) 癃证:癃者隆也,其症乃有尿液蓄积在膀胱,有膨隆感,局部膨隆,欲排尿而不能。量多时膨隆更明显,可突出于耻骨上少腹部,如怀孕三四个月,但前者质软有弹性，有急迫排尿感，而不能排出，后者质硬无弹性，有相应停经时间、早孕反应史。前者排尿、导尿后消失者癃证也，反之有相应停经史，早孕也。癃证有急性慢性之分，急性时间短而发病快，排尿急迫感明显，甚则转侧坐卧不安；慢性发病慢而时间长，排尿急迫感可不十分明显。多数起因于前列腺增生肥大、前列腺肿瘤，糖尿病引起的膀胱麻痹以及昏迷。使用冬眠灵、阿托品、麻黄碱等拟肾上腺素、交感神经药物等。急性感染性疾病如乙型脑炎等昏迷期或用了冬眠灵等药物后发生更多。其他疾病昏迷期也会发生。中风、腰以下脊椎、脊髓外伤、肿瘤等疾病导致截瘫也是癃证好发之因。均可用右手拇指压在膨癃明显处，或相当于关元穴最敏感处，逐渐加大压力，必要时可用左手撑在右手拇指旁适当加压按摩，注意不能压力过大或粗暴，防止膀胱破裂，直到开始排尿，先停止左手加压按摩，待尿液基本排尽后，即可放松并移开右手拇指。此法简单易行有效，随时随地可以立即应用，解除病人之痛苦，也可防止或减少导尿感染率。笔者用此法处理多种原因引起的癃证，排尿治癃近千次，特别是乙型脑炎昏迷患者的尿潴留，有效率达83%，未发生膀胱破裂等意外。对无效患者，还应该按病情采取其他措施，如临时导尿、留置导尿。但对肿瘤等其他器质性病变引起的癃证，应按不同疾病原因采取不同方法或手术治疗。

（15）脚臭：脚臭易发在脚汗多的人，更易同时发生在穿球鞋塑胶鞋等不透气鞋类的人。在湿度、温度增高，特别是梅雨季节，脚汗更不易挥发，其中的有机物质较易腐败，产生特殊的脚臭味。只要避免穿不透气的鞋类，改穿透气的棉布质地鞋袜，或有网眼等透气的布质、皮质凉鞋，减少脚汗，加上勤洗脚，保持脚部处于较干燥清洁状态，就可减少因脚汗腐败产生的脚臭。

（16）足跟皲裂：多表现疼痛，或伴少量渗血，走路时更痛，影响步履，易发生在脚汗少，甚至秋冬没有脚汗的人群，足跟失去水湿滋润而皲裂。通常更易发在秋冬既因空气寒冷，脚汗更少，同时西北风空气干燥，足跟更少水分湿度滋润的时候。还有因穿无跟拖鞋，穿后跟裂开的棉鞋，干燥的寒冷空气，夹带灰沙吹入，促使足跟皲裂的发生。预防之法：穿着可减少脚部汗液流失，阻止干燥空气、寒风夹带灰尘进入鞋内的皮鞋、棉鞋。每晚用热水洗脚、泡脚，既滋润了足跟，也软化了足跟增厚的角质，随手刮除角质，疼痛等症状即可缓解。

经常涂抹凡士林及其制剂等油膏类药物，每天洗足后及时涂抹上述油膏。秋冬空气比较寒冷、干燥，皲裂比较重时，上述防皲裂软膏可以每天早晚各涂1次。笔者曾对2例足跟皮肤皲裂、伴足部皮肤角质增生及脱皮改变患者，还有笔者自己，采用吡硫翁钠乳膏涂抹每日2次，均治愈。这是因为个别足跟皮肤皲裂及脱皮或与霉菌感染有关，后也曾见有关报导，以供同道借鉴运用。

（17）肥胖：这里的肥胖，也称胖病，是一种单纯性肥胖，可见于遗传、营养过剩、内分泌紊乱、新陈代谢失调、养尊处优、少活动、发育年龄段、产后、更年期、月经终止时期及以后。由于肥胖,体重增加,心肺原有的供氧能力,已不足供应体重增加、肥胖的氧耗需要,就要增加呼吸次数、幅度,增加氧气的吸入,同时要加快心率,加快血液、氧气的输送适应新陈代谢需要,加快新陈代谢后的废物二氧化碳的排除。从而就会出现不同程度的胸闷、心悸、气短,每当增加活动量、上下楼梯、走路快些、小跑快跑,需要更多氧的时候,就会感觉更加胸闷、心悸、气短。这就是肥胖、体重增加引起的缺氧综合征,我就把它简称为胖病。要采取多种减重减脂措施,加上适当活动、呼吸锻炼,才能减轻缓解胸闷、心悸等不适。

2. 病证非药物防治

(1)阳虚证:本证多见全身、手脚怕冷,既不口渴,也不想饮水,尤以冬季较甚。此病证多发生在阳虚体质之人,或营养状况欠佳、贫血之人,或肾上腺皮质功能不足,或老人体弱多病等人。坐办公室少活动不活动者,也易体现阳虚病证。阳虚证的原因是多方面的。经济条件较好,养尊处优,饱食终日,无所事事,不是坐卧休息,就是看电视、听音乐、戏曲,虽营养较好,也不贫血,但由于少活动、不活动,所以也会较他人怕冷。以往有句老话:冬天冻懒人。现在不少人由于工作性质、条件所决定,不是真正的懒人,仅仅是不想活动、锻炼,或没有时间而已。老人由于肾虚,体质下降,阳气更加亏损,一到冬天,特别是数九腊月,天寒地冻的日子,患病、死亡率也较高。这些都是因天气寒冷,为保体内热量不过多地从体表散失,体表微血管收缩,血压升高,导致心脏循环系统发生障碍,使原有心脑血管旧病发作或症状加重甚至死亡,这也有句老话:冬天冻死老人、老牛。总的防治措施就是保暖。但前者应增加活动使体内多产生热能以御寒;后者是适当活动促使体内产生热量,而以保暖为主,必要时要根据天气寒冷程度及患者体质、怕冷轻重不同情况,用上不同效果的取暖器,保持室内温度在20℃上下,就相对比较适宜,就可预防、减轻因寒冷而发生的一些病症、变故,对治疗也有好的帮助。

(2)阳盛证:以面红怕热口渴、脉洪或滑数症状为主,常见于甲亢、高血压、红细胞增多症、交感神经兴奋等疾病。防治之法:避免发怒生火、生热,少吃辛辣等有火气的食物,不在暑热高温烈日当空下行走、劳动,不在高温环境中长时间工作劳动。

(3)阴虚证:本着阳常有余,阴常不足,阴虚多见口干或欲饮、涎沫较少、口中灼热、咽喉灼痛、面颊潮红、舌红少苔、少津而干、舌常光苔或剥苔、眼泪、鼻涕减少或缺乏、手足心热或身热等症状,但体温多正常,也常见有尿少、尿黄、尿道热感等不适,可一、二症象并见,也可由多个症象同时出现,或每次发作,常示以相同一组症象,可由多种原因引起。常见于体质虚弱血少津液不足之人。也常见于失眠,过于疲劳,或体力劳动汗出较多、饮水较少之人,或因大气湿度相对较低,环境空气温度较高而干燥,或因感冒、慢性鼻炎鼻塞包括睡眠用口呼吸者,还有肺结核、甲状腺功能亢进等,它如糖尿病、干燥综合征等,皆可有上述阴虚症象。

也有阴虚火旺者,除有阴虚证候外,也常出现手心、足底热感,面颊潮红之证,如结核病等。应注意休息,多喝些开水饮料补充水分及梨、五汁饮等水果,可滋阴生津泻火。

又有人研究认为阳虚、阴虚与自主神经紊乱、相关内分泌失调等有关。可针对不同病证,食用有养阴生津泻火功效的水果及保证睡眠增加水分,避免忿恕等养生之法,皆可获得效果。

(4)湿证:常表现身重乏力嗜睡不渴苔腻等症状,要少吃容易生湿的滋膏、油腻等食物,也要少吃容易助湿、壅中的甜食,因甜食也易助湿化热生火,其原理已载于有关甜能生湿化热章节。

(5)燥证:常见舌燥口干少津,就要滋阴生津,如五汁饮等可用,常吃些梨、甘蔗等水果,有胃寒中焦虚寒等证候者,应加热温服。他如血虚成燥生风而肤痒者就要养血润燥祛风止痒。简易的方法:只要用些含油脂的护肤膏、霜等涂布于瘙痒处,防止皮肤水分丧失,即可达到止痒目的,用之效果很好。

(6)风寒痹证:因风寒外淫之邪侵袭,局部皮肤关节等处麻木酸冷疼痛、活动困难、受限等不适,喜温暖,局部经用各种加热温暖方法后即缓解者,泛称为风寒痹证。现在有了电风扇、空调,直接对着凉风寒气劲吹,诱发风寒痹证者也不少。防治之法:保温暖、避风寒,不要近距离直接面对电风扇劲吹,更不能直接面对空调冷气流。经常保暖、避风寒、泡浴,对风寒痹证也有效,现在的暖宝宝、热瓶、出袋局部应用也有效。

(四)老年常见疾病非药物防治

现在老年高血压、糖尿病、高脂血症等疾病发病率逐渐增高,已成为影响老年健康的主要问题,高尿酸血症在老年中逐年增多,所以重点对这4种老年多发病的防治叙述如下。

1. 高血压 老年多发,正常血压;90~139/60~89 mmHg。本病有原发性高血压、继发性高血压之分,继发性高血压又有:肾源性、甲状腺性、妊娠性等之分。由于病情症状轻重程度不一,并发症的多少轻重也就不一样,也与各人的敏感度不同有关,如有的血压较高,但无明显感觉,有的血压稍高,就感到头昏头胀而痛。重者影响生活、工作。有并发症者,如高血压性心、脑、肾、眼底病等,甚至中风偏瘫等病变。所以防治方法也就各异。总之,性格要不急不慢,工作不宜过劳,活动、锻炼不宜太强,睡眠充足。少吃辛辣酒等刺激性食物、饮料,不要吃得太咸,以低钠、少盐食物为佳。注意喜、怒、忧、思、悲、恐、惊情感不能太过,对稳定血压,减少中风、高血压性心脏病、高血压肾病及高血压眼病等并发症,都是很重要的。

2. 糖尿病 正常血糖值:空腹血糖3.6~6.1 mmol/L;餐后2小时7.8~9.6 mmol/L。

有胰岛素依赖型（1型）、非依赖型（2型）之分。也有胰原性、肝原性等继发性、良性、恶性、年轻、老年之不同，由于病因、病情、症状轻重程度不一，其并发症的多少，病情轻重就不一样，防治方法也就各异。总之，预防、非药物防治要早，未病时，注意营养适当，如脂肪、蛋白质、糖等不能吃得太多，保持正常体重，至关重要。据报导：长期多吃了含糖饮料容易患糖尿病，我在门诊也有这样2例患者，长期多吃了含糖饮料引起糖尿病，所以应注意少吃。

3. 高脂血症、冠状动脉硬化性心脏病　三者有连带因果关系，可同时或先后发病，高血脂是指胆固醇、三酰甘油增高，可因进食含胆固醇高的动物内脏外源引起，也可由自身代谢紊乱造成。增高后可引起心脑等动脉硬化性冠心病、高血压脑病及中风、胆结石等疾病。预防方法：要少吃脂肪、动物内脏等含胆固醇高的食物，减少体外摄入。同时适当锻炼，保持标准体重，对降低内生胆固醇也有一定帮助。特别要注意防止低密度胆固醇的增高。关于蛋黄因含有胆固醇，一直被老年人、胆固醇高者、胆囊炎、胆结石等疾病患者忌食。研究显示，蛋黄除含胆固醇较高外，还含有卵磷脂，其既有降低胆固醇作用，也是人体营养的重要来源。所以不宜弃而不食，但也不要多吃。

4. 高尿酸血症　是血液中尿酸增高超过正常值，成为痛风、关节炎、尿酸性肾炎，最后并发非蛋白氮增高-尿毒症，丧失健康，重者失去了生命。高尿酸血症是代谢性疾病，可以是内因新陈代谢的异常，很多是外因多吃了含嘌呤高的食物，最后形成代谢的产物-尿酸增高。防治之法：主要是不吃、少吃含嘌呤高的食物，如：黄豆，包括青豆、豆腐、百叶、豆腐干、豆芽等。

含嘌呤食物的品种很多，可网上查阅。另外须注意适当多饮水，少量频次，每天总量在2 000 mL左右，以利尿酸排出。

补充说明：有自限性的小病、轻症如感冒、消化不良可通过适当休息、多喝开水、洗浴、注意饮食而后缓解或痊愈。

从有规律上腹部饥饿痛提示球部溃疡诊断的重新认识

以往临床医师对凡有规律上腹饥饿痛，常伴泛吐酸水进食缓解（下从略）的患者，都能很快做出十二指肠溃疡病（DU）的初步诊断。自从有纤维内窥镜应用于消化道检查以来，作者发现有规律上腹饥饿痛不仅是提示DU诊断的主要依据之一，而绝大部分又是慢性浅表性胃炎（CSG）、慢性浅表萎缩性胃炎（CS-AG）的临床表现，胃溃疡（GU）也有之，胃癌（GCa）亦不少见，还有慢性萎缩性胃炎（CAG）。因此临床单凭有规律上腹饥饿痛即提示DU诊断的问题，有重新认识和探讨的必要，对中西医结合也有指导意义。

　　笔者自1988年6月~1991年6月这3年间,总共搜集消化科门诊、病房有规律上腹饥饿痛同时经过纤维电子内窥镜检查者732例进行分析如下(表1,表2)。

表1　732例有规律上腹饥饿痛分析表

20岁以下　11例

CSG	CS-AG	CAG	DU	DU+GU	GU	GCa
4	1	–	6	–	–	–
0.55	0.14	–	0.8	–	–	–

21~30岁　234例

CSG	CS-AG	CAG	DU	DU+GU	GU	GCa
126	48	2	50	6	2	–
17.1	6.5	0.27	6.7	0.8	0.27	–

31~40岁　192例

CSG	CS-AG	CAG	DU	DU+GU	GU	GCa
100	46	4	32	2	4	4
13.7	6.3	0.55	4.38	0.27	0.55	0.55

41~50岁　132例

CSG	CS-AG	CAG	DU	DU+GU	GU	GCa
76	26	4	10	8	2	6
10.4	3.6	0.55	1.37	1.1	0.27	0.8

51~60岁　104例

CSG	CS-AG	CAG	DU	DU+GU	GU	GCa
59	13	5	8	7	3	9
8.2	1.8	0.68	1.1	0.95	0.41	1.2

60岁以上　59例

CSG	CS-AG	CAG	DU	DU+GU	GU	GCa
28	12	4		5		3
3.89	1.66	0.55	0.55	0.68	0.41	0.41

表2　732例有规律上腹饥饿痛病发比

CSG	CS-AG	CAG	DU	DU+GU	GU	GCa
393	146	19	110	28	14	22
53.7%	19.9%	2.6%	15.0%	3.8%	1.9%	3.0%

　　补充:近年来笔者另从86例GCa患者病历中,记录有空腹胃脘痛进食及用抑酸中和胃酸药缓解者20例占25%以上,所以对空腹痛患者,特别是年龄50岁左右的患者,要提高对GCa的警惕!

　　现统计有规律上腹饥饿痛在CSG、CS-AG、DU和GCa中各自症状发生数及其比率,将更能说明问题,前者:732例有规律上腹饥饿痛是从有规律上腹饥饿痛症状分析的,后者86例(CSG、CS-AG、DU和GCa四组病例)是从各自病种组分析的,都有重要意义。

[讨论]

(1)从表1可看到在732例有规律上腹饥饿痛的患者在各年龄组都是CSG、CS-AG最多,共539例,占全组病例的73.84%,DU次之,共110例,占14.9%,提示诊断当以CSG、CS-AG为首诊,CAG也有19例,占2.6%,故不全是少酸或无酸,故不能忽视,从而改变了过去一见上述症状,即提示DU之诊断,从这一角度出发,文献尚少报道。但是注意,在另外176例DU组病例中,有上腹有规律饥饿痛这115例占63%,仍是DU的主要症状。又从表1可以看到30岁以下无GCa病例,DU 56例占全组病例75%,CSG、CS-AG 179例,分别占24%、29%,故临床可以不考虑或少考虑GCa之诊断,而仍以提示CSG、CS-AG为首诊,DU次之,30岁以上,特别是40~60岁,癌症发病率上升,而DU则有所下降,故临床虽然仍以提示CSG、CS-AG为首诊,DU次之,然不能忘记有GCa之可能性,如仍拘泥于过去认为GCa是低酸或无酸,很少有有规律上腹饥饿痛的DU症状,就会造成错误。另外,在107例GCa组病例中,有规律上腹饥饿痛22例,占21%。这就更加提示对50岁左右有上述症状者,要提高警惕。

(2)关于有规律上腹饥饿痛发生在DU病例的机制早有说明,而对CSG、CS-AG、GCa则注意不够,笔者分析CSG、CS-AG病因之一,痛阈下降,产生有规律上腹饥饿痛,故亦可伴有泛吐酸水、进食缓解、用抗酸药亦可有较好疗效。即使胃酸不高或偏低,刺激了各种病因造成的已有痛阈较明显下降的慢性胃炎活动期病例,也可产生同样症状,用抗酸药使胃的pH再提高些,亦可有不同程度减轻对炎变胃黏膜的刺激。有些病例可如抗酸药用于DU病例一样,有药到痛止的效果,虽然文献提到慢性胃炎有低酸也有高酸,可选用抗酸药,但何种胃炎可用,在什么时候用,没有说明,本观察病例对凡是有规律上腹饥饿痛或单纯泛吐酸水的病例为首选,空腹时嗳气不适,胃酸反流性食管炎均用之,则针对性较强,疗效也较好。对胆汁反流性之上腹灼痛,可再降低些胃酸刺激,保护胃黏膜,也有缓解作用。

CAG病例的有规律上腹饥饿痛,亦常伴有泛吐酸水,产生机理同CSG、CS-AG,加上GCa的诊断,有的依据胃镜所见,有的根据病理报告,前者缺乏病理根据,后者仅凭局部病理组织,实际还未形成真正的CAG,标准不严,胃酸不一定很少或缺乏,这或者也是CAG尚有一小部分有规律上腹饥饿痛或伴泛吐酸水的原因,用抗酸药也同样有效。

在107例胃癌组病例中有22例有规律上腹饥饿痛,占21%,百分比较高,因GCa患者文献亦提示有高酸病例,因GCa目前多由内窥镜检出,部分尚在早中期,病变局限,广泛浸润尚少,有关泌酸胃黏膜破坏不多,泌酸功能正常或稍有降低,或尚有少数高酸病例,胃酸刺激GCa浸润病变或癌性溃疡,同样由于空腹时胃酸偏高,从而产生有规律上腹饥饿痛,同样,用抗酸药能缓解和消除上述症状,甚至可使癌性溃疡缩小或假性愈合。以往诊断GCa,多由临床医师根据GCa晚期症状或钡餐透视诊断之,胃壁常已广泛浸润,黏膜大量破坏,泌酸功能明显下降或缺乏,故胃液分析胃酸亦明显减少或缺乏,有规律上腹饥饿痛的病例很少或没有了。因此有规律上腹饥饿痛,可能就是部分GCa的早中期症状,故不能忽视,应对GCa好发年龄及时进行内窥镜检查,以免漏诊。

(3)有规律上腹饥饿痛,可以是患者主诉,但也要注意从问诊中发现,就可以提高上述症状的发现率,更有利于对该胃病的泌酸功能及胃酸高低和胃炎的炎变活动程度做出初步诊断,也有利于中西医结合治疗。

说明:以往均将有规律饥饿痛诊断为十二指肠球部溃疡,自有了纤维胃镜检查后,很多胃炎等胃病,以及GCa也常有上腹空腹饥饿痛,整理如上资料警示避免误诊、漏诊。

复方蟾蜍酊治疗神经性皮炎

利用表面麻醉可止痒减少恶性刺激的机理,选用3种中药有表面麻醉作用的自制复方蟾酥酊,外用治疗局限性苔藓样化神经性皮炎,每日涂抹局部2~3次,多年来共治愈经他处用多种方法未能治愈的8例局限性神经性皮炎,而对播散性(又名异位性)神经性皮炎无效。曾有谭某后颈偏右方局部有一3 cm大小的神经性皮炎,有明显苔藓样化的病例,效果较好。瘙痒甚剧,已8年,多方治疗无效,经用本方治疗后,瘙痒即逐渐减轻,苔藓样化亦逐渐消失,20天后即逐渐痊愈,随访多年未复发。

复方蟾酥酊方药组成:75%酒精100 mL中加入生川乌5 g,生半夏5 g,蟾酥1 g,定名为复方蟾酥酊。但不适用于泛发异位性神经性皮炎,特别急性期或伴感染患者。

疗效分析:上述3种中药均有不同程度的表面麻醉作用,经制成复方蟾酥酊涂布在神经性皮炎表面后,即可止痒,减少搔抓,从而消除苔藓样化皮损。皮炎无痒感后,也消除了对大脑皮层的恶性刺激而获得痊愈。

时吐涎沫诊断早期妊娠之评价及机制探讨

妊娠早期常有口中"时吐涎沫"之症,可占早期妊娠50%以上,对早期妊娠诊断很有价值,文献较少记述,且常被临床医生所忽视。

所谓口中"时吐涎沫",乃口中涎液唾沫增多,不时地从口中吐出涎沫之称,并因其有难以名状的特殊不适必须吐出而不能咽下,故妊娠早期的"时吐涎沫",有其特殊性。细辨之,与流涎、喜唾之神经、精神习惯性吐涎沫均不相同,也与有胃脘不适疼痛之胃炎或中焦虚寒等胃病之泛吐清水者有别,更与口腔感染和唾液腺疾患之继发涎液增多殊异,故凭此即可提示有早孕之可能。

"时吐涎沫"之症,早在妊娠第5周即可出现,多数在妊娠第6~7周比较明显,延续时间长短不一,似与其他早孕症同。因此在妊娠第10周之前,特别是在第6、7、8周,子宫尚未明显增大,少腹也难能触及胎块之时,常能据"时吐涎沫"之症而提示早孕,屡试不爽,在症状诊断学上有重要意义。但当作出早期妊娠诊断时,尚需要有构成妊娠的一般条件,即已婚史,或有性生活史及停经史,再排除其他涎液增多疾患,就可获得比较可靠之诊断,几近100%,笔者对100例早孕妇之有多种不同症状,表现和情况者,皆因口中"时吐涎沫"而提示为早孕之诊断,以后均经妇产科检查,HCG妊娠测试,胎块和月经相应增大等而证实。

妊娠诊断,中医学早有以"脉平"为妊娠之文献记载,意即具备妊娠条件而有早孕症状病态,却示无病之"平脉",这是以朴素唯物论思想应用在临床辨证之中,确有其一定的科学性和指导意义,但对具体诊断和帮助仍感不足。又鉴于以"滑脉"为妊娠之象,也难下诊断,仍不特异,更由于受心力之强弱,血压之高低,动静脉及其局部解剖之变异等影响。因人而异,则脉搏形态也就有浮沉、洪细、滑涩之差异,故必须四诊合参,如单据"滑脉"而作早孕诊断,实不足为凭,远不如据"时吐涎沫"诊断早孕之可靠,准确率几近100%。生化、仪器等检查,既烦琐,也有误差,如在农村,有多种条件所限制,不能尽然,故凭"时吐涎沫"诊断早孕,确实是简、便、省,有一定临床症状诊断学意义和价值,尤适合于农村。

时吐涎沫的发生机制,在中医学文献《医学入门》一书中,明代李梴论恶阻时说:"或大吐,或吐清水,恶闻食气,由子宫经络络于胃口,故闻食气引动精气冲上,必食吐尽而后精气乃安",吐清水与时吐涎沫类同,盖清水者,实即涎液也,唾沫者,涎液之有泡沫者也,妊娠恶心时更加增多,均属胎气所致。在现代妇产科学中,只谈到早孕妇女唾液增多而流涎,并未谈到必须"时吐"之说,况且一是吐,一是流,是两个不同的概念,另有文献记载:"在妊娠期间,唾液分泌也可增加。"都未提到"时吐"和"必吐"之状,从现代医学分析其机制,一般认为可能是妊娠早期,某些内分泌的改变和机体不相适应的关系,加上副交感神经的兴奋性增加所致,笔者认为:很可能还是因新陈代谢的改变所致,加上味觉、嗅觉的改变和敏感性增加,不仅是涎液之气味等综合性因素使然,但尚须待有识之士、科研人员进一步研究。

钩虫病并发严重消化道出血30例中西医结合治疗

农村寄生虫发病率较高,尤以经济较差欠发达,生活习惯卫生设施不良地区更高。钩虫病的消化道出血,一些文献只谈到大便可示隐血阳性,而较少提及黑粪这样程度的出血,似更少注意到消化道严重出血及其所产生的严重贫血等后果,以致有的因误诊而进行剖腹探查两次,输血达2万mL以上,住院近7个月之久,更有不可想象的,甚至连仅数月大的婴幼儿也能感染,也患上了并发严重消化道出血的钩虫病,濒于死亡。由于① 有极少数死亡病例;② 未总结和掌握其规律,故误诊尚多,据不完全统计,误诊率高达78%;③ 其余为上消化道出血待查。故这30例钩虫病患者几乎没有一例得到及时或早期正确诊断。今将笔者所见30例钩虫病严重消化道出血的诊断和中西医结合治疗总结如下。

(一)流行病学分析

本组30例,男22例,女8例,男女之比为5.5∶2。其中24例为农民,占80%;余4例为干部、2例工人,家都在农村。本组26例为成人,4例为婴儿。经调查,后两例婴幼儿于相应感染钩虫幼虫期间,臀部、外阴等处都有钩虫幼虫感染之痒疹史,似均因尿布晒落菜地,钩虫幼虫移行其上,再经接触尿布处之皮肤这样的特殊方式感染的,虽较少见,但以往国内也曾有个别案例报道,应引起注意。

(二)临床症状分析

(1)本组30例均有轻重不同程度面色蜡黄贫血貌。

(2)本组30例均有隐血明显阳性之黑粪,恒定少变。病程最长者达6月之久。

(3)黑粪达1周左右均有头昏乏力等贫血症状出现,多数在3~5周即有严重贫血,如表1。

表1　患者贫血分析

红细胞(万)	血红蛋白百分率*(%)	例数
50~100	10~20	5
100~150	20~30	15
150~200	30~40	8
200~250	40~50	2

注: *示以血红蛋白正常含量为100%。

（4）8例在黑粪期间空腹脘部嘈杂、饥饿样不适感及隐痛，似十二指肠溃疡病，与饮食关系不明显，服碱性药疗效不佳。

（5）6例有稀溏次多之黑粪，有的如痢疾样粪便。

（6）2例时有恶心呕吐，于呕吐物中伴有少量棕色血液。

（三）诊断标准

（1）有上述面色蜡黄等症状和特点；

（2）粪检钩虫卵阳性，多在（++）、（+++）、（++++）；

（3）驱钩虫治疗均有显效；

（4）按溃疡病出血及消化道其它疾病出血治疗无效；

（5）排除消化道其它出血疾病。

具有上述（1）（2）（3）三条即提示为钩虫病严重消化道出血，加上后2条即可确诊。

（四）鉴别诊断

本组30例误诊为溃疡病出血者22例、消化道肿瘤2例、门脉高压出血2例（因有呕血有肝硬化门脉高压史），细菌性痢疾2例[因便血量多呈棕黑色，大便常规检查OB（+++），WBC（++），RBC少许，伴有黑急后重及黏液]，共28例。其中误诊为溃疡病者居首位，故有必要和以上疾病，特别是要和溃疡病出血相鉴别。

（五）中西医结合治疗

（1）输血和驱钩虫药的应用：一旦诊断或拟诊为钩虫病严重消化道出血及贫血者，凡红细胞不足100万、血红蛋白在20%以下，应立即少量多次输血，待适当纠正贫血，一般情况尚可后，即采用较小剂量的驱钩虫药驱虫，凡红细胞超过100万、血红蛋白在20%以上，而一般状况尚可者，可不输血，即用小剂量的驱钩虫药，也可用分次给予的方法先驱钩虫。本组有16例未经输血而驱虫，均无明显不良反应而获效。

对1例（见表2例5）钩虫病严重消化道出血并发风湿性心脏病、慢性心力衰竭和房颤者，未用灭虫宁，而试用雷丸驱钩虫，取得了疗效，未见对心脏病有明显不良反应。雷丸驱虫用法为：雷丸粉15 g，每日3次，空腹与碳酸氢钠（NaOH）0.6 g同服，连服3天。

（2）补气摄血法：据本组病例之证候分析，当属中医学虚黄脾不统血、气血两亏范畴。除6例因其他原因、2例婴儿外，均用以下方药：① 归脾汤化裁：即本方去酸枣仁，据年龄加生地榆10~30 g，有黑粪时应用。② 八珍汤加味：即本方据年龄加黄芪10~30 g等。粪色转黄后用5剂左右改用虚黄资力丸。

表2 其中17例典型钩虫病严重消化道出血病例如下

编号	性别	年龄	职业	初阶段诊疗情况			误诊情况		备注
				症状	诊断	治疗	原因	时间	
1	男	46	工	黑便1周,严重贫血,有肝硬化腹水征	门脉高压,食管下段静脉曲张破裂出血	保守治疗,输血驱钩虫	肝硬化征明显	12天	家住郊区,常从事农作
2	女	3个月		稀黏黑粪日数次已半月,严重贫血	钩虫病继发消化道严重出血	输血后西药驱虫,补充铁剂			农村婴儿
3	男	44	农	黑粪1个月多,严重贫血、浮肿,伴空腹痛	溃疡病出血,术后拟诊胃黏膜出血、高位溃疡、消化道肿瘤	先保守治疗、输血,后剖腹手术2次,最后驱钩虫	空腹痛长期黑粪,手术未见出血灶	3个月	曾按溃疡出血治疗无效
4	男	58	干	黑粪1个月多,严重贫血、浮肿,伴上腹不适	胃癌出血	保守治疗,输血后驱钩虫	有胃癌症状,长期黑粪级恶病质	2周	隐血试验(+++)
5	男	51	农	黑便1个月,严重贫血浮肿,有严重风湿性心脏病症状和体征,大便钩虫卵(++)	钩虫病严重消化道出血,风湿性心脏病,慢性心力衰竭,房颤	西药纠正心力衰竭,中药驱虫养血			用雷丸粉驱钩虫
6	女	44	农	黑便1个月多,贫血,伴空腹嘈杂痛	溃疡病出血	保守治疗,输血,最后驱钩虫而黑便止	空腹不适及嘈杂痛	10天	家在农村,常从事农作,按溃疡病出血治无效
7	女	22	农	黑粪2个月多、严重贫血,伴空腹嘈杂痛,呕血	钩虫病严重消化道出血	西药驱钩虫,中药益气血			
8	男	28	农	黑粪1个月多,严重贫血大便OB(+++),钩虫卵(++),DU1 cm	溃疡病出血	按DU病保守治疗无效后经驱钩虫而愈	青年,黑粪,无消化道其他出血征	2周	按溃疡病出血治疗无效

（续表）

编号	性别	年龄	职业	初阶段诊疗情况			误诊情况		备注
				症状	诊断	治疗	原因	时间	
9	男	37	农	黑粪半个月,中等贫血,伴空腹嘈杂痛	溃疡病出血	保守治疗,后经大便查到钩虫卵驱虫而愈	空腹嘈杂痛	2周	按溃疡病出血治无效
10	女	42	农	黑粪半个月多,钩虫卵(++),OB(++),严重贫血,有肝硬化征	钩虫病严重消化道出血,肝硬化	保守治疗无效,后经西药驱钩虫,中药益气血而愈			
11	男	47	农	黑粪1个月,中等贫血,大便OB(++),钩虫卵(++)	钩虫病严重消化道出血	西药驱钩虫,中药益气血			
12	男	48	农	黑粪半月多,严重贫血,大便OB(++),钩虫卵(++)	钩虫病严重消化道出血	西药驱钩虫,中药益气血			
13	男	57	农	黑粪1个月多,OB(++),钩虫卵(+++),严重贫血。无消化道出血疾病征	上消化道出血原因待查	保守治疗无效,因大便钩虫卵(+++)经驱虫黑便止而愈			
14	男	35	干	黑粪2个月多,中等贫血,空腹嘈杂痛,OB(++),钩虫卵(++)	钩虫病严重消化道出血	西药驱钩虫,中药益气血			家在农村,常从事农作
15	男	5月		稀黏黑粪,日数次1个月多,严重贫血,有时如痢,大便钩虫卵(+++)	细菌性痢疾	抗生素治痢,输血纠正贫血,无效,后经驱钩虫,黑便止而愈	大便次数增多,有轻中度红、白细胞,未看粪色	1个月	农村婴儿

（续表）

编号	性别	年龄	职业	初阶段诊疗情况			误诊情况		备注
				症状	诊断	治疗	原因	时间	
16	男	26岁	农	黑便1周,有肝硬化腹水征,曾有少量呕血,钩虫卵(+++)	门脉高压,出血	保守治疗,输血,无效,后经驱钩虫,黑便止而愈	因有肝硬化门脉高压		家住农村
17	男	32岁	农	黑便伴少量呕血,大便OB(+++),钩虫卵(+++)面少血色,有肝硬化门脉高压史	门脉高压食管下段静脉破裂出血	输血保守治疗无效,后经驱除钩虫黑便止而愈	有肝硬化门脉高压		家住农村

（六）结果

（1）初诊时除例4未做大便常规外,其余16例大便常规均找到较多钩虫卵,隐血强阳性;

（2）误诊时间是指初诊误诊后,经治疗到诊断为钩虫病严重消化道出血时之时间。

（3）大部分病例都有"虚黄（面身蜡黄）"之症,故当大便转黄后也即可用小剂量虚黄资力丸或黄病补血丸等,因其有皂矾（主要含补血之铁剂）,连服1~2个月,有助贫血加速恢复。但服后大便可示黑色,乃铁剂关系,并非血液,大便化验即可知晓。

（4）本组病例经上述中西医结合治疗者,全部治愈（其中7例开始误诊为溃疡病出血等相应方法治疗者均无效）。大便钩虫卵、隐血一般均于驱钩虫后第3~5天转阴,其中雷丸例转阴天数稍多,或因药力不强、用量未足之故。曾行胃空肠吻合术者,也曾延期旬日后,再度用常规量驱虫才转阴,乃因驱钩虫药大部经吻合口下达空肠,使十二指肠中药物浓度偏低而不易杀灭寄居其中钩虫之故。全组病例均在1~2个月恢复健康。

（七）病例介绍

本组30例中17例典型病例简要情况列表如表2。现择数则典型病例简介如下。

案例1： 刘某,3个月婴儿,农民子女,于1965年11月11日因黑便半月余,面色极度苍白,消瘦显著,精神委靡,并有恶心呕吐,吮奶无力而住院。

体格检查：体温36.0℃，脉搏112次/分，神志清醒，精神委靡，发育营养差，面色极度苍白，显得消瘦，皮下脂肪菲薄，皮肤弹性欠佳，有轻度失水现象，巩膜(−)，瞳孔反射正常，颈软，两侧扁桃体无红肿，心音较低，心尖部闻及Ⅱ级收缩期杂音，肺(−)，腹部柔软无肿块，肝于肋下2 cm，剑突下3 cm，质Ⅰ度，无压痛，脾未触及，血象：红细胞64万，血红蛋白15%，白细胞21 000，中性粒细胞65%，淋巴细胞35%，大便隐血强阳性，并见到红细胞，钩虫卵(+++)，臀部有痒疹史，诊断为严重钩虫病引起肠道出血，导致严重贫血。

治疗：入院后即：① 查血型及交叉配血实验工作准备，少量多次输血，待贫血纠正后即行驱虫；② 人工补血液3 mL，每日3次；③ 维生素K 2 mg，每日2次，④ 维生素C 50 mg，每日3次；⑤ 葡萄糖溶于开水频服每日30 g，由于血型交配实验等，天黑时才有报告，因条件关系，当天未能输血。第二天早晨9点多钟即发现病婴面色灰白，两眼上翻，神志不清，手脚发凉，脉搏不易触及，心音低弱缓慢，呼吸浅表困难，瞳孔反射较迟钝，当即肌肉注射可拉明1/2支，继又注射洛贝林1支，病情稍有好转。于10点多钟从骨髓腔输进血液50 mL，精神转佳，心音渐渐好转，脉搏也易触及。于当天下午3点又从静脉切开输血100 mL，在输血过程中，眼看病儿面色由苍白渐显红色，精神好转，呼吸脉搏均趋正常，恶心呕吐停止，吮乳亦见有力。为防止骨髓腔输血感染及防止疟疾发作，在输血后即注射青霉素及口服无味奎宁。次日血象：白细胞15 400，中性粒细胞56%，淋巴细胞43%，单核细胞1%，红细胞201万，血红蛋白40%。于住院第4日晨即予冬眠灵8 mg，半小时给服灭虫灵0.45 g，并停服人工补血液，以便观察大便颜色。服药后病婴深睡五天，当天下午大便仍为黑色，并隐约可见较多虫体，当即将虫体取出，经过洗涤处理后在显微镜下观察，证明是钩虫成虫，次日大便较前转黄色，即可看到大量钩虫成虫随大便排出，前后3天总计共排除钩虫约有1000条以上。因当时大便每日3~4次，黏附在尿布上，难以做成虫计数，以后每日大便全呈黄色，精神胃纳均趋正常，面色亦渐转红润，血象：红细胞383万，血红蛋白47%，白细胞15 500，中性粒细胞72%，淋巴细胞26%，酸性粒细胞2%，大便检查钩虫卵(−)，于1965年11月19日痊愈出院，共住院9天。

讨论：钩虫病是成人的一种职业病，农民矿工较多，因大便管理不当，在劳动活动中脚(最多)或手等皮肤接触含有钩虫幼虫的泥土传染的。也有经口腔感染的。不论年龄大小均能感染。因儿童接触的机会较少，故患钩虫病的亦较少。怀抱婴儿按理论及文献记载其感染是不可能的。但从我们发现的这一例3个月婴儿钩虫病例的病史来看，非但是可以感染上钩虫病，而且感染严重，病情也很严重，如不及时抢救，输血治疗，眼看很快就会死亡的。当时婴儿患钩虫病严重到需要抢救的报道还很少，这说明了过去认为钩虫病没有死亡的统计是不够全面和正确的，同样也说明了婴儿完全不下地直接接触含钩幼的泥土也能因间接接触到含有钩幼的泥土而感染和患上钩虫病，这就是感染的途径，方式不同而已。曾见到1965年10

月9日《健康报》报道的婴幼儿钩虫病在某地是因以沙土袋代替尿布而感染上钩虫病（沙土是取自河岸边、田间、路旁，含有钩幼），本病例曾详询病婴家属，得知患病婴儿家属是农民，门前、门后、左右都是菜地，又因当地风俗大小便较少有用马桶及上厕所的习惯，因此粪便管理很不符合要求，且当地钩虫患病率在70%以上，屋前屋后左右泥土的污染钩虫卵的程度和面积当然是非常之大。婴儿尿布常晒在菜地或屋前左右的篱笆上，经常给风吹落在菜地上，拾回并不重新清洗就给婴儿用上，这就有机会带上含有钩虫幼的泥土而染上钩虫病。从其臀部及股部的痒疹史，也说明本例病婴的钩虫病，很可能是从尿布上带来的钩幼，从臀部、股部的皮肤进入体内的。病婴生育时间正值夏季，正是钩虫幼繁殖传染的有利时间，但由于没有看到当时的皮疹情况，无法排除其他原因引起的痒疹，又悉这里的农民其环境和婴儿使用尿布的情况，都有和病婴相同之处，故当地婴儿钩虫病的当不就此一例。另外我们在门诊中发现，2~3岁的婴幼儿下地很少（有时仅是练习走路或游戏）也患上了钩虫病。为此我们为彻底弄清楚当地婴儿的钩虫感染率及感染方式，准备对1周岁以下的婴儿作一次大便检查，对阳性患者并调查其钩虫感染途径等情况，再向读者报导，后因巡回医疗队结束未果。关于服用灭虫灵及冬眠灵后的半天深睡，我们认为与冬眠灵有关，今后应注意减少剂量。关于驱虫时间问题，我们是在输血后，一旦情况好转即行驱虫，否则如不抓紧时间，输进去的血液仍可因肠道继续出血而丧失，失去驱虫机会。但也不能过早，以免机体虚弱，抵抗力不足，容易造成药物反应发生事故。关于钩虫患者的血象，一般说来嗜酸性细胞总有不同程度的增高。《健康报》以及以往文献都报导了这一点，但本例在入院时血常规就没有嗜酸性细胞见到，这是病情严重之表现，在出院前离输血已有1周的化验血象中，嗜酸性细胞已有出现，这正是说明病情好转，最后提示我们对农村婴幼儿有不明原因的贫血及黑便都要注意是否钩虫病，应及时大便检查找钩虫卵明确诊断，及时治疗。

备注：本病例比较特殊，也是我第1次发现，作典型病例详述有一定意义。于1965年淮阴地区地方病学术专业会交流。

案例2：陈某，男，44岁，农民。

患者于1972年6月上旬开始有脘部嘈杂、隐痛，作胃病治疗5天无效。继而解黑粪1周，经X线钡餐透视为胃窦炎、浅表溃疡可疑，仍按溃疡病出血保守治疗月余，依然无效。于7月4日转外科，诊断为上消化道出血，收住入院。

入院检查：体温37.7℃，脉搏75次/分，血压100/70 mmHg，面色萎黄，发育营养状况尚好。血象：红细胞150万，血红蛋白30%，白细胞5 200，中性粒细胞67%，淋巴细胞32%，单核细胞1%。粪检：隐血（+++）、钩虫卵（++）、红细胞少许。余无异常。诊断同上。

治疗经过：按溃疡病出血保守治疗4天无效，遂于7月8日行剖腹手术探查，未见溃疡和出血灶，术后黑粪如故，贫血加重。8月4日会诊，多数意见认为黑粪原因不明,部分意见认为有消化道肿瘤可疑。笔者则认为既不像溃疡病出血,消化道肿瘤证据也不足,而似以钩虫病消化道严重出血可能性为最大,建议边驱虫边检查。惜因有人认为"钩虫病不可能有柏油样黑粪"而未被采纳。以后又经全消化道钡剂透视、再次行胃次全切除术,又拟诊为弥漫性胃黏膜炎渗血等,均无确据,作相应治疗也均无效。后又作进一步检查,十二指肠引流液既呈血性,又从中找到钩虫卵,才于9月29日慎用小剂量灭虫宁0.3g,8片睡前服,3日后,长达5月之久的黑粪渐转黄色。复查大便隐血(±),钩虫卵(+)。10月16日又按常规剂驱钩虫。于11月28日治愈出院。前后共住院近4月之久,输血达4 000 mL之多,出院后未再有黑粪和胃脘不适及隐痛。随访5年甚健。

案例3:鲁某,女,22岁,未婚,农民。

患者因头昏乏力,空腹胃脘嘈杂隐痛,持续黑粪2月余,时有恶心呕吐,呕吐物中有时伴有棕色血液,逐渐面黄消瘦,心悸气短。于1976年6月29日来门诊。当时粪检:钩虫卵(++),隐血(+++)。血象:红细胞200万,血红蛋白30%,白细胞8 600,中性粒细胞69%,淋巴细胞25%,嗜酸性粒细胞6%。脉细舌淡,余无异常。初步诊断为钩虫病严重消化道出血,继发严重贫血,呕血原因待查。当时一般情况尚可,即予驱虫净10 mg,每晚服1次,连服3晚。服药第3天,恶心呕血即止,大便转黄,钩虫卵转阴,隐血亦转阴。后予含铁药等常规服。9月29日第2次复诊,面色红润如常人,面部也渐丰满,从未再有呕血。复查红细胞、血红蛋白均恢复正常。一年后随访,再次X线钡餐透视,仍无溃疡病灶,也从未发生空腹胃脘部嘈杂和隐痛。

(八) 讨论

(1)据报道,每条钩虫的吸血量相同,因此所造成的失血量是成正比的,故严重钩虫感染(可多至数千条)其出血量可超过每日30~50 mL,即足以引起黑粪。因此,钩虫病有黑粪就不是"不可能"了。由于农村患者钩虫感染常较严重,故伴黑粪病例者,也并不少见。对有黑粪患者,粪检时除应做隐血试验外,还需进行大便虫卵常规检查,否则就容易误诊,如表2例4误诊为胃癌。对菌痢样病例,必须亲视粪色,否则就易凭粪检有红、白细胞而误诊为菌痢(如例15)。考钩虫病之有菌痢样症状,可能由于钩虫叮咬肠黏膜形成较多之小溃疡,因继发感染引起的,或是与菌痢偶合。本组病例绝大部分是农民,故对农村患者之有黑粪者更须考虑。

(2)及时驱除钩虫,就可以及时制止肠道出血。否则出血继续,贫血将更严重,即使服铁剂及输血,也不易使血红蛋白上升到60%。故本文以红细胞100万、血红蛋白20%,结合患者一般情况,作为驱虫前考虑输血与否之界限,实践证明是可行的。使用小剂量的驱虫净似更安全和有效。中药益气血有助于加快康复,雷丸驱钩虫有一定效果,也较安全。

略论"胃不和则卧不安"与"卧不安则胃不和"

胃不和则卧不安,众所周知,常用以论述有胃不和而引起"不寐"的病因病机,在辨证施治时,既有一定道理,也有较好效果。笔者多年临床经验发现,有与上述机制相反之"卧不安则胃不和"的临床表现更是多见,似未见文献记载和杂志报道,特将个人体会撰文论述之。

不寐之因,自《素问·逆调论》:"胃不和则卧不安"出,《灵枢·邪客》:"目不瞑,饮以半夏汤,一剂阴阳已通,其卧立至。"历代医家即将部分不寐之因,归之于胃不和,如《张氏医通》:"脉数滑有力不寐者,中有宿滞痰火,此胃不和,则卧不安也"。为近世医开创了饮食不慎,宿滞痰火停留胃中等,以致胃气不和引起的不寐。因于宿滞者,保和丸;痰火者,温胆汤;痰浊者,半夏秫米汤等方剂,以清宿滞,清痰火,化痰浊,益气和中为治疗不寐证的法则,辨证得当,确也治之有效。相反,也可因夜寐不酣,或夜不成寐,或整夜不寐,从而导致胃气不和的病机和症状。有当夜即胃脘痞胀,疼痛,嗳气不畅等症状,亦有连续三五日寐不安才有上述胃不和症候发生者,其因果似成正相关。久而久之,胃脘痞胀,疼痛病证成,或诱发胃脘病证宿疾之发作。故"胃不和则卧不安"者少,而"卧不安则胃不和"者多,此或因古今生活习惯和方式有别乎,这就应引起我们对后者的重视,必须对其引起的症候和机制加以研究,对其治法进一步深入探讨,并有必要增加胃脘病和痞证的新病因、新治法等新内容。近代就有巴甫洛夫的睡眠疗法新机理。

不寐之证,除"胃不和则卧不安"者外,有因阴阳不调,气血失和,心脾两虚,肝虚惊悸,心胆虚怯,也有因"伤寒"、"温病"之发热,风寒湿邪之痹痛,还有源于环境不宁,冷热欠调等造成。不寐之因甚多,胃不和之由乃其一。不寐,则辗转不安,身心无法按时休息,阴平阳秘失衡,气血运行不畅,以致心烦懊躁,多见胃气失于和降,亦有头晕脑涨,心悸胸闷,纳少乏力者,特以操劳烦心,情志抑郁,七情所伤而不寐者,更易出现以上证候。有以胃不和证候为主,兼有他证,或以他证为主,兼有胃不和证候,或两者并存。因七情郁结,导致胃气郁滞,发为胃脘痞满,或痛或嗳气,故而更易多见胃气不和症状,为此,治寐也可以有治胃之功,寐安而胃乃和也。治寐诸法,均可随证选用,气功拳术都有较大帮助,心理精神疗法也不可忽视,所谓:"心病当用心药医也"。巴甫洛夫睡眠疗法也是非药物治疗的有效方法。

据近年对消化性溃疡的病因研究,仍以工作疲劳,精神紧张,情志不畅为其主要原因,大脑皮层经常处于兴奋状态,也可导致失眠,其肠胃功能也处于兴奋,蠕动加强,胃液分泌增加,是形成消化性溃疡的关键因素。治疗之法,按巴甫洛夫皮层内脏相关学说,用睡眠疗法而能奏效,消化性溃疡虽不全因失眠而成,但可说明不寐与胃不和的密切关系,也支持"寐不安则胃不和"的机理。

总观:胃不和可以引起寐不安,而寐不安更可以导致胃不和,所以临诊时,对不寐者,不能忽视其睡前胃脘情况,有胃证宜从治胃着手。反之,对胃不和者,不能忽视其夜寐安否? 有不寐常宜从治寐考虑,一般情况说来,胃不和在先,而后寐不安者,乃"胃不和则卧不安"也,治胃为主,兼治其寐。寐不安在前,而后胃不和者,乃"寐不安则胃不和"也,治寐为主,兼顾其胃。又须视胃不和,寐不安两者证候孰轻孰重,加以权衡,本轻重缓急先后而遣方使药,方为得当。

笔者在诊疗中,常发现有当天夜里睡眠不好而发胃病的患者,或经常失眠而发胃脘胀痛者就诊。同时也经常有慢性胃病稳定期,因夜寐不酣而复发等有感而作。

112例上消化道癌症中西医结合治疗小结

食管癌、贲门癌发展到中晚期几乎均轻重不同的有吞咽困难,胃癌晚期及有幽门梗阻者皆有反胃呕吐宿食症状,属中医"关膈"范畴,与风痨、臌胀同为顽疾不治之症。近年来,除对早期病变手术有一定疗效外,对中晚期患者或有转移者,用手术治疗,病灶未能根除,却伤其正气,致体质虚弱,免疫力降低,促使患者加快死亡者常见。用西药抗癌治疗,病有或减或重,而正气易伤,白细胞常有减少,免疫力亦同样会下降,延长生命之望不大,故逐渐又加用中药,缓解症状,扶正气,增加免疫力,减轻手术损伤正气,缓和化疗毒副反应之中西医结合主治治疗。有的已取得一定效果,不失为较好治疗的方案。

笔者对门诊112例中晚期食管癌、贲门癌、胃癌之不适合手术者,或家属、患者均拒绝手术的,采用新的中西医结合治疗方案,对大部分病例取得了较好的缓解症状。延长寿命的效果,现小结分析如下。

诊断依据:112例均根据病史症状体征及电子纤维胃镜检查,加上病理检查找到癌细胞而确诊。

(一)一般资料

发病年龄:本组共112例,男78例,女34例,男女比例2.3∶1(表1)。

表1 112例上消化道癌征年龄分析

年龄	40岁以下	41~50岁	51~60岁	61~70岁	70岁以上
比例	1	5	52	46	8
%	0.89%	4.46%	46.43%	41.07%	7.14%

（二）症状分析（表2，表3，表4）

表2　食管癌64例症状分析

吞咽困难	呕吐黏液	呕吐宿食	发热	转移	黑便	呕血	体重减轻
64	41	2	1	4	8	5	64
100%	64.1%	3.1%	1.6%	6.3%	12.5%	7.8%	100%

表2　贲门癌32例症状分析

吞咽困难	呕吐黏液	呕吐宿食	发热	转移	黑便	呕血	体重减轻
28	3	1	2	3	1	2	31
88%	9%	3%	6%	9%	3%	6%	97%

表3　胃癌16例症状分析

吞咽困难	呕吐黏液	呕吐宿食	发热	空腹伴泛酸	黑便	呕血	转移	肿块	体重减轻
1	3	5	1	2	3	1	2	3	16
6%	19%	31%	6%	13%	19%	6%	13%	19%	100%

（三）治疗方案

1. 食管癌、贲门癌：因多有不同程度的吞咽困难，呕吐黏痰故列入同一治疗方案。

（1）中药：总的采用理气降逆化痰，养血散结，益气健脾及抗癌提高免疫力药：苏梗10 g，象贝母10 g，陈皮10 g，法半夏10 g，枳壳10 g，莪术30 g，淫羊藿30 g，龙葵30 g，白花蛇舌草30 g，黄芪20 g，党参10 g，当归10 g，煅牡蛎30 g，生姜两片，甘草3 g，丹参20 g。

（2）西药：① 化疗：5-FU乳剂或优福定，视药源而定，按常规疗程。因患者家庭大都在农村、城郊，又是门诊病例，故采用口服化疗法。同时服用鲨肝醇，以防白细胞之减少。② 对症治疗：西咪替丁或雷尼替丁，或可用奥美拉唑及铝碳酸镁咀嚼片，用于溃疡型贲门癌、食管癌，对局部糜烂、溃疡，有保护、缓解局部症状作用，按常规用药，先服2~3个月，以后服维持量。③ 支持治疗，按常规进行。

2. 胃癌：症状与食管癌、贲门癌不尽相同，故疗法亦稍有出入。

（1）中药：总的采用理气活血散结法和益气健脾加抗癌方药——黄芪20 g，党参10 g，白术10 g，当归10 g，茯苓10 g，枳壳10 g，陈皮10 g，法半夏10 g，莪术30 g，淫羊藿30 g，龙葵30 g，白花蛇舌草30 g，煅牡蛎30 g，甘草3 g，丹参20 g。

（2）西药：① 化疗：5-FU乳剂或优福定，视药源而定，按常规疗程。因患者家庭大都在农村、城郊，又是门诊病例，故采用口服化疗法。同时服用鲨肝醇，以防白细胞之减少。② 对症治疗：西咪替丁或雷尼替丁，用于溃疡型胃癌。常规服用，（现可改用雷贝拉唑、铝碳酸镁等新一代抑酸、中和胃酸保护胃糜烂、溃疡药，对溃疡型 GCa 有一定缓解症状疗效。③ 支持治疗，按常规进行。

（四）诊疗分析

自行拟定如下之疗效标准（表5）

（1）好转：吞咽困难、反胃等症状及精神体重有所好转和改善。

（2）显效：吞咽困难、反胃等症状及精神体重明显好转和改善。

（3）丙.无效：上述症状无改善或有恶化者。

表5　患者疗效分析

癌别	病例数	好转	显效	无效	备注
食管癌	64	38	20	6	用药后吞咽困难多有不同程度的
（%）	57.30%	59%	31%	9%	改善，尚生存1年以上者12例
贲门癌	32	12	18	2	显效率较高，3年以上尚生存者有
（%）	28.50%	38%	56%	6%	8人
胃癌	16	9	4	3	用药后胃脘胀痛嗳气、空腹嘈杂，
（%）	14.20%	56%	25%	19%	多有不同程度缓解

（五）讨论

（1）根据本病老年发病率高的统计数字，从中医发病机制进行分析，属年高气血衰败胃气不健，肾气亏，故应从治本之法，而采用益气养血，健胃补肾为基础，以固其根本，提高机体免疫力，又按其症状，大都是气滞痰阻、血瘀之故，而用理气化痰活血散结抗癌提高免疫力之药，以治其标，统筹兼顾，标本同治，有祛邪而不伤正，扶正有助祛邪之功。

（2）采用我科用治疗良性消化性溃疡的西咪替丁或雷尼替丁，现多改用奥美拉唑、铝碳酸镁等治疗癌性糜烂、溃疡，也有减轻症状或临时缩小溃疡之功的经验，加上该药对癌灶渗血也有一定效果，故用后对减轻症状，制止出血有较好效用，与中药同用，有相得益彰之功。故本组中西医结合疗法治疗溃疡、糜烂性食管癌、贲门癌、胃癌，优于隆起型癌症。

（3）本组病例贲门癌生存期较长，有的已达到3年以上，究其原因，除治疗作用外，贲门癌的进食梗阻程度较食管癌为轻，梗阻时间远较食管癌为迟，或因癌块常向远端胃小弯、胃底生长，对饮食影响较食管癌少些，机体所需要之营养尚能维持，故生存期就能延长，证诸手术病例，5年生存率虽不乏其人，但死亡者为数也不少，故目前对中晚期贲门癌，似以中西医结合保守治疗为好，由于观察时间尚短，仅做初步小结如上。

112例上消化道癌症的中西医结合治疗，均为不宜手术患者，经过中西医结合治疗，对症状改善，延长存活期，均有较好疗效，特别在1/4患者中，有空腹饥饿痛，进食缓解，或泛酸，与十二指肠球部溃疡相似的症状，此文之作，也有提示避免误诊、漏诊作用。

自拟复方乌梅汤为主治疗胆道蛔虫病50例分析

胆道蛔虫病在农村发病率较高，尤以小儿为最，影响健康。笔者以《伤寒论》乌梅丸为基础，加以改进，拟成新的方剂，名为复方乌梅汤，用以治疗时，配以针灸，并结合现代医学治疗方法，共治疗胆道蛔虫病50例，49例治愈，1例转外科手术治愈，取得了较好的疗效，现小结如下。

发病时间和年龄：本组50例发于秋冬者41例，占82%；发于春夏者9例，占18%。发病年龄10岁以下21例，占42%，随年龄增加而发病则递减，男性21例，女性29例，男女比例1：1.4。

（一）病例分析

本组50例胆道蛔虫病就诊前发病不足1天者18例，占36%；3天者15例，占30%；5天者14例，占28%；10天以上者3例，占6%，就诊后发病3天者，大部分曾在基层医疗单位治疗过，故病情较重。其中单纯性胆道蛔虫病35例，有并发症者15例，其症状特点和并发症情况分析如表1。

表1　患者症状及并发症分析

症状	上腹阵发钻顶样剧痛	呕吐	吐蛔	便蛔	腹痛	剑突下偏右压痛	腹中索条状团块	并发症												小计
								胆道感染	其中		胰腺炎	其中			蛔虫梗阻	其中			
									发热	黄疸		左上腹胁背痛	发热	黄疸		腹中索条状团块	呕吐	腹痛	
例数	50	11	9	6	14	45	10	10	8	1	1	1	1	1	4	4	4	4	15
（%）	100	22	18	12	28	90	2	20	80	10	20	100	100	100	8	100	100	100	30

说明：前7项症状为单纯性胆道蛔虫及有并发症者共有基本症状，并发症有条索状蛔虫团块和强度呕吐而有蛔虫梗阻者4例，有胆道感染、胰腺炎等失水、酸中毒者11例，共15例，占30%。

（二）治疗方法

本组病例均用复方乌梅汤煎服，41例上腹阵痛较剧烈者皆加用针灸。

复方乌梅汤方药组成：乌梅10 g，玄明粉10 g，石榴皮6 g，干姜3 g，黄柏10 g，延胡索10 g，苦楝树根皮（鲜品）2~3 g/（kg）或干品1~1.5 g/kg，用法：每天1剂，煎两次，共约300~400 mL，匀作4等分，每隔6小时服用一次，一般2~5剂即可治愈。其中苦楝树根皮一半不超过3天量。便稀次多，每日2~3次者，减少、停用玄明粉。本方用于较小儿童时，玄明粉，石榴皮，干姜之剂量应酌减。

针灸疗法：上腹部阵痛时应用，体针取内关，足三里，耳针用胆区，交感。每次取1~2穴，或两者交替应用。如阵痛反复发作既剧且频时，即留针1~2小时，以利阵痛发作时捻转提插泻法刺激之，上腹部阵痛多可减轻或停止。留针多用耳针或内关，取其方便，也多有效。

对35例单纯性胆道蛔虫病，全部用复方乌梅汤如法煎服，其中26例阵痛发作较剧者，加用针灸，其痛即可或减或止，有4例仍阵痛频繁，则加用阿托品常规量穴位注射或肌肉注射，有2例疼痛未止，再用了复方冬眠灵按体重常规量肌注，阵痛缓解。

对15例有并发症者，也全部用复方乌梅汤如法煎服，阵痛发作时也均用了针灸止痛，有6例阵痛尚未得到控制，又加用了阿托品常规肌注，有2例痛仍未止，再加用了复方冬眠灵常规肌注，上腹阵痛才得到缓解或控制，对不同的并发症，用复方乌梅汤的变化如下。

（1）对10例并发胆道感染者，予复方乌梅汤去干姜，加黄芩10 g，黄连5 g，生大黄3 g，山栀子10 g，体温超过38.0℃，白细胞总数，中性粒细胞明显升高者（白细胞总数15.0×10^{9}以上，中性粒细胞80%以上）4例，加用了广谱抗生素注射或静滴。

（2）对1例并发胰腺炎，同时又有胆道感染伴黄疸者，按并发胆道感染黄疸处理，加茵陈20 g加重生大黄为3~5 g。

（3）对4例并发蛔虫肠梗阻者，用复方乌梅汤加用生大黄3~5 g，于服药前2小时，先予石蜡油20 mL一次顿服，儿童酌情减量，因可软大便，又因其润滑，使纠结在一起阻塞肠道的蛔虫团块易于松解。服用后6小时，再在蛔虫团块部按摩，促使团块消失，梗阻解除，即去除生大黄，停止服用石蜡油。

（4）对11例水电解质紊乱者，按常规纠正之。对1例并发胆道感染较重者，阵痛频繁不止，体温不退，白细胞总数及中性粒细胞明显升高，右上腹压痛明显，具有外科手术指征者，转外科手术而治愈。

（三）疗效分析

本组50例胆道蛔虫病，均住急诊观察室治疗，便于观察。经上述治疗方案治疗后，49例治愈，平均止痛天数1.52天，1例有外科手术指征，手术治愈，如下表。

表2　疗效分析

止痛天数	1	2	3	4	5	小计
例数	28	16	3	1	1	49
%	56%	32%	6%	2%	2%	98%

说明：平均止痛天数1.52天，驱出蛔虫者42例，占84%。① 服用复方乌梅汤后，驱出蛔虫条数，少则10余条，多则50条左右，腹中条索状蛔虫团块半数消散，有5例因驱出蛔虫较少，仍有条索状蛔虫团块，即应用了灭虫宁常规口服，第2天均排出蛔虫约百余条，条索状团块消散；② 服复方乌梅汤后，共有42例驱出蛔虫，8例再用了灭虫宁常规量口服，有7例排出蛔虫，③ 苦楝树根皮驱蛔效果：鲜品较干品好；④ 用中西医疗法者共计22例，占44%。

（四）典型病例介绍

吴某，男，6岁，大东公社人，于1972年10月7日，突发上腹剧痛，吐蛔数条，在本公社医院诊疗，拟诊为胆道蛔虫病，给服阿司匹林，注射阿托品，经治2天无效，而于10月9日来院门诊就诊，又呕吐一次，即留观室。经查：T36.8℃，剑突下偏右压痛，腹痛，可触及条索状蛔虫团块，肠鸣音稍亢进，激发试验偶见肠型，有大便及矢气，在检查时阵痛发作，呼号哭叫，乱抓乱爬，拟诊：胆道蛔虫病伴蛔虫性不完全肠梗阻。当即在两侧内关穴针灸，其痛立止，并予复方乌梅汤：乌梅10 g，玄明粉10 g，石榴皮3 g，干姜2 g，黄柏10 g，延胡索10 g，苦楝树根皮49 g，生大黄2 g，如法煎服，服药前2小时，先予石蜡油15 mL一次顿服，6小时左右，在腹部条索状团块部轻柔按摩约2分钟，继续观察，其团块不见消散，则每过1~2小时按摩一次，团块有所缩小和松动。因阵痛较频，即予留针，每于阵痛发作时，即予捻转提插泻法刺激之，其痛即止，共留针1天，第2天痛止，大便3次，驱出蛔虫60余条，腹部条索状团块基本消散，第3天大便3次，又驱出蛔虫10余条，即去苦楝树根皮、生大黄、玄明粉。再服用2剂而愈。

（五）讨论和体会

（1）蛔虫侵入胆道之机理，尚未完全清楚，笔者认为：从其发病季节分析，大量蛔虫寄生于肠道，为求生存空间，争夺养料，以致不安于肠道，上下窜动，而有吐蛔，便蛔，蛔虫梗阻外，逆行窜入胆道发为本病，故与肠道寄生蛔虫过多有关。笔者除赞同奥迪括约肌功能异常外,或许还有因壶腹部开口解剖之变异有关。因本组病例中有5例在一年内发作2~3次之多者,年龄多在10岁左右,诊断比较可靠,当然也不能排除因反复感染大量蛔虫卵的因素。

(2)复方乌梅汤方药组成设计及其疗效机制分析,是按柯韵伯:"蛔虫得酸则静,得辛则伏,得苦则下"之说,故从《伤寒论》方仅有安蛔之乌梅丸去参归之补,而重用酸苦辛辣之乌梅、黄柏、干姜,加用苦涩又具有杀虫之石榴皮,造成不适合蛔虫生活之条件,阻止其上窜,并迫使其向下退避,前端刚钻入胆道之蛔虫退出,加上延胡索止痛,苦楝树根皮驱虫,玄明粉泻下,一鼓而将蛔虫驱出体外,有报道仅用酸醋口服治疗胆道蛔虫病而奏效者,恐仅能使蛔虫得酸暂静,难防再发。所以由于多种因素胃酸降低,可能也是胆道蛔虫发病原因。

(3)本组病例服复方乌梅汤后,未见明显毒副反应,但由于有文献记载,苦楝树根皮有一定毒性,农村用以驱虫因服用过量,时有中毒所闻,故减量应用,并将复方乌梅汤煎2次,匀作4等份,分4次每隔4小时服用1次,可减少每次服药剂量,延长服药间隔时间,以防毒副反应。同时必须按年龄体重标准定苦楝树根皮剂量,更必须交代清楚,必要时嘱请中药房核对准确,以防过量中毒。

(4)设想当蛔虫尚未逆行到胆道开口或前端刚进入胆道时,服用复方乌梅汤后,因药酸可防止蛔虫进入十二指肠胆道开口处,或蛔虫不适应而蜷缩退出胆道,并向下移行而被治愈,如果蛔虫全部进入胆道、胆囊。则痛势即缓,疗效也就较差。

说明:1966年支持苏北农村医疗卫生工作建设,通过多年来对农村多发病胆道蛔虫病的治疗,吸取了古方治蛔厥的经验,重新探讨蛔虫的特性及胆道蛔虫的机理,重新组合了治胆道蛔虫的方药,再取得较好疗效后的总结。

蛔虫性不全肠梗阻的中西医结合治疗

蛔虫性肠梗阻,与中医学之"蛔厥"、"蛔结"相当,一般从驱蛔散结之方治之,也有单用口服豆油及按摩手法,均有不同程度效果。笔者用驱蛔散结之方,重用苦楝树根皮,加用攻坚通腑之药,同时应用石蜡油,再加按摩手法,共治疗34例蛔虫性不完全肠梗阻,除8例加用胃肠减压,3例无效改用外科手术外,均取得较好疗效,现介绍方法、服法、手法如下。

先服石蜡油,按每日1 mL/kg。分晨晚两次服下,服用石蜡油1~2小时后服中药(头二煎共煎成300 mL匀分3份,每间隔4小时服1份)每次服药后隔2~3小时,即在蛔虫团块处之腹壁上进行按摩,水平按摩和顺时针按摩相结合,每间隔1~2小时一次,如团块消失,即可停止,如多次按摩无效,便延长按摩间隔时间,以免过分刺激肠段,一般在1~2天左右,大便通畅,排出蛔虫,条索状团块消失,梗阻解除而告愈。如病情无变化,一般连用本法2~3天,如经上述治疗无效,根据情况可采用胃肠减压,如形成完全性肠梗阻者,即应考虑用外科手术治疗。

中药方:牵牛子10 g,槟榔10 g,玄明粉5~10 g,枳实10 g,川楝子10 g,生大黄3~5 g。(以上药量儿童酌情减量),苦楝树根皮按每日0.5~0.7 g/kg,最好用新鲜的苦楝树根皮每日2~3 g/kg。驱虫效果较好。

病例:张某,8岁,农村儿童。

因腹痛阵发,大便不通2天,偶有矢气,有时恶心呕吐,腹部有条索状团块,阵痛时稍有肠型,肠鸣音亢进,诊断为:“蛔虫性不完全肠梗阻”,收住入院。查腹部立位平片示:“有多个液平,未见典型阶梯状液平。”上午经用石蜡油10 mL口服,2小时后服用中药煎剂100 mL[鲜苦楝树根皮50 g,川楝子10 g,生大黄(后下)3 g,牵牛子10 g,槟榔10 g,枳实10 g,玄明粉5 g,头二煎共煎成300 mL,先服100mL]。2小时后,即在腹部条索状团块上如法进行按摩,每2小时1次,每次约5分钟。下午又予服石蜡油10 mL,2小时后续服中药100 mL,4小时后又服中药100 mL,再如法按摩两次后,团块逐渐消散,最后基本消失。当晚大便排出蛔虫50余条,腹痛好转,肠型消失,肠鸣音亦趋正常,第2天又排出蛔虫20多条,观察3天,精神胃纳排气排便均正常,共住院五天。治愈出院。

讨论:蛔虫引起不完全肠梗阻,用胃肠减压及外科手术率较高,但经用本综合措施治疗后,大部分均被治愈,减少了外科手术率。中药方中,按体重计量用苦楝树根皮驱虫,既有效又安全。石蜡油在肠道保存理化性能,不吸收,优于植物油,更易使肠粪软化润滑,蛔虫团块易于松散,加上按摩手法,蛔虫团块更易于消散,又因生大黄有荡腑涤垢,冲墙倒壁之功,使因驱虫药而麻痹之虫体更易排出体外,综合治疗较之单一法为优,既简便又有效,更适合于高发病地区之农村及县以下医院应用。

急性出血坏死性小肠炎465例

当年急性出血坏死性肠炎在淮南、淮北地区发病率较高,儿童多发,病情急重,病因欠明,大部分收住在儿科病区,也有收住在传染科、外科的,因急重病例有急腹症等外科手术情况的,就收住或转到外科。但都因尚缺特效疗法,仅能作对症保守治疗,死亡率高,据20世纪60年代前文献报导:病死率20%~40%。当年(1966年)笔者初到涟水县医院就有这种病例收住入院,缺少诊疗经验。鉴于本病的急重凶险,特会集有关科室中西医探讨中西医结合治疗方案,由中医科和有关科室合作,对本病应用中西医结合治疗。13年来共有465例收住入院。经中西医结合治疗,死亡率明显降低。

由于1977~1978年发病收住病例共236例最多,有小流行趋势,大多是儿童收住在儿科病区,资料较全,西医部分由儿科总结分析。中医方面:由当年中医科笔者具体负责中医辨证施治,并总结。在1966~1978年13年,共收治在各科的病例共465例,经前11年中西医结合治疗散发病236例经验总结,取得较好疗效经验的基础上,再拟定更全面更好的研讨病因、病机、治则、遣方使药等整套诊疗方案,从而提高了1977~1978年2年229例的治愈率,降低了病死率。笔者每天查房,经常巡视、观察病情变化,协同西医及时抢救处理,现分前后两阶段总结分析如下。

一、中西医结合治疗急性出血坏死性小肠炎236例总结

本组236例患者是1966~1976年11年散发病例。急性出血性坏死性肠炎的主要症状:发热腹痛便泄、便血,血多污浊腥秽味,儿童发病较多。

中医药辨证施治的依据:根据上述症状辨证,乃湿热之毒蕴于肠道血分,日久病入血分从肠道排出,古称"脏毒",其轻症单纯便血者又名"肠风",部分脓血便如痢疾者,"血痢"属之。变化多端,有出血严重者,有小肠坏死后或蛔虫性肠梗阻、不完全肠梗阻、中毒症状明显肠麻痹等腑气不通而成臌胀、大便不通、少或无矢气者等,当随证变化而辨证施治。总的当从槐花散、脏连丸(《儒门事亲》方:黄连、槐花、枳壳、防风、粉甘草、槐角子、香附、猪牙皂角、木香)、白头翁汤、黄连解毒汤、小承气汤等随证或合而加减化裁施治,取得了较好效果,病死率10%上下,较前明显降低,算是初战告捷。现总结如下(表1)。

表1　一般资料

住院病例	并发症		合并病		转外科			治愈	病死	病死率
	肠梗阻	感染	蛔虫	钩虫	出血多	肠梗阻	毒血症			
236	7	68	236	69	13	18	23	215	21	8.89%

说明:① 本组病例儿童196例,占83%;② 本病原因不明,但本组病例寄生虫较多,蛔虫卵检出率100%阳性,钩虫卵检出率也较高,因此或与异性蛋白过敏有关。再从本病多发生于农村,城市很少见到,因此与肠道寄生虫的关系不能排除,应进一步加以研究。

二、中西医结合治疗急性出血坏死性小肠炎分析229例

本组病例西医部分由小儿科主任朱翔凤编撰。

（一）一般资料

1. 发病率　1977~1978年2年。涟水县医院儿科，入院患儿共2 316例，其中急性出血坏死性小肠炎，患儿共229例。占同期儿科总入院病人数的9.89%（表2）。

表2　发病率

年份	入院数	患者数	占住院率
1977	1 156	145	12.54
1978	1 160	84	7.24
总数	2 316	229	9.89

2. 年龄　任何年龄皆可发病，1~3岁者11例，占4.8%，3~6岁者50例，占24%。但主要集中在5~14岁的儿童，共163例，占71.18%，本组中，最小者1岁，最大者14岁。

3. 性别　男性134例，女性95例。男女之间比例为1.4∶1。

4. 发病季节　本病在涟水县农村终年都可见到。由表2可以看出冬、春、初夏较多，共219例，占全年的95.63%。尤其4到7月份为主共153例，按季节计算，春季发病，102例，占44.54%。夏初次之61例，占25.64%（表3）。

表3　发病数与季节关系

	全年人数	三月	四月	五月	六月	七月	八月	九月	十月	十一月	十二月	一月	二月
1977	145	1	13	30	28	18	6	6	6	23	10	3	1
1978	84	2	37	19	6	2	1	3	2	7	2	3	0
总数	229	3	50	49	34	20	7	9	8	30	12	6	1
季节		春102			夏61			秋47			冬19		
百分数	100%	44.54			25.64			20.52			8.3		

5. 营养状况　患儿均来自农村，发病以前都很健康，本组中营养中等以上者211例占92.14%，营养不良者仅18例占7.86%。

（二）症状与体征

发病急剧，本组病历未能查出明显诱因，个别有食生冷不洁食物如生山芋史，家庭其他成员未有同样症状，也无明显前驱症状，一般发病后1~3天住院共169例，占73.80%，病后4~6天，住院者49例，占21.40%，7~10天者8例，10天以上者3例。

其常见症状以：腹痛、腹泻、呕吐、便血，发热和严重中毒症状为特征。

1. 腹痛　是本病的首发症状及突发症状，本组中基本均有腹痛，以腹痛起病者222例，呈持续性钝痛，伴不同程度的阵发也有温度低于正常时。

2. 腹泻　腹痛后不久出现腹泻者，共127例，占55.46%，腹泻次数不一，每日2~8次不等，初为黄色稀便。

3. 便血　是本病病程中的一个突出症状，本组中全部均有便血，随腹痛相继出现，从发病起1~3天出现者较多，共199例，占86.90%，4~6天者27例，6天以上者3例，均为黯红色糊状便。

便血持续时间7天以上者160例，占69.87%，8~14天者64例，14天以上者4例，出血量多，持续时间长者病情多严重。

4. 呕吐　常与腹痛同时或稍后出现，共129例，占56.33%，呕吐次数不等，开始吐出胃内容物，最后吐出胆汁，中毒症状重者，可吐咖啡色血性物共20例，吐出蛔虫者62例。

5. 发热　每于腹痛同时或稍后出现，多数为中等发热，入院时一般在37.1~38℃者共92例，占40.47%，在38.1~40℃者122例，占53.28%，也可高达40℃以上，仅7例，热度高者，且持续不退，病情多严重常有中毒性休克。个别体温正常。

6. 中毒性休克　本组于起病1~3天后出现中毒性休克者共33例，占14.41%，表现面色苍白，出冷汗，四肢凉，肌肤甲错花斑样，烦躁不安，谵妄，脉搏细弱，血压下降甚至测不出。28例于入院时，已有中毒性休克。5例于住院期间出现中毒性休克，故应日夜严密观察病情。灵活地制订治疗方案，如休克未经及时恰当的处理，或休克时间较长，则治疗较为困难，预后也差。

7. 中毒性肠麻痹　为严重中毒症状，严重病例常腹胀明显，肠鸣音消失，出现中毒性肠麻痹者共38例。中毒性休克患儿其腹胀严重者，如经积极抢救病情仍无明显好转，预后多属不佳，也有患儿在中毒性休克纠正后腹部呈进行性膨胀，出现中毒性肠麻痹，预后也不佳。

8. 腹部其他体征　重者除腹胀外且有压痛，共30例，占31.10%，腹肌稍紧张者13例，但无明显反跳痛。腹肌紧张，肝浊音界消失，且有反跳痛者3例，发病后6天腹部扪及肿块者2例，此乃由于肠壁肥厚，肠坏死，肠粘连所引起。

（三）实验室检查

1. 红细胞计数　共检查221例，多数呈轻度或中等度贫血，红细胞数在300万~400万者118例，200万~300万者68例，小于200万者3例，贫血与失血及原有钩蛔虫感染有关。

2. 白细胞计数　共检查221例，在1万以上者86例，占38.91%，最低3 300，最高44 000。

分类：嗜中性粒细胞以40%~70%者占多数，共145例，占66.41%，最低14%，最高89%，虽然钩虫、蛔虫、鞭虫感染者较多，嗜酸性粒细胞大于5%者仅22例。

3. 小便　一般无特殊，严重中毒症状病人，出现红细胞、白细胞、颗粒管型及蛋白者22例。

4. 大便　隐血试验均为强阳性。镜检多有大量红细胞，少量白细胞。

大便细菌培养，送检者仅22例，培养出副大肠杆菌4例，致病性大肠杆菌2例，嗜血性链球杆菌1例，余无细菌生长。

5. 血液生化检查　仅检查24例，为低钠、低钾及二氧化碳结合力降低，血钠多在130 mEq/L左右，血钾在2.5~3.5 mEq/L之间。

（四）X线检查

腹胀者一般行腹部透视，共62例，肠麻痹时可见到肠腔有普遍积气，蠕动减弱，肠梗阻时可见到局限性小肠充气扩张，多处液平，且有不断增加倾向，并可见到肠壁间隙增宽，因此反复做腹部X线检查尤为重要，但忌作钡餐及钡灌肠检查，以免加重肠梗阻引起肠穿孔。

（五）并发症及合并症

本组229例中有62例有并发症，其中20例有两种或两种以上并发症，见表4。有中毒性休克，同时并发中毒性肠麻痹及支气管肺炎，共3例均死亡。并发中毒性肠麻痹及心衰者4例，死亡2例。并发中毒性心肌炎2例，死亡1例，并发蛔虫性部分肠梗阻4例，死亡2例，在剥脱性皮炎，营养不良性贫血及营养不良性浮肿基础上，并发支气管肺炎、霉菌性口腔炎1例死亡。

表4　并发症及合并症相关情况

并发症	例数	合并症	例数
支气管肺炎	18	先天性心脏病	1
麻疹	1	营养不良	18
胆道蛔虫病	1	蛔虫病	195
心衰	7	钩虫	139
中毒性肠麻痹	38	鞭虫病	68
肠梗阻	5	支气管淋巴结结核	2
肠穿孔	3	肾炎	1
蛔虫病部分肠梗阻	4	营养不良性浮肿	2
中毒性心肌炎	2	营养不良贫血	2

（续表）

并发症	例数	合并症	例数
霉菌性口腔炎	1	剥脱性皮炎	1
溃疡性口腔炎	1	先天性鱼鳞病	1
流行性腮腺炎	1		
水痘	1		

值得提出的是本组病例肠道寄生虫感染率较高,合并症以蛔虫病、钩虫病及鞭虫病感染为多。尤其蛔虫感染率如此之高共195例占85.15%,应引起我们的注意,有两种寄生虫或三种寄生虫同时感染者例数也不少,可能是因为农村环境卫生、粪便管理、个人卫生及生活条件等有关。一般有并发症或合并症的病例,病情较重,病死率也较高。

(六)预后分析

本组229例中治愈208例,治愈率90.83%,好转4例,未愈1例,死亡16例,见表5。

表5 预后表

预后	治愈	好转	未愈	转外科	死亡	
					非手术	手术
1977年	129	3	1	12	7	5
百分率	88.97	2.07	0.69	8.28	4.83	3.45
					8.28	
1978年	79	1	0	4	3	1
百分率	94.05	1.19	0	4.76	3.57	1.19
					4.76	
总计	208	4	1	16	10	6
百分率	90.83	1.75	0.44	6.99	4.37	2.62
					6.99	

在内科治疗期间,转外科手术者16例,占6.99%,手术治疗组死亡6例,病死率37.5%,死亡原因是多方面的,但有时可能与转科较晚,失去手术时机有关,因此提出在内科治疗的过程中,必须严密观察病情,及时根据不同情况,采取相应的治疗措施。

非手术治疗组213例死亡10例,病死率4.69%。全组总病死率6.99%。本组平均住院天数14.4天,一般病例多于2周逐渐恢复健康,中毒症状出现越早,越严重者,预后也越差。

(七)治疗

采用中西医综合治疗。中医药治疗,由中医科负责每天查房,辨证施治。西医治疗,主要包括胃肠道休息,纠正失水、酸中毒,维持水电解质平衡,减轻毒血症,减轻肠道炎症,密切观察病情,积极抢救中毒性休克,及时发现腹腔内并发症,正确掌握手术指征及对症治疗,支持疗法。

1. 胃肠道休息 本组229例大部分禁食,均予胃肠道减压,中药可以鼻饲灌入,呕吐停止,肉眼无血性大便,腹痛胀气减轻时,方可进流食。一般起病后10天左右进食,后改为半流质,恢复饮食应持慎重态度,不可操之过急,否则反而使病情恶化,或延长病程。

2. 纠正脱水和电解质紊乱 患儿因吐泻、进食较少,易有脱水及电解质紊乱,重症患儿则更为明显,低血钠、低血钾,应及时纠正。本组根据失水程度计算液体,一般病例全日总量按每日80~100mL/kg补给。

3. 抢救中毒性休克,是治疗本病的严重环节

(1)扩容:快速补液。迅速扩充血容量,是改善微循环灌流,纠正休克的重要措施。开始就选用两条静脉同时输入,对血压很低或测不出的病人,首先快速静脉推入或快滴低分子右旋糖酐,或生理盐水按每次10~15 mL/kg。同时立即静脉推注5%碳酸氢钠溶液5 mL/kg,以上1次总液量不宜超过300 mL,后用2/3~1/2张液体按30~50 mL在6~8小时内静滴,如有明显失水,呕吐及胃肠减压,则酌情增加液体量,有尿者补钾。若休克未明显纠正,6小时后可再给低分子右旋糖酐按5~10 mL/kg,在休克明显改善后,输入的液体以葡萄糖液为主,其中电解质与非电解质之比约1:3~4,第1个24小时补液总量平均每24小时110 mL/kg。

(2)纠正代谢性酸中毒及电解质紊乱:血压偏低者,立即静脉推注5%碳酸氢钠溶液,先按每次5 mL/kg,如果不见好转,再查二氧化碳结合力,血钾、钠及氯化物进行计算,继续滴入需要静脉滴入的碱性药及电解质溶液。

(3)强心:使用西地兰0.02~0.03 mL/kg。首次用饱和量的1/2。余量分两次6小时1次肌注或静推,必要时8~12小时后重复1次,在使用强心剂的同时并应注意充分给氧。

(4)扩张血管的药物:在充分扩容的基础上加用654-2,按每次0.5~1 mL/kg,可起到解除血管痉挛,改善微循环,增加组织灌注的作用,10~15分钟静脉给药一次,至面色转红,周围循环改善,血压回升,病情好转,即可延长给药时间,逐渐停药,或用阿托品每次0.03~0.05 mL/kg,由静脉注入,根据病情需要10~30分钟应用一次,至血压回升。我们观察对休克晚期病人,654-2、阿托品疗效均不太明显,加

用多巴胺,阿拉明(重酒石酸间羟胺)效果亦不理想。

(5)肾上腺皮质激素:本组在治疗过程中采用氢化可的松,按每日10~20 mL/kg静滴,一般短期使用,休克纠正后3~5天逐渐减量停药。激素有解毒、解痉,减低周围血管阻力改善代谢紊乱,增加心肌收缩力,增加心排血量等作用。

(6)预防肾功能衰竭:在血压开始基本稳定后,宜静脉推入或静滴20%甘露醇按每次1~2 g/kg,或速尿每次1~2 mg/kg,根据病情需要,4~6小时后重复应用,以促进尿的分泌,预防急性肾功能衰竭,肺水肿及脑水肿的发生。

(7)抗生素应用:本组选用对肠道细菌有效的广谱抗菌素,如氯霉素、庆大霉素静脉滴入,或卡那霉素、四环素、新霉素,个别用红霉素、苯唑西林钠(新青Ⅱ),可一种或两种同时应用,一般疗程7~10天。

4. 中医中药治疗　由笔者负责辨证施治指导。急性出血坏死性肠炎属中医"脏毒"范畴,其机理为小肠湿热之毒,迫血妄行,而耗伤阴血,治疗原则是清热解毒,凉血养阴,1977年采用槐花10 g,生地榆10 g,丹皮10 g,秦皮10 g,白头翁10 g。其中秦皮、白头翁清肠腑湿热;槐花、地榆、丹皮凉血止血;疾病后期采用玄参、生地、麦冬养阴生津。当热毒炽盛,发热,烦躁,便血,苔黄厚腻,再加用黄连解毒汤加减,以清热解毒。腹胀出现肠梗阻或肠麻痹时,由于腑气失于通畅,又加用小承气汤加减,1978年又在1977年基础上采用以槐花散、白头翁汤、黄连解毒汤为基础方,根据病情变化,随证加减。

基本方:槐花10 g,荆芥炭10 g,侧柏叶10 g,枳壳10 g,白芍10 g,生地榆20 g,甘草3 g,黄连6 g,白头翁20 g等。

有周围循环衰竭者加党参、丹参、五味子,有肠麻痹等不全梗阻者,再加黄芩20 g,黄柏10 g,生大黄(后下)1 g。

通过临床观察,1988年疗效比1977年为佳,死亡率由1977年的8.28%降至1978年的4.76%,中西医结合治疗,对于缩短病程,提高治愈率,降低死亡率有一定疗效,也是今后努力的方向,由于病例较少,有待今后进一步治疗观察。

5. 对症处理

(1)腹痛:甚剧而腹胀不明显时,肌注阿托品每次0.01 mg/kg。或针灸足三里、合谷、天枢、内关、中脘等穴位。

(2)止血:① 输血,少量多次输血,有止血、补充血容量及增加机体抵抗力。感染性休克时在未输液前不宜输血,已发生弥漫性血管内凝血时,特别是高凝阶段不宜输血;② 维生素C每天1~2 g,加于葡萄糖内静脉滴入,但疗效不著。

6. 手术治疗　本组229例中有16例转外科手术治疗。其中因小肠广泛坏死,切除病变肠段者12例,死亡4例,占肠切除术的33.33%。肠穿孔行修复术者1例,未有死亡。肠坏死不明显,腹胀明显者,行肠腔减压术者3例,死亡2例,占减压术的66.66%,如果争取早期给以手术切除坏死肠段,将减轻毒血症,对解决中毒性休克,中毒性肠麻痹,可以起到积极的作用,或能挽回生命。

7. 驱虫　病情稳定后给予驱虫,常规应用驱虫净或灭虫灵,我们体会早期驱虫,对减少死亡虫体毒素吸收和减少肠穿孔的发生,均有一定好处。

(八) 讨论

本病又称急性节段性小肠炎,急性出血性小肠炎,急性坏死性小肠炎,但以急性出血坏死性小肠炎为好。

本病原因至今未明,可能与肠道非特异性感染和免疫学问题有关,多数认为身体对致病因子敏感增强是本病的内因。细菌产气夹膜杆菌、厌氧性梭状芽孢杆菌、致病性大肠杆菌、副大肠杆菌或病毒感染,暴饮暴食,食生冷,不洁食物,如生山芋、生花生和蛔虫感染等,可能为致病的外因或诱因。

本病病变主要位于空肠下端或回肠上段,亦有累及全部小肠,病理变化为小肠黏膜下层,成节段性非特异性炎症、水肿、充血、出血和坏死。病变起于黏膜下层,以后发展至肠壁各层,如果以黏膜下层发展为主,则临床表现为腹泻和便血。如果以浆膜肌层发展为主,则临床上表现为肠梗阻或腹膜炎,后者更多为外科收治。

临床以腹痛、泄泻、呕吐、发热、全身中毒症状及循环衰竭为主要表现,诊断一般不难,但应与中毒性痢疾、肠套叠、过敏性紫癜、中毒性消化不良、重症败血症,作即刻的鉴别诊断,以免耽误诊断。

严重而广泛的肠管病变是造成临床上休克的主要因素,肠坏死、肠道毒素的大量吸收以及肠壁严重水肿、失水与腹泻所导致的电解质紊乱等,均为导致休克的因素。积极抗休克是降低死亡率,提高治愈率的关键,对休克病人应做到分秒必争。如皮肤出现广泛花斑纹,呕血,便血,测得血小板计数明显下降,凝血时间延长,凝血酶原时间延长及三部试验阳性,此时可用肝素静脉滴注,但须随访血压、血小板计数和凝血时间测定。

中毒性休克时由于血流淤滞,血容量重新分配,血浆渗出,以致血液相对的浓缩,如给输血加重血液浓缩及血流缓慢,甚至诱发弥漫性血管内凝血,故尚未输液前不宜输血。但经过输液以后,有利于纠正休克,已发生弥漫性血管内凝血时,特别是在高凝阶段,不宜输血,如给予输血,可增加各种凝血因子,使弥漫性血管内凝血加重。故关于输血的问题,应掌握恰当的时间,否则不仅无益,反加重病情。

手术治疗可以去除坏死病灶,清除肠内毒素,减轻中毒症状,防止中毒症状发展,故应严密观察病情,不失时机地采用手术治疗。其中手术指征有:① 肠梗阻症状明显,经治疗症状仍逐步加重者;② 出现腹膜炎征象,疑有肠穿孔者;③ 大量肠出血,经各种措施仍未能止血,危及病人生命者;④ 休克虽然积极治疗抢救,腹部症状仍迅速恶化,腹肌紧张,有固定压痛点,疑有肠坏死加剧者。

对于顽固性休克病例,中西结合,内外科协作配合,及时采取恰当的治疗,可能会进一步提高疗效。

(九)总结

(1)涟水县人民医院儿科自1977年1月至1978年12月收治急性出血性坏死性小肠炎病人229例,占住院总人数9.89%。

(2)发病年龄在5~14岁为最多占71.18%,男性多于女性,其比例为1.4∶1,发病季节以春季为最高占44.54%,夏季次之。

(3)主要症状为腹痛、腹泻、呕吐、发热、便血和严重中毒症状,包括中毒性休克,中毒性肠麻痹、肠梗阻和腹膜炎。

(4)血液红细胞计数在400万以下者85.52%,白细胞总数在10 000以上者占41.18%,分类上嗜中性粒细胞在40%~70%占65.61%。

(5)大便隐血试验阳性,镜检多有大量红细胞,少量白细胞,大便检查在初次有时尚不足以诊断急性出血坏死性小肠炎,必须反复化验。

(6)有并发症或合并症的病例,预后较差。有中毒性休克尤其腹胀严重者,经积极抢救,病情仍无明显好转,预后多属不良。

(7)本组治愈率占90.83%,平均疗程14.4天,好转占1.75%,未治愈占0.44%,手术治疗组病死率37.5%,非手术治疗组病死率4.69%,全组总病死率6.99%。

(8)治疗主要是禁食、纠正脱水和电解质平衡,应用抗生素、激素、抗休克及对症疗法等措施基础上加用中药治疗。正确掌握手术指征。有手术指征时,及时进行手术治疗。

流行性出血热中药治验2例报道

20世纪70年代,笔者用中药治疗2例流行性出血热,是根据温病热入营血的论据,主用犀角地黄汤加减治疗,现报道如下,供同道参考,不当之处请读者指正。

流行性出血热是近年来才比较熟悉的一种传染病,根据文献记载,本病为一种滤过性病毒引起的血小板显著减少和广泛毛细血管损伤及出血,开始伴有短期发热以后症状加重的疾病。其临床类型因其轻重不同而分为轻中重三型,其整个病程又可分为发热期、低血压期、少尿期、多尿期和恢复期共五个期。其主要症状为先畏寒发热约5~6天,为发热期,继而即进入低血压期,可产生休克,为期约2~3天,皮肤即可出现紫斑,口腔牙龈出血,大小便也可出血,以后是少尿期,为期约3~5天,小便显著减少,出血继续加重。在此二期中可无或有轻重程度不同的昏迷,在发病第12天后即进入多尿期,小便显著增加,症状稍有减轻,但可因尿多电解质紊乱而产生休克,此期约15左右。即渐渐恢复进入恢复期,整个病程约在二旬以上。

(一)中医学论据

根据以上流行性出血热的一系列症状,虽有轻重不同,但总的是符合于中医学温病范畴,本病发热烦躁出血和紫斑的由表入里出现以及昏迷的发生,更符合于温病由表入里,热入营血而发斑,血热妄行则出血的理论,故外为发斑发疹,内为神昏谵语,此皆由于热盛使然,用清营凉血一类的方药,笔者就是根据这个理论再看当时的病情虚实,从辨证的法则确定应用犀角地黄汤化裁来治疗,均被治愈,现将病例介绍如下。

(二)病例介绍

案例1:蒋某,男,21岁,农民。

患者于1月23日因畏寒发热一旬,头痛,全身骨节酸痛,背部发生紫斑,鼻出血,继则胸闷烦躁,有时谵语而入院治疗。据述于发热第8天曾注射青霉素,故当时门诊初步诊断为过敏性紫斑而入院治疗,经体格检查,神志不甚清楚,烦躁不安,查体不合作,呈重病状态,面色萎黄少华有点状紫斑,眼结膜充血,鼻腔有血迹,口腔出血,胸背也有少数紫斑如蚕豆大小,背部较多,大便棕黑色,小便发赤而少,脉细数,舌苔光红而干。体温正常,心肺听诊无特殊,血压125/78 mmHg,腹壁较紧张有压痛,肝脾触诊不满意。

实验室检查:血象:红细胞234万,血红蛋白42%,血小板45 000,白细胞9 250,嗜中性粒细胞78%,淋巴细胞21%,嗜酸性粒细胞1%,出血时间2分钟,凝血时间11.5分钟,凝血酶原30分钟,血块收缩24小时后部分收缩。尿:蛋白(+),比重1.020,白细胞少数,红细胞少数。

大便:钩蛔虫(+),红细胞(+),隐血(++),白细胞少数,肉眼观察有鲜血。

经住院后观察,开始尿量很少,出血情况逐步加重,并有烦躁和昏迷现象,符合于少尿期,于住院第6天后亦即病程之第15天出血渐止,紫斑渐退,而小便又大量增加,病情逐渐恢复,血小板由4万增加至8万,以后大便2次隐血皆阴性,血小板增加到14万,精神良好,均趋正常,于住院第20天病愈出院,最后诊断为流行性出血热。

根据其症状有烦躁、昏迷、出血紫斑,舌苔光红而干,尿少而黄、便血、口鼻出血等情况,在中药治疗方面,笔者在病人一进院以后,从望闻问切四诊来分析,是符合温病热入营血,热极发斑,血热妄行,热伤津液,津血同源,而有伤阴耗血现象,故应用犀角地黄汤化裁(未用犀角)加玄参、阿胶、地榆、血余炭以凉血止血养阴,但因患者出血较多,脉虽弦滑而重按无力,故本病乃属初因热陷血分,继而有气随血脱之虑,故再从凉血止血养阴方中加入黄芪、党参以扶正,于住院第6天出血渐止,昏迷烦躁渐平,尿量逐步增加,其他症状也逐渐恢复,于住院第20天痊愈出院。

案例2:陈某,男,3岁。

本病例是本市某医院病历,整个病程由笔者会诊治疗,也因发热约4～5天后有紫斑出现,并有出血现象(量不多)而住院,当时因神志稍微模糊,小便特别少(每昼夜尿量100 mL左右),并在入院时发生有低血压,而怀疑可能是流行性出血热,请南京传染病学教授来会诊,确诊后,经笔者会诊用中药治疗,因该病出血较少,而小便又显著减少而黄赤,脉象弦滑数,舌质红,无寒象,故仍应用犀角地黄汤(未用犀角),加用茯苓、泽泻以利尿,尿量逐渐增多,病情渐趋好转,起到同样治疗效果,最后痊愈出院。

小结:本文介绍了流行性出血热的临床表现,始则邪在肌表,继则由表入里,从中医学来分析是属于温病,热入营血,热极发斑,血热妄行的范畴,应用清营凉血止血之药,再根据当时虚实情况辨证用药而能达到治愈流行性出血热的目的,虚则扶正,阴伤养阴。

附注:

(1)本文所介绍两例均用西药治疗,如输液、维生素、抗过敏药物及激素等,但根据文献报道激素等疗效不确实。

(2)本文所介绍两例,症状严重,据文献报道,均属预后不良病例。

石灰石碱混悬液治疣痣16例治验及机理

疣俗称瘊子,虽属小病,不治也可,但其发病率较高,又每因其部位不同,病因不一,有时经常触碰受伤,容易出血和疼痛,如生在面部时搓面时就很容易碰破,也影响面容,生在手足则工作、走路时均容易碰伤,因受影响,甚至妨碍工作,要求治疗的很多。

兹从中医药方书中选了一个单方,即用石灰和石碱等量,再加水适量,配成一种悬浮液,用以治疗疣病。在一年多的时间内治疗16例,经观察疗效很好。它除早已记载在祖国医药方书中:明代龚廷贤《寿世保元》等书外,也同时流行于民间,成为民间常用验方。

现在笔者除观察其临床疗效外,并试用现代科学方法进行分析,并阐明其药理作用,以符合中西医药要结合的要求,这仅是尝试,错误和不当之处,尚希望同道指正。兹将本病症状及本单方的配合方法、适应证、用法、疗效分析、药理作用阐述如下:

一、疣之症状

疣有寻常疣,其中包括乳头状疣(状如乳头)、指状疣(状如指头聚合在一起或分散如开放的荷花)、丝状疣(为长度不到1 cm的小钉倒立在皮肤上,均可以散发或单独发生)。

扁平疣是一种表面平滑凸出皮肤的扁平小疣,色泽近如正常肤色,也有稍深或稍浅于正常肤色的,数目发生较多,零星或聚合成簇,表皮多较嫩。

跖疣是发生于足底的鸡眼,或与胼胝并发,角质较厚。

尖锐湿疣是通常发生于皮肤和黏膜交界处,特别是肛门或会阴处,是一种柔软的水肿性疣。

传染性软疣,俗称水瘊子,是针头至豌豆大的圆形丘疹,中央有乳头状的小栓,并有脐形凹窝,色如蜡样,偶有痒感,能自身传染。

二、药物配合方法

用石灰和石灰碱等量分别研成粉末,立即装入瓶中,加水适量,即有反应发生,如吱吱的响声,或瓶底或瓶周有微热感觉,反应即停止变成混悬液,如无以上反应,效果即差,甚至无效。

处方:生石灰1 g,块石碱1 g,水4~5 cm。

说明:

(1)石灰是由石灰石$CaCO_3$,经煅烧彻底后成块状石灰,CaO其鉴定法首先是色泽洁白均匀,另外可用块状石灰之一半用水使其成为消石灰而无硬颗粒者,即为已经氧化完全。

(2)石碱即市场供应之洗涤用或馒头发酵用之结晶块碱,即Na_2CO_3,古代是用自然矿碱或植物碱,有液态或块状者。

(3)如两者研磨成粉末,混匀,加水后无反应发生,或涂抹于疣体无灼痛感的,多半是石灰不符合要求,不是氧化没有完全,就是已经风化的关系。

三、适应证和禁忌证

适应证:寻常疣、扁平疣、跖疣、色素痣。

禁忌证:各种类型的色素痣,有继发感染者。

应用方法:视疣的大小,用竹棒或玻璃棒蘸取已配制好的混悬药液涂满疣之表面,每日2~3次,用前需将药液震荡混匀,并尽量避免涂到正常皮肤,涂后不痛者为无效。如因配制不妥则重新配制,如因疣之表面角质较厚较坚硬,药液一时不容易浸透到深层疣组织,则可消毒后用小刀在疣之表面加以挑剔修削,达到感觉微痛为止,再涂抹药液即可有轻微灼痛感了,如仍无灼痛感,则再用小刀修刮。

关于涂抹天数,视疣之类型、其大小深浅和表面之角质层坚韧与否而定,如一般则需要涂抹4天,疣体即发黑干瘪,以后逐渐与正常组织分离,最后脱落而痊愈。如疣体较大,根较深,表皮角质有坚硬的如某些寻常疣,特别是跖疣,必须涂药6~8天,每天可涂3~4次,涂药前仍需用小刀将疣表面增厚的角质层修削干净,或挑剔疏松,达到有血管神经的组织,而感觉到微痛为止,使药液容易停留和浸润,6~8天后疣体也同样发黑干瘪,但疣体周围正常组织常有1~2 mm的狭窄带有轻度腐蚀现象,这可能因涂药天数较长,药液延及正常皮肤,但疼痛并不严重,患者多能忍受,这样疣体即容易动摇,便于和正常组织分离,最后疣体干瘪脱落而痊愈。

四、疗效分析统计

笔者对不同类型的疣共16例进行治疗观察和随访,除1例较大的跖疣因患者未能耐心坚持涂药而未能治愈外,其余全部治愈无复发,治疗率达95%,兹将16例不同类型的疣的治疗效果观察,并经过2年以上的随访的结果,现列表分析如下。

总病例数	性别		寻常疣				扁平疣				跖疣				色素痣			
	男	女	病例数	涂抹天数	治愈数	治愈率	病例数	涂抹天数	治愈数	治愈率	病例数	涂抹天数	治愈数	治愈率	病例数	涂抹天数	治愈数	治愈率
16	9	7	6	5	6	100%	5	4	5	100%	3	7	2	70%	2	3	2	100%

注:①涂药天数为常用涂药天数和平均数。②有2例寻常疣、1例跖疣因表皮较坚韧,涂药1个疗程,疣体尚未被彻底破坏,又重新涂药六天才痊愈。

五、药理作用

用石灰石$CaCO_3$煅烧分解氧化成石灰CaO,加水后即成为消石灰(熟石灰),能产生热量,微溶于水为$Ca(OH)_2$呈碱性。

石碱在古代是用天然矿碱或用植物(如蒿蓼、桑枝等)烧灰存性,淋水后烧炼而成。今则都是人工合成之碳酸钠,经加工后成日常所用之块碱。仍为碳酸钠Na_2CO_3,经溶解于水,即成碳酸钠溶液。

当我们将石灰与石碱分别研成粉末,按上述分量和配置方法,则石灰溶于水为$Ca(OH)_2$,而石碱溶于水则仍为Na_2CO_3。二者经化学反应后则转换为2NaOH和$CaCO_3$,前者溶于水而后者则沉淀,故是一种混悬液,呈强碱性,用石蕊试纸呈深蓝色,其化学反应方程式如下:

$$Na_2CO_3 + Ca(OH)_2 = 2NaOH + CaCO_3 \downarrow$$

从上列化学反应所得到的两种物质,其中碳酸钙是一种碱性物质,不溶于水,仅能与酸性物质起反应,产生中和作用,并没有腐蚀作用,如碳酸钙中和盐酸的反应:

$$CaCO_3+2HCl=CaCl+H_2O+CO_2\uparrow$$

从上列化学反应可知碳酸钙常用于中和胃酸,可治疗胃酸过多及溃疡病。此外仅有一些收敛止泻作用。因此碳酸钙对疣是不会起作用的。氢氧化钠是一种强碱,有腐蚀作用,如按照配方中之剂量配制,其所产生之氢氧化钠溶液浓度经测定约为5%左右,有腐蚀作用(液化性)。但用于疣,我们所观察到的多数是疣组织发黑干瘪萎缩(干性坏死)最后如痂皮样与周围组织渐渐分离。如涂药天数不多,未涂及周围正常组织,则不受影响,但对较大较深较坚韧的疣,涂药天数较多,或有因药液延及正常组织,因而在疣体周围常发生1~2 mm宽的湿性坏死样狭窄圈,这样也会有利于疣组织和正常组织分离。如涂抹天数确当,疣组织已全部损毁,联同基底部即发黑、干瘪,形成干性坏死,最后与正常组织分离脱落而痊愈,并不遗留疣组织。即使疣体很深,经涂药后,其作用也能深达基底部,似比正常皮肤敏感,有选择作用,故一经治疗复发的很少。

另外以相等浓度之氢氧化钠溶液试用于疣病有相同的作用,但不如混悬液,单纯用石灰或石碱分别配成溶液,就不能起到相同效果。故更可说明本单方的作用在于石灰和石碱混合加水后所产生之氢氧化钠,而不在碳酸钙,也不是单纯的石灰溶液或单纯的石碱溶液的作用。

单纯的氢氧化钠或本单方之上清液,涂于疣面,较易延及正常皮肤而致疼痛较剧,且溶液易于散失,对于疣组织作用时间就短,因而疗效也不如石灰、石碱之混悬液,这可能是由于本单方之悬浮液涂在疣面上有碳酸钙能吸附氢氧化钠溶液,既不至于散失,又不至于刺激太大而产生较剧的灼痛,且能保持较长时间的药物作用的原因,故有人用氢氧化钠溶液与熟糯米混合后涂敷,也可能是这个道理。

病例介绍:

案例1:周某,男,30岁,纺织工。

患者1959年在右掌背有黄豆大小之寻常疣一个,为乳头状,角质较少而柔软,病程数月,经用石灰石碱之混悬液摇匀后用玻璃棒蘸药液涂满疣之表面(需带有一些沉淀物),约半分钟左右,即感觉有轻微灼痛,再经3~5分钟后疼痛即停止,如法涂药每天2次(上下午各1次)共涂4天,疣体即发黑干瘪,呈干性坏死样变化,停药后约1周即干瘪如痂皮样脱落而痊愈,初稍留瘢痕,以后无痕迹,观察两年无复发。

案例2:许某,女,45岁,纺织工。

患者于1959年在右手拇指外侧指甲旁有黄豆大小之寻常疣一个,表面角质增厚而坚硬,发生半年多,因妨碍工作而就医,经用石灰石碱之混悬液涂满疣之表面,经3~5分钟后疼痛仍无灼痛感觉,后用小刀稍加修削重新涂药,即有灼痛感觉,每日如法上下午各涂药1次,共涂药5天,因表皮角质较厚且很坚韧,仅修削1次,药液浸润不易达到深部组织,故疣体变黑萎缩不明显,而疣组织已呈轻度湿性坏死样现象,我们认为涂药天数已到,暂予停药。2~3天后,周围坏死组织又逐渐恢复,疣组织仍未彻底破坏,故未能分离脱落,随后又重新用小刀修削,每次涂药必须感到轻微疼痛而后止,否则仍用小刀修削后再涂药。又连续涂药达5天之久,疣组织才变黑,萎缩明显,周围正常组织仍有明显坏死症状,约1~2 mm狭窄圈,也较前明显而深入,用棒触及疣体即动摇,也感觉较前疼痛,但尚能忍受,当即停药。停药后4天左右,疣组织即全部萎缩,1周后脱落,不遗留损坏面。现已4年多未见复发。

案例3:许某,男,14岁,学生。

于1959年患左足底跖疣,病程1年多,刻诊:步履疼痛,表面角质很厚,经先用小刀将角质修削,达到疼痛或微量出血为止,然后在跖疣中心涂上石灰石碱之混悬液,每日2次,共涂7天,疣体即发黑萎缩,周围有轻度湿性坏死,约1~2 mm的狭窄圈,即停止涂药,5天后疣体即显干性坏死样变化,如较厚的痂皮样逐渐脱落,无溃疡面,基底为新生组织,现已4年多未有复发。

案例4:钱某,女,40岁,纺织工。

于1959年面部患有色素痣两粒,如绿豆大,表面柔软,经用石灰石碱混悬液,涂于痣之表面,每日2次,共涂4天,痣的色素即加深而萎缩,周围正常组织未发生显性坏死样现象,当即停药,4天后痣即干瘪,如痂皮样脱落而痊愈,曾观察1年,未见复发。

按语:可见以上案例1为因其效简便廉,案例2其效清,实验机理明白充分显示为要知其然,也能知其所以然。

从苏轼"求医诊脉"谈谈切脉新认识

苏轼虽不是医,但古时很多儒者亦通医,儒医出身者,冠其名为儒医。苏轼是一代名儒,也通医,在其《求医诊脉》一文,发表了他对求医诊病切脉的看法和态度。我读了他的文章,结合我多年的临床经验和体会,也有感而作。

请医生看病,望闻问切四诊是治病的第一步,四诊合参是基础。古有上工望而知之、中工问而知之、下工切脉而知之的说法,这似乎表述切诊位序第四,实际上四诊都很重要,所以有要四诊合参。但有医者把切脉作用有所夸大,故弄玄虚,把切脉说玄了,似乎切脉能知百病,这就有江湖习气了,把切诊提高到无限高度是不妥的。戏曲也有"病家不用开口……"的台词，推波助澜，使很多老百姓也信以为真，或将信将疑，在就诊时常不开口诉病情，反问医生我是什么病，试试医生的本事，或把医生视为算命先生，或当作"神医、神仙"。目前仍时有这种情况发生，笔者有时也遇到这种患者，就明确告诉患者，看病是要通过望闻问切四诊进行分析，才能得出初步印象、诊断，有的还要通过仪器等检测、检查，如果真能切脉而知之，何必要化几百、几千、几万元用现代医疗仪器检查？现在有些医生也不很明白切诊的道理及其重要性，因循守旧者有之，质疑者有之，敷衍了事者有之，诊病时装装门面者有之，示意是正规中医，从切脉能知病情，加强患者对中医的信仰度。但如能正确应用切诊，仍是四诊重要内容，其重要性仍不能小看。有必要再复习、结合现代医学再学习，加以注意、正确应用，对某些疾病的诊断有大裨益，且简便易行。下面提出笔者个人对切诊的一些新认知，仅供参考。

1. 切诊　除按脉搏外，还应包括按胸腹、头额、尺肤、痛点、病处、红肿、麻木、异常等情况，古代因于封建迷信等，身体不能随便按触，特别是对妇女，而局限于寸口之脉。现在已是文明发达社会，部分中医仍常忽略，较少应用很多简便易行，随手可得可知的诊疗依据，不亦惜乎。大体举例如下：

（1）按胸部而知胸廓抬举活动度及语颤猫喘等心肺疾病的表征。

（2）按腹部可通过喜按拒按得虚实；通过温凉，喜暖喜凉而知寒热，通过脘腹疼痛部位，知病在何脏何腑。如腹动脉搏动强弱、有无动脉瘤等，有无癥积，有无胆囊炎、胆结石、胰腺炎、阑尾炎、肠套叠、肠梗阻等，并可从中得到提示有无急腹症须外科手术者，实际上起到与现代医学触诊相同的作用。故不可理解中医只是单纯切脉而已。

（3）按额部可知发热与否，常是家属了解婴幼儿童有无发热的一种常用方法，但也常因头额外露，受外部气候寒温影响，有时并不可靠。

（4）按尺肤可知发热与否，因其常有衣服覆盖，受外部气候影响较少，准确度较高，如按胸腹则更好。笔者在乙型脑炎病房巡视时，对每个病儿胸腹按摸一遍，即知其热否，并知其热之高、中、低，作出应否采取降温退热措施。

（5）按脉部位应包括：寸口、人迎、趺阳、虚里等脉象，各有其特征和诊病的特点，一般可先取寸口，再按病情需要，选用切诊部位，应用得当，对诊断是有很大帮助的，不宜只取寸口。而应结合现代解剖生理学分析。

1）寸口脉一息6~7至，伴口渴、尿少而黄、结合按摸尺肤，即可知患者有无发热及其程度。无上述热象及心病，再排除其他影响脉象因素外；如一息7~8至或更多者，可提示为心动过速，临时偶发，则提示为阵发性心动过速；如一息3~4至，可提示心动过缓。如显示结代促脉者，可分别提示：各种快慢室性早搏、房性早搏等；散脉示大小快慢节律不齐者，多见于房颤等，散脉也可发生在心肌炎。也有因血管解剖异常等一侧寸口无脉，斜飞、反关等多种异常寸口脉象，是正常解剖变异，无特殊意义。

2）人迎在颈部气管两侧搏动处，从其洪细软弱可提示有无高血压、低血压、颈动脉硬化及狭窄，后者可预示脑供血不足，或将会发生脑缺血，提示及早防治脑梗死。

3）趺阳脉在足背近屈曲处，如有患者足凉、特别怕冷，就应按两足背趺阳脉，如细小而弱，应考虑动脉硬化、狭窄，提示须进一步相关检查，以确定是否为闭塞性动脉脉管炎、动脉硬化性血管狭窄、糖尿病性动脉狭窄病（糖尿病足）等，严重者趺阳脉可按触不到，最后多从足趾开始，因缺血逐节逐段坏死，成为脱骨疽，严重者股、胫动脉狭窄闭塞，股胫坏死而截肢者有之。

4）虚里脉在胸部胸骨左部乳头下方心尖搏动处，如搏动较强，常见于劳动强而壮实之男人，也常见于高血压患者。如搏动较弱，多见于工作轻松而虚弱之妇、儒、老者，也常见于低血压或血压偏低者。如虚里搏动特强应衣者，除是特高血压患者外，多与心脏病有关。再有虚里搏动向左外移，也可见于肥胖强力型人，心脏常偏近横位，心尖-虚里搏动外移越多越明显者，则提示心脏越扩大与高血压及心病有关。如按整个心脏有震颤如猫喘，则提示心脏有二尖瓣狭窄，所以按虚里也是很重要的。

5）寸口脉象有28种，再分左右寸关尺，已经是难能分清也不实际了，再用五脏六腑对号入座，又分上中下三焦，笔者认为这就有些复杂了，把后世医生也容易弄糊涂。连古时讲脉学的周学霆在"三指弹"里讲："可分而不分，不分而分"的含糊态度和说法，应重新整理。所以后世就有"熟读王叔和不如临证多"的议论了。

6）寸口的28种脉象新认识：其中浮、沉、迟、数、洪、细、濡、弦、滑、结、代、散等脉尚可辨别，各主所病，但也常受其他因素影响，应详察辨别排除，免干扰而辨证。

7）正常人的脉象有多种因素的变异，大体举例如下：

A. 男女有别：男性脉象洪大者多，尤以强体力劳动者。女性多濡软，尤多见于丰满肥胖不劳动、少劳动者。

B. 生理解剖因素的变异：常有右偏大而左偏小者，与经常用右手有关，乃正常生理因素。有斜飞、反关、无脉症等之不同，多是因解剖变异关系，无特殊临床意义。

C. 寒暑不同：寒冬腊月气温较低，人们为了保暖减少体内温度从体表散失，机体自动收缩外周小动脉、体表毛细血管，抑制体温散发，因而寸口脉也就可示沉细些，但尚有力，手足皮肤也较凉。由于血管外周阻力增加，血压就可较夏天高些，高血压患者血压也可较夏天偏高，也容易发生头昏脑涨等不适。盛夏暑热气温较高，血管应变生理反应与冬天相反，手足温暖，寸口脉可示浮大，血压可比冬天低些，高血压患者的血压也可低些，头昏脑涨不适的患者也就少些。平素低血压者在夏天可更低些，脑供血不足而易头昏、头晕。

D. 劳动与否有别：劳动者寸口脉浮大些，强体力劳动者可较明显。体力劳动少者寸口脉常偏濡细。

E. 血管病变：如本节按脉部位已有血管病变内容，兹从略。

F. 动静之别：工作劳力运动锻炼者，寸口脉可有因活动度的大小而有不同程度的浮大而数脉象。相反，处于静坐不活动平躺休息睡眠之人，其脉多偏濡细而迟，也属正常生理变化。

8）脉证从舍的应用：在防治慢性支气管炎中已有专论，兹从略。

9）切脉与多种证候和疾病有关，但更多的与心血管疾病有关，除上面已有相关内容外，再补充如下：

A. 热病：发热者其脉之至数在原有至数上增加，多数脉，是发热指标之一。发热越高脉更数而洪大。如败血症高热心力衰竭而休克，热深厥深四肢厥冷者，血压下降，或测不到，可见细数沉濡而弱之脉，或无脉。

B. 糖尿病：糖尿病患者发展到晚期糖尿病足时，即可见趺阳脉细弱而足凉，到最后无脉而坏死成脱骨疽须截肢保命。

C. 高血压、动脉硬化：其脉多弦滑而紧有力，重者重按不绝。因血管内压力高，管壁硬，故多弦；因动脉硬化脉管多延伸而卷屈，故多见如盘走珠之滑脉。年高老人X线胸透、胸片常示主动脉弓隆起，亦是此因。

D. 贫血、大出血：贫血轻者，其脉无大变化，视其贫血程度，脉多示不同程度的沉、细、濡、软、弱的脉象。一般小的、持续性的微量出血后的继发性贫血，也可出现以上脉象。如急性大出血患者，多见沉细而数弱。

E. 特殊脉象：有因动脉硬化，血管壁增厚而硬减少弹性者，示革脉（脉弦而大）；如革脉在大出血、严重失水、血容量严重不足时，可示脉管如中空之芤脉（脉来像葱管按之中空而两边实）。重病晚期及临终患者，可见指下如虾游、雀啄等脉象，或似有似无或如雀啄临死之怪脉。

切脉诊断妊娠讨论

切脉诊断妊娠问题，历来争议很多，如通常仍有以滑脉或滑数为孕脉之说，但痰饮、食滞、实热、阳亢等证均可见之，健康劳动者也有此脉象，故必须四诊合参方可定夺，仅据滑脉诊断妊娠不足为凭。为免误导漏诊，特将切脉诊断妊娠之说，进一步复习，结合现代医学加以探讨。

妊娠之诊断，文献早有以"脉平"为妊娠之论："三部脉浮沉正等，按之无绝者有妊也"当属平脉范畴，意即具备妊娠条件，而有早孕症似病态，却示无病"平脉"之谓也。以朴素唯物辩证观点应用在临床辨证之中，有一定的科学性和临床指导意义。但只能提示，尚不能确诊。而以滑脉诊断妊娠，也不是一点没有根据，"滑脉"可出现在妊娠中晚期。因该时早期妊娠纳少恶心反应已除，饮食恢复，体质已健，气血旺盛，加上胎儿长大，气血亦盛，孕妇可示如"脉滑"之故。如文献记载："六、七月脉来喜实长"，表示气血旺盛，较常见，实长近乎弦滑，而真正的弦滑较少见，因此比滑脉较有实际意义。所谓滑脉也可见于早孕无食少恶心呕吐，体质尚壮实气血尚旺盛之早孕妇。也可见于闭经2~3月、7~8月与高血压、桡动脉（寸关尺三部）解剖变异等引起之实长脉、弦滑脉偶合，故并不特异。况妊娠6~7月腹部已大而露胎，一看便知，一按即晓，妇科检查更能明确。且所谓滑脉在早孕妇并不多见。因早孕妇常因妊娠反应，营养不足，致体质虚弱，血容量不足，心脏搏出量减少，血压降低，而脉多濡软、濡细，故文献有："妊妇初时脉平而虚，寸脉微小"之说。

兹再援引有关古文献之说，《医学入门·妇人脉法》中说："妊孕初时，脉平而散，寸脉微小，呼吸五至，浮沉正等，按之不绝，无他病而不月者孕也。"此说比较合理。但也应包括其他妊娠一般条件和早孕症状，才能作出临床诊断。《古今医统·妊娠脉》："妊脉紧滑见于右关，恶吐损伤，他部相参"，说明了孕妇因恶吐，胃气、正气损伤而影响脉象，须从他部相参，仅从三部九候脉象相参，不包括四诊合参，是很不够且是很不完全的。《平湖脉学·滑脉》："上为吐逆，下为蓄血，女脉调时定有胎"，此说也有平脉之意。《景岳全书》："妇人脉滑而经断者为有孕，若平人脉滑而和缓，此乃营卫充实之佳兆，若过于滑大，则为邪热之病。"

借用苏轼《求医诊脉》之话："脉之难明，古今所病也，至虚有实候，而大实有羸状，差之毫厘疑似之间，便有死生祸福之异，此古今所病也。"因此不必在所谓"滑脉"上多费口舌、笔墨上狠下工夫。还是要回归到中医经典、至理名论的诊法基础："望闻问切"四诊合参上来，早孕诊断当可及时明确，再结合现代医学妇科检查及早孕检测，诊断更可无误。

中药性味新议初探

中药性味有寒热温凉四性之不同，有辛甘苦酸咸五味之殊异，又有升降浮沉功能之分别。临诊则以阴阳表里寒热虚实辨证，从其相应证候，按性味功能选方用药，自成理论体系，指导临床用药，自古以来无不尊为金科玉律，沿用迄今，其效彰彰，大部分均有不同程度的科学内涵。

当西医学进入我国百余年来，世界科学日趋发达，中药研究亦日渐广泛而深入，大部分中药都做了成分分析和药理实验，尽管深浅程度不同，或科学技术尚未能尽阐其奥旨，但人们对中药的性味和实验机理，功效之关系，已开始有不同认识。遵古者认为性味是中药学理论之基础，药效之依据，治病之根本，处方用药之准绳；创新者则认为性味不能概药物功用、主治之全貌，且实验又有新机理、新疗效，发现了很多老药又有新用途，与性味毫无关系，如枳实、青皮能升高血压治休克；煅瓦楞、煅牡蛎可制酸治嘈杂泛酸；麻黄疗遗尿升血压，山楂降血脂，胖大海润肠通便，五味子降谷丙转氨酶，青蒿素治疟疾等，所以中药性味学说已渐渐不能满足现代理论分析和临床应用之需要。如叶橘泉在《现代实用中药学》中药性味之由来中讲到中药的性味："大概是本草书籍作者们所体会药物以求辨别性质而来的，如味辛辣，嚼之有热辣感，而定为味辛性热，薄荷味辛而有清凉感，就定味辛性凉，可是多服有发汗之效，故又有性温之说。诸如此类，凭借多人的经验，推定它性温或性寒，所以往往有同一药物吴普说它性寒，李当之说它性温，或陶弘景来一折中之说，说它性平的矛盾现象了"。今再从《中药大辞典》选出数种中药来看看，据多家本草所载，其性味也常有较多矛盾和不一致之处，更可见其梗概，如肉苁蓉：《神农本草经》味甘性温，《名医别录》酸咸，《正楸药解》甘咸气平，三说均不相同，而《中药大辞典》则一个相加，谓之甘酸咸温；冰片：《新修本草》味辛苦微寒，《海药本草》味苦辛性温，前者寒而后者温，两相矛盾；杜仲：《神农本草经》味辛性平，《名医别录》甘温，两药性异而味别；知母：《神农本草经》味苦寒，《药性论》性平，两药性味亦不一致；百部：《名医别录》微温，《药性论》味甘，前者只知其性温，后者仅晓其味甘。而且有的重要性味与功用、主治间的理论亦难以解释和联系，临床用之有效，呈现药性是药性、功能是功能、主治是主治的分离现象。如杜仲味辛性平，如何能释其补肾之功用，治腰酸之效力。即使用归经法，亦难定补泻之功；知母性平，又如何知其有滋阴退热除火之功效。岂非皆是实践经验之效用乎。不如生姜嚼之乃辛辣感，用于胃寒痛直接感到胃热而脘痛即缓解有明显之感觉，似乎性味、功用、主治是从感觉、经验中来，对热病有效就是寒药，对寒证有效就是热性。目前研究认为，与微量元素有关。但有的也不正确，如石膏，实验仅有稳定热中枢之效（吸收少量钙离子作用），并无显著的退热、解实热四大症之功。即使与知母同用，临床亦未见其有明显降温，改变热病效用。

当前绝大部分中药均做了成分分析，药理实验研究，虽然增加了不少新机理、新效用，但是仍然没能将处方进行综合分析和研究，使中药的新理论指导临床，扩大应用范围。如果是这样的话，就必须继续利用现代科学手段和现代医学知识，对中药性味、功能加以深入研究、综合分析，取长补短，去粗存精，阐明药性机理，成为一门新的中药学，一直到临床应用，提高疗效，为中药现代化创造条件，做出贡献。

兹将薄荷、桔梗、金箔、酒、麻黄及石灰石，六味中药试作一番分析和探讨，以达举一反三之效。

1. 薄荷　味辛性凉功升浮，缘其含有薄荷油，不仅刺激末梢之温觉感受器，引起皮肤黏膜之凉感；又因其具有挥发性，当将其涂抹于皮肤或黏膜，或进入口腔上消化道与黏膜接触后，即迅速挥发，将皮肤、黏膜之温度带走，对缓解皮肤、黏膜之热痛及咽喉红热肿痛都有较好的疗效。薄荷油滴入水中，即向四周扩散，降低表面张力，使痰液黏度降低，故也是治疗急性扁桃腺炎等上呼吸道感染的机理之一，因其有辛散之感，或通过反射中枢的调节，而有发汗之功，故薄荷之性味为辛凉、功升浮而解表即成定论。当其以任意剂型进入胃肠道，可因黏膜温度下降等因素，造成产凉寒冷性物理作用，刺激局部黏膜，引起食道、胃脘、腹部凉感或凉痛，故胃寒、脾阳虚的病人不宜用辛凉之薄荷。今用复方丹参片（含冰片或薄荷脑）等含有薄荷脑、冰片类药物常引起药物性胃脘不适或疼痛，亦属此因。

2. 桔梗　味辛苦性平，《神农本草经》言其微温，其功升，属上焦药，乃口嚼其味为辛苦；经验属温，客观依据少凭。临床常用以清利咽喉，更有矛盾之处；用后可吐，其性为升。实践经验桔梗有止咳化痰作用，与其辛苦平或微温似无明显关系，但与桔梗含有皂苷有关，服后对胃黏膜刺激，引起恶心，而起反射性支气管及咽部分泌增多，使痰液稀释而较易咳出，成为桔梗化痰之机理，多用则能呕吐，因此，这就很可能是其"升"的作用乎。至于用桔梗之升，而达"提壶揭盖"、利小便、决癃闭，似尚无实验依据或临床可重复性证据，暂不敢苟同，也无法介绍其机理。

3. 金箔　（黄金之锤成片状如箔者），《中药大辞典》味辛苦性平，《本草汇言》言其味辛性寒有毒，《本经逢原》言其无毒，莫衷一是，又因其重（比重 15.6~18.3），而有重镇安神宁心镇惊息风之功，多以金箔作为丸衣，或研成粉末煎水或入丸散，如《证治准绳·金箔丸》，以金箔研成粉末入丸散而镇惊，紫雪丹用赤金叶煎水为丹，息风者是。考黄金为金属中化学物理特性之最稳定者，既不被氧化，也不能溶于强酸、强碱（仅能与王水反应）等任何溶剂，一般高压高温也不能改变其性质，即使几百度的高温也无损其分毫，所谓真金不怕火炼，故入水煎或为丸衣、或以粉末入丸散进入腹中，均不能改变其性质，金依然是金，既不能对胃肠道黏膜有任何作用，更无黄金成分被消化吸收进入血液循环及组织，故无药理作用及功效可言，也更无毒性作用可凭（近年用特殊方法制成的金制剂例外）。《本经逢原》："若成块金锭及首饰之类，非特无味，且有食非所宜"。由此可说明黄金的无味。从南京中医学院（现南京中医药大学）主编《中药方剂学》中指紫雪丹、至宝丹、安宫牛黄丸等之按语中，皆说黄金有重镇之功，而有镇心安神之效。或仅因其重而有所谓"镇降"之功乎。

关于其毒性，《罗氏会约医镜》："生金有毒，金箔亦不可多用。"遂言其毒仅存在于生金中，是否生金夹有其他有毒之矿物质或化学元素，谅非可知。但考矿金或沙金，均以较纯净之金块或金粒而存在，则其毒又从何来。在小说所载之"吞金而亡"，谅系吞进锋利尖锐之饰金而造成伤亡。从宋代李师师，汴京名妓，靖康之难后，流落南方，说她被张邦昌献给金帅而吞簪自杀。如吞进能通过消化道之光滑小金块或粉末,则多从大便排出,而人仍安然无恙,既有其他报刊报导,更有具体实例,则其无毒也明矣。或可因个别患者吞进之小金属块进入憩室等盲腔,日久或因其重而有压迫黏膜,血液循环障碍而坏死,最后导致腔壁穿孔,当时无腹部外科手术条件,引起死亡或有可能,但是极少见,未之闻也。

4. 酒 甘苦辛温、有毒。考酒有黄酒、白酒之分,有蒸馏酒和非蒸馏酒之别,但皆含有酒精,仅其含量多少之不同,也有和润、峻烈之分别。甘苦辛为其味,温乃其性,多饮则有毒副反应,如急慢性胃炎、食管炎、酒精性肝炎、肝硬化等。诸家本草皆说其性温,乃因味辛,饮后口腔有热辣感,又因饮后全身有温热感能御寒;更有因其能燃、严冬不冰而属火。但饮用者,可因酒量之不同,体质之各异,有面红身热,口渴引饮者,脉弦滑数者;有面白身凉脉沉细数者;有多言狂躁不休,或沉默寡言嗜睡者。《本草衍义补遗》:"大醉后振寒战栗",《本草求真》:"水酒借面酝酿,其性则热,其质则寒",张景岳:"阴虚者饮之即伤阴,阳虚者饮之则伤阳"。又因人体阴阳虚实体质之不同,而有寒热反应各异之机理。

从实践得知,酒自有其性热、性寒机理,故不可一概而定其为热、为温、为火也。从其饮后,心率加速,促进血液循环,体表毛细血管扩张,面红身热,为酒性温热表现的一个方面;就在体内氧化产生热量,而身热增加,是其性热的又一原因;又可因饮用含高度酒精(蒸馏酒),对口腔、食管、胃黏膜刺激,而造成黏膜损伤、糜烂、出血,或感火灼疼痛,或因饮用含有高糖酒(非蒸馏酒),使口腔黏膜细胞因糖的高渗作用而混浊变性,加上物理机械刺激,黏膜易于糜烂,则灼热疼痛(即所谓膏粱厚味易生湿热是也),亦为其性热的又一表现,乃"其性则热"说乎。仍因酒的扩张体表毛细血管作用,饮用之始,多觉身热,似有"御寒"之功,但时间稍长,大量体温从体表散发而损失,体温下降,机体为保护体温不再继续散失,体表毛细血管收缩,立毛肌亦收缩,人体就从全身温热感而转为"振寒战栗",皮肤起鸡皮疙瘩,面色苍白,故有大醉后"振寒战栗"之记载,乃"其质则寒"说耶。又有用高度酒(50%)涂抹于高温患者腋窝、腹股沟血管丰富之体表,因其挥发性,乙醇分子挥发性强,带走体表之温度,整体温度即随之下降,而奏物理降温之效,古时早有记载,民间亦常应用,今亦已被临床医护广泛应用于高热患者,此亦属酒性乃寒之机理乎。故酒有其性寒性热之双重性,端视其应用方法给药途径,用量大小,饮用时间长短,以及机体反应不同而定。

5. 麻黄 味辛苦而性温,功升浮,有解表发汗,止咳平喘,利水之功。味辛苦是品尝而得,性温乃因其辛散"发汗"之力及心率增加而脉数之故,升浮或因阳亢应用之又加重头痛之由。但据性味规律,苦味多降,则两者相悖,升降机制难解。实则性温,很可能是因麻黄含有麻黄碱,而有拟肾上腺素能作用,可使心率增加,循环加速,血压升高,脉从平脉转为弦数(数为热)或有感身热之故;因血压升高而头痛,大概是其升浮之解,恐非其味之功,乃实践经验所知,难能可贵。

至于发汗，《伤寒论》：麻黄汤解表发汗，及麻桂同用，更须啜热粥才能发汗，即三拗汤等含有麻黄之方，亦常言明须复杯而卧（温覆），才有汗出，现经药理实验：服麻黄汤等煎剂后，须在热环境中才有发汗作用，未能证实麻黄有直接发汗功能，与文献记载：麻黄汤、三拗汤等方的应用方法，须"温覆"得汗之机理相同；故因其"发汗"，似不能说明其性温，此其一也。关于因其有辛温峻烈之性，用之不当，而有"汗出亡阳"之变者，乃秦汉之前，用麻黄经验不足，造成用麻黄"汗出亡阳"之变者多，及汉张仲景总结前人及自己经验著伤寒论提出老人、虚人、汗家、血家、疮家、阳亢等禁用、慎用麻黄之戒是有道理的。如因应用过量而中毒心衰，或因有心脏病等，用后导致心力衰竭，休克，常有大汗出，肤冷肢寒，而成"汗出亡阳"继而阴阳离决而死亡，乃真阳之亡也，或可因疮家、汗家、亡血、年老体虚者，用麻黄温覆，迫使汗出过多，卫阳暂亡而肢冷，停止温覆啜热粥，则肢冷可复，卫阳之亡可回。甚则因津血同源之机理，因汗出过多，导致血容量严重不足，周围循环衰竭，脉微细而汗出亡阳肤冷肢凉难复，亡阳难回，并非麻黄真有发汗作用而"亡阳"，即定麻黄为温者不能也，此其二。至于阳亢者（如高血压等）之头痛，如误认为外感风寒头痛，或合并外感风寒而头痛加重伴身寒，用麻黄则风寒未去而血压更升高，头痛益甚，脉象更弦且数，重者血溢于脑，而成出血性中风，可因中枢性休克，而"汗出亡阳"。再说麻黄更有其新的治疗作用和副反应。如麻黄有兴奋中枢神经作用，睡眠变浅，加上有收缩膀胱括约肌作用，舒张膀胱憋尿肌，对小儿遗尿有效。同时也易造成失眠，如用于老年之有前列腺肥大者，使得排尿更加困难，或成癃证。据文献报道，麻黄含有麻黄总碱1.2%~1.8%，其中麻黄素1%，故用每日3~10 g对无心肺功能严重不足及高血压患者，是不会有汗出亡阳的。综上所述，麻黄确实有辛温峻烈之性，升发之功，当结合现代药理机制，知道临床应用，对适应证、禁忌证、用量更加明确，则更能发挥麻黄之效用，不限于发汗、利尿、止咳平喘耳。

6. 石灰　《神农本草经》味辛性温，《蜀本草》有毒，《中药大辞典》则言其为辛温有毒。辛温似因其加水后成氢氧化钙，放出大量热能而沸腾；有毒，乃因其腐蚀皮肉、消黑痣、治赘疣，不可内服。烫、火伤均知其为火毒热症，而石灰水之上清液能治之，则石灰应是清凉之品矣。《神农本草经》、《本草经疏》均不言其毒，但皆不能内服可知矣。而《本草纲目》："止水泻除血痢"，《中药大辞典》："内服、入丸散、或加水溶解取澄清液服。"前者言其有毒不入汤药，后者皆载其可以内服，且可治疗血痢血热之症，谁是谁非耶。笔者常用煅瓦楞（同属碳酸钙煅烧成氧化钙）内服以制胃酸而疗高胃酸性胃炎及消化性溃疡病而取得良效。则石灰类药物是可以内服的，但浓度过高则有腐蚀性，故言其有毒也不为过。

诸如此类不可胜举，从以上六味中药新义，可以看出麻黄、薄荷的性味功能都是有其科学性，且增加了新功能和新治疗内容。但黄金的性味功能则是谬误的；

桔梗从究其性味功能为升则得到完善和补充,又进一步明确了桔梗祛痰止咳和升提的机制;补充了石灰不仅产热,还有清凉解火毒疗烫伤,中和胃酸之功效。达到了不仅只知其然,亦能知其所以然。总的使我们对中药的性味知识有了新的提高和认识,对机制有了新的拓展。逐步做到去伪存真,去粗存精,不断完善提高中医药理论水平和治疗效果,这有助于中医现代化,振兴中医事业,抛砖引玉,愿为发展中医事业共勉之。

中西医结合治疗82例流行性乙型脑炎观察

流行性乙型脑炎(简称乙脑)好发于夏至后,高发于盛夏秋初,多为儿童患者,其为病也,高热,神昏,惊厥,病状重,发病急,属于中医学温病范畴之暑温(即先夏至日为病温,后夏至日为病暑,少数轻型病例,无高热神昏惊厥),死亡率很高,据以往文献报道约为50%左右,后遗症也不少。自从1955年石家庄等地医院相继中西医结合,应用中药治疗后,死亡率即大有降低。近年来西医药治疗乙型脑炎的措施也有很大进步,因而在中西医结合治疗后,使治愈率也提高到80%~90%以上,大大降低了乙型脑炎的死亡率。

常州市中医院近年来治疗乙脑也和全国各地一样,本着中西医结合的方针和吸取外地的经验,给合自己的研究认真负责地进行治疗,治愈率也提高了很多。常州市中医院病例多来自农村,在医疗条件差、重型病人多的情况下,1966年治愈率提高到92.7%。1966~1979年14年共治疗2 347例,为了交流经验吸取兄弟单位的先进经验和方法,不断提高,有所进步,治愈率提高到96.4%。现将1966年治疗的82例乙型脑炎报道如下。

(一)诊断依据

按江苏省卫生厅医学科研办公室于1965年7月15日印发的乙型脑炎防治参考资料之规定。

(1)在流行季节,有发病急,高热,头痛,嗜睡,抽搐,昏迷之症状者。

(2)检查患者有颈项强直或抵抗,布鲁津斯基征、克兰费尔特综合征、巴宾斯基征阳性体征者。

(3)脑脊液清晰,压力增高,实验室检查细胞数一般50~500/ mm^3,在500以上者极少数,早期多核白细胞占多数,蛋白稍增或正常,糖正常或增加。

(4)补体结合试验,因条件关系未做。

有以上(1)(2)(3)项目,即可诊断,第(4)项只能作为最后诊断用,故我们主要是依据以上(1)(2)(3)项做初步诊断。

（二）发病年龄

本组病例发病年龄在10岁以下者,75例,占90%以上,其中在5岁以下者59例,占70%,最大者30岁,最小者6个月,男61例,女21例,男女之比为3∶1,如表1。

表1　发病年龄分布

病例数	男	女	年龄						备注
			0~5	6~10	11~15	15~20	21~25	26~30	1岁以内者13例
82	61	21	59	16	4	2	0	1	

发病时间:本组病例全部发生在7、8、9三个月,以8月为最多,共73例,占90%,其中又以8月上旬为最多,共43例,占50%,中旬次之共25例,占30%。符合流行病学在江苏地区之流行季节,如表2。

表2　季节流行分布

病例数	发病时间									备注
	七月份			八月份			九月份			8月上旬正值伏暑盛夏气温最高
	上	中	下	上	中	下	上	中	下	
82			5	43	25	5	2	2		

（三）病情分析

按江苏省卫生厅1965年7月15日印发之乙脑防治技术参考资料分类方法,分为轻型、普通型、重型和极重型4型。中医则按温病学分为卫、气、营、血。具体分法从略。两者结合可大致归纳如下。

（1）轻型:相当于邪客卫分或客于卫气之间。

（2）普通型:相当于邪客气分或营气之间。

（3）重型:相当于邪客营分,或气血两燔,邪充表里上下三焦者,有时可出现正不胜邪,而发生津气欲脱之候。

（4）极重型:相当于邪客营血,常出现高热神昏惊厥,肝风内动,烦躁气促,脉搏细数无力,或沉迟无力汗多等之津气欲脱之症,常因正不胜邪而死亡。

以上分类、分型是综合整个病程而定。在病程中可以为中医学按温病学之卫、气、营、血的由表及里、由浅及深、由轻到重的传变规律而不同,不是一成不变的。如初入院为普通型,几个小时或1~2日内,即可变为重型或极重型,甚至死亡。但一般说来,发病较缓,病情较轻,则预后较好。

在82例中有轻型是11例,普通型24例,重型41例,极重型6例。重型和极重型共47例,占58%,多有高热,昏迷,抽搐,而普通型则较少有昏迷和抽搐。轻型有短暂高热者两例(39°以上)均无昏迷和抽搐,如表3。

表3　分型症状分析

	例数	%	高热	昏迷	抽搐	惊厥	嗜睡	头痛	呕吐	项强	备注
轻型	11	13	2			8	10	6	3	9	后期有后遗症者常有失聪
普通型	24	29	23	6	15	20	22	18	12	23	
重型	41	50	41	40	40	28	41	32	26	40	
极重型	6	8	6	6	6	5	6	5	4	6	
共计	82	100	72	52	61	61	79	61	45	78	

说明：大部分病例有神经系统阳性病理反射。

极重型都有不同程度的呼吸或心脏，周围循环衰竭。

头痛数字统计不准确。因幼儿主诉不清。

在82例中发热超过40℃以上者39例，在39℃以上者33例，在39℃以下者10例。

入院前发热天数，2天以内者，15例，4天以内者46例，6天以内者18例，8天以内者2例，10天以内者1例。全热程:(包含住院前后总发热天数)在5天以内者18例，10天以内者42例，15天以内者16例，如表4。

表4　发热情况分析

病例数	入院前热程					全热程			发热高度			备注
	1~2天	3~4天	5~6天	7~8天	9~10天	5天内	10天内	15天内	40℃以上	39℃以上	39℃以下	表内为腋下体温
病例数	15	46	18	2	1	18	42	16	39	33	10	

备注：全热程中，因6例死亡，未统计在内。

（四）防治

在乙型脑炎(简称乙脑)流行季节前，做好准备，召开一次中西医有关防治人员的防治会议，并进行一次业务学习，以便熟练掌握防治技术，投入抢救治疗。现在首先把中西医结合治疗的情况介绍如下。

1.治疗原则

（1）入院乙脑患者，先由西医检查确定诊断，继由中医按暑温分卫气营血辨证施治给予中药治疗。

（2）体温在38℃左右，不抽搐，无昏迷的轻型病例全用中药治疗。但西医分管床位医师继续协同观察，如在病程中体温升高达39℃左右或以上，见有惊厥，抽搐,昏迷现象时,即采用中西医结合治疗以冀迅速降温止痉。

（3）由于西医应用了冬眠灵等镇静剂,很多患者深睡或半昏迷样冬眠状态,不能即作邪入心包,给予清心开窍药物或针刺等刺激方法（如刺涌泉、人中、十宣）。

（4）热退搐止1天,即可先暂停安乃近,继停冬眠灵,单纯用中药治疗,如热再升不超过38℃或无抽搐昏迷者,仍然继续单纯用中药治疗,一般热退,神清3天,无抽搐,无感染,能饮食即可出院。

（5）有后遗症者,用中药及针灸治疗。有并发感染者,西药抗感染治疗。有呼吸、心脏衰竭,抢救时西医药为主。每天总查房时,中西医全部参加,交流治疗和处理意见,其他时间可单独查房或会诊,查完后与相关床位医生商讨治疗和处理意见。

（6）中西医护间如有不同意见,可以求大同存小异,互相谦虚对待,一切为病人服务。因此中西医护结合协作是好的,这是中西医护结合,顺利开展乙脑防治工作得到保证,并取得较好疗效的主要因素。笔者的住处离病区仅50 m,晚上也到病房巡视一遍,掌握病情更多更全更有利于诊疗。

2. 中医治疗　一般按暑温辨卫气营血（有时结合上中下三焦）治疗。同时也倍加注意发掘和提高,继承和发扬,并采用了简、便、效、省的方法。卫气营血具体分为卫,卫气,气,营,营血。卫气较轻,营血较重,辨证用药为温病学所载,但因暑热之邪伤人最速,故发病起初多经入阳明胃,故叶天士说:"夏暑发自阳明",即是指此而言,但有因其传变最速,入院时常见高热,神昏,惊厥,其邪已入气营,其热弥漫表里上下三焦。前者则以白虎汤加金银花、连翘、生甘草、桑叶等清气透邪,有惊厥小搐者加钩藤以息风。后者则以清瘟败毒饮（未用犀角）,川黄连、桔梗、山栀子、另加金银花大清表里上下三焦之热,再加钩藤以息风平搐止痉,故两法用之最多。如神复搐止热减,则作余邪未尽以竹叶石膏汤化裁治疗（加用金银花,连翘）,如病不解,高热,神昏,惊厥如故,或见舌质红绛,则用安宫牛黄或万氏牛黄清心丸（后者用之较多）清包络之热以开窍,进紫雪丹以凉肝而息风,但效果并不明显,似用西药退热、止痉加激素效果较好。如抽搐不止角弓反张者,另可加用止痉散（蜈蚣、全蝎等份）以镇痉止搐,如有痰或痰涎壅盛者,为热邪灼津炼液而成,竹沥、半夏、胆星、黄芩之品可用,有因暑热之邪易伤元气,尤多耗伤津液,如见舌红少苔乏津,可加用石斛、麦冬、生地、芦根之品。如病见恶化而有气促脉数无力（一呼七八至或以上者）或沉迟无力（一呼三四至）多汗等津气欲脱之候者,即以参麦饮进治之。

除极轻症者4例无高热神昏惊厥,体温在38℃以下者作热客卫分,仅用银翘解毒丸治疗外,余均加用大青叶,板蓝根各20~30 g,视病情及年龄而定,上药在神犀丹、普济消毒饮等方中有之,方书所载,有清热解毒之功,治疗温疫时行热病。有抗病毒或抗生素作用,故用之,作为我们治疗乙型脑炎的重点观察药物,82例中大部分应用了银花、连翘、竹叶三味因皆能内彻于心,外通于表。邪客卫气营血,热淫表里上下三焦均用之,辛凉清解,自可神安热退邪自不留耳。我们有多用西瓜汁、梨汁、西红柿汁等，均可作为饮料以清暑、保津、清痰热，有治暑温之功，故称西瓜有天然白虎汤之称，又可供给营养，也有五汁饮之意，对暑温确有很大裨益而普遍应用。后期热平神渐复，见有牙关紧闭，痰涎增多，不能言语者，作痰热蒙闭神明则应清痰热，通心开窍，如胆南星、竹沥、半夏、石菖蒲、郁金、远志、茯神、朱灯心之属；如热虽退而未尽须加用竹叶、石膏、大青叶、板蓝根；如见偏瘫或四肢拘挛等，则作热邪耗伤营血，筋失濡养所致，用养血舒筋和络之品，如地黄、当归、白芍、木瓜、鸡血藤等，并用针灸予以治疗。

3. 中西医结合治疗　在82例中有16例单纯用中药治疗，其中有轻型11例，普通型5例，共占总病例的20%，其余66例全用中西医结合治疗。

（1）中药汤剂之剂量和用法：每剂中药煎成：200~300 mL（5岁以内），每次1/4，6小时1次。400~600 mL（5岁以上）每次1/4，每6小时1次。

乙脑合剂，煎成三种型之中药合剂，置于冰箱中，以备夜间入院病人之用，每剂煎成500 mL，浓缩成250 mL。

用量：5岁以内40 mL，每6小时1次；5岁以上60 mL，每6小时1次；10岁以上80 mL，每6小时1次。

乙脑合剂Ⅰ，卫气型：桑叶2 g，金银花12 g，连翘5 g，薄荷（后下）3 g，石膏30 g，知母5 g，板蓝根、大青叶各30 g，生甘草2 g。

乙脑合剂Ⅱ，气分型：石膏30 g，知母5 g，金银花12 g，连翘10 g，薄荷（后下）3 g，大青叶、板蓝根各30 g，甘草2 g。

乙脑合剂Ⅲ，气营型：石膏30 g，知母5 g，生地10 g，麦冬10 g，金银花12 g，连翘10 g，竹叶10 g，黄芩10 g，大青叶、板蓝根各30 g，钩藤10 g。

中药丸散剂量和用法：便于急用和病情需要从略。

安宫牛黄丸或散（五分），1/2，每日2次，或每6小时1次。

紫雪丹（支），1/2，每日2次，或每6小时1次。

牛黄清心丸（万氏），1/2，每日2次，或每6小时1次。

止痉散（蜈蚣全蝎等份），3~5份，每日2次，或每6小时1次。

安宫牛黄丸、紫雪丹或牛黄清心丸、止痉散两者可同时或交替应用。

（2）西药治疗：对症治疗，使患者度过危险期而获得痊愈，主要是控制高温、昏迷、抽搐。防止和减少脑水肿，预防和治疗呼吸和心脏循环衰竭，保持水电解质平衡，预防感染和抗感染。

1）亚冬眠灵降温止痉：安乃近，5~10 mg/k，肌肉注射，4~6小时1次；复方冬眠灵，5~10 mg/kg，肌肉注射，每4~6小时1次。凡39°左右或以上，有惊厥或抽搐者，作为常规注射。

热退1天先停注安乃近，如热又升高到39°或以上可再用。如热度不升高，或虽升高但维持在38°左右或以下，抽搐不发，即可停注复方冬眠灵，单用中药治疗。

在病程中如有睡眠较深或出现呼吸衰竭现象时，即减量或停止注射冬眠灵。如体温急剧下降，出汗，对安乃近有过敏现象或出汗过多者，也可减量或停止注射安乃近，如体温不降，抽搐频繁不止，可再用如下药物或用人工冬眠疗法。

A. 阿米妥钠,5~10 mg/kg,肌肉注射,需要时服用。水化氢醛,50~80 mg/kg,灌肠或从鼻胃管注入,需要时使用。

B. 人工冬眠,详从治疗学,兹从略。

C. 物理降温：降低室温，开窗通风，遮蔽阳光，洒井水，用桶、盆盛放井水存放在室内，以利降低室温（当年无空调降温）。

井水擦浴：39℃左右或以上，即作常规应用（寒战者暂不用）。

冰袋：39℃以上，药物及其他降温措施效果不明显，或仍然昏迷，抽搐频繁时应用，如体温仍不降，可再用酒精擦浴。

D. 脑水肿脱水疗法：甘油1 mL/kg和等量水从鼻胃管注入；甘露醇1.0~1.5 mL/kg静脉注射每日2次或每6小时1次；山梨醇亦可用，量法同上；50%葡萄糖溶液40 mL静脉注射每日1~2次或每6小时1次，视年龄及病情需要而定。

E. 保持水电解质平衡：一般不输液，均用口服或鼻饲供应水分及含有钾电解质的饮料。如西瓜水、西红柿汁、豆浆等。根据年龄大小一般有每日500~1000 mL以上。单用中药每日水分就有200~500 mL，加上菜汤，都含有钾、钠电解质。基本上可以保持水电解质平衡，确能做到大部分不输液。但经检验水电解质失调较重者，仍应输入水分及含有电解质的液体。特别是用脱水治疗，排尿量增多，有钾缺失现象者，亦可从鼻胃管注入10%氯化钾溶液或林格氏溶液。

F. 对昏迷病人有吞咽困难，痰声辘辘者，为预防吸入性肺炎，则应用导管吸痰，急时则用干净手指裹上纱布从咽部将痰抠出，再应用中小剂量的青、链霉素，如有感染和其他感染灶者，予以敏感抗生素进行预防感染和抗感染。

2. **呼吸衰竭**　洛贝林5~10 mg加于10%葡萄糖溶液中静脉滴注，或加于50%葡萄糖溶液中，静脉推注，直到好转，无效时可用阿托品0.03~0.05 mg/kg，一次推注，直到面红呼吸好转。

吸氧：有缺氧现象，唇部指甲发绀，呼吸衰竭晚期或呼吸停止，而心跳仍继续者，用气管插管，加压给氧。

人工呼吸：呼吸停止或呼吸心跳均停止除药物治疗外，耐心做人工呼吸。

毒毛花苷K：0.007~0.01 mg/kg，肌肉注射或溶于25%葡萄糖溶液20 mL静脉注射，缓推。

西地兰：0.02~0.04 mg/kg肌肉注射或溶于25%葡萄糖溶20 mL静脉注射，缓推。以上两药选择其一，可交替应用，每6小时1次，但不能同时应用。

肾上腺素、新福林：均可在血压降低时用。

3. **护理方面**　除按乙型脑炎常规护理外，特别注意如下事项，加强巡回，注意变化,以便及时处理,如有痰液、蛔虫阻塞气道而导致窒息或抽搐,应及时吸痰或除蛔虫,以利气道通畅,预防吸入性肺炎。有高热者,应及时采用降温措施,痰涎较多者及昏迷病人,应侧卧或头部斜向一侧,吸除咽部痰液。

(1)物理降温:要根据气温变化,及时做好物理降温工作,热升则立即应用井水擦浴或冰袋,热减则停止。患者多时,部分可教给家属自行处理,但必须检查指导和监督。

(2)口腔清洁:对不昏迷的病人多,护理人员不足时,要交代家属在喂食服药后用温开水过口,注意口腔清洁。对昏迷病人,更应做好口鼻腔清洁护理工作,清除口鼻腔痰涎,以利呼吸通畅,防止口腔感染,有感染时除用药物清洁口腔,并可用中药吹口散治疗。

(3)防止褥疮:对病重昏迷病人和有瘫痪后遗症者,指导家属要协助患者多转换体位。

(4)无菌操作:因病情需要,注射给药较多,又属于非抗菌制剂,为防止感染。必须加强无菌概念和无菌操作,在每次注射前先检查两侧臀部,有无肿胀,如有则要热敷,并转换注射部位。

(5)尿潴留:因昏迷及亚冬眠疗法常有尿潴留发生,用指压法,可有90%以上达到排尿效果,即在耻骨上缘和脐孔中线1/2处用右手拇指逐渐加压,达到一定强度,即有尿液排出,仍需继续加压,直到尿液排完为止。上法如无效,可在膀胱膨隆处略微加以按摩再用上法,达到一定强度后,并在膀胱膨隆上方,以左手四指并拢加压向下协助。则每次都能奏效,或效更著,直到尿液排完为止。此法简便有效,可免导尿之繁,也可防频繁导尿引起泌尿道感染之患。但须注意压力不能太大。

(6)营养方面:对一般病人,以流质为主,粥汤、藕粉、西瓜水等口服,对昏迷病人都从鼻胃管用50 mL针管注入西瓜水、藕粉、粥汤、豆浆等,并规定西瓜水为必供之物,中医学以之为治暑温之要品,所以不仅有营养价值,并因其含有大量水分、糖分及电解质,可保持水电解质之平衡,特别是对有脑水肿患者,用脱水疗法,利尿排钾较多,对有钾缺失之病人更为有益。中医学有五汁饮之设,实有科学意义,有推广应用的价值,况中草药汤液中也含钾,对维持水电解平衡也有利。

(7)预防:医药卫生工作方针是预防为主,防治结合。所以必须特别注意预防这一环节,才能真正做好防治工作。因乙脑之传染媒介是蚊虫,故每当新患者入院,除向家属宣传有关乙脑防治知识外,立即填具传染病报告卡送防疫站,以便防疫人员及时到疫点进行灭蚊等处理,消灭传染媒介,杜绝传染源。在医院内开展爱国卫生大扫除,清除室外杂草,污水,消灭蚊虫滋生场所。在病房内装上纱窗,纱门,挂上蚊帐,傍晚时使用灭蚊药物,并注意加强管理,防止交叉感染。因而住院病人,院内职工,家属均无乙脑发生。

（五）疗效分析

82例中11例轻型和24例普通型全部治愈，41例重型39例治愈2例死亡，6例极重型中2例治愈，4例死亡。共死亡6人，全部在重型和极重型病例中。治愈76例，占总病例数的92.7%，有5例后遗症，亦发生在极重型（1例）和重型（4例）病例中，有1例极重型因呼吸衰竭停止2次，均经过给氧、人工呼吸及洛贝林等呼吸兴奋剂和脱水剂治疗抢救（包括中药）而痊愈且无后遗症，智力发育等均正常，如表6。

经过治疗后体温下降到正常，最快者1天，最慢者10天，在1~2天正常者20例，3~4天正常21例，5~6天正常者15例，6~10天正常20例，其中4天内正常者41例，占50%。平均达到正常天数4~6天，如表7。

表6　治疗整体情况

型别	病例数	治愈数	治愈率	后遗症	住院天数	备　　注
轻型	11	11	100%		3.73	平均住院天数为6.11天，1年后随访：5例后遗症，有3例恢复，1例肢体拘挛恢复能行走，尚不能言语，1例如旧
普通型	24	24	100%		6.2	
重型	41	39	95%	4	6.6	
极重型	6	2	33%	1	6.8	
总计	82	76	93%	5	6.11	

说明：有1例入院即出现呼吸衰竭而停止，心跳继续，用气管插管加压给氧达10小时之久，未见呼吸恢复，自动要求出院，预后不佳，另有1例出院时仅不能言语，半月后发生肢体拘挛、震颤，故有晚发后遗症者。

表7　治疗后体温变化情况

病例	治疗后体温正常天数					备注
76	1~2天	3~4天	5~6天	7~8天	9~10天	平均体温达正常天数4.6天
	20	21	15	14	6	

说明：重型和极重型体温下降达到正常天数较长，故体温下降之快慢与病情轻重有关。

体温下降达正常后抽搐即减轻或停止，有脑水肿或后遗症者例外，故体温高低与抽搐有很大关系。

治愈标准：① 热退神清3天后精神胃纳好转或正常，能言语，四肢自如；② 出院时虽有一肢或二肢运动不自如或言语轻度障碍，吞咽轻度不利者，但多数在6个月内全部恢复正常；③ 出院时有明显后遗症，在6个月内未恢复正常者，视作后遗症。

（六）体会

（1）本组病例从发病时期和当时气候情况来看,因时值伏暑盛夏病例较多,符合中医暑温发病机制。

（2）西瓜水、梨汁、藕粉等,有营养作用和治疗作用,对本病确有很大裨益,可使绝大部分病人少输液,既保证了治疗,又降低了医药费用,今后更应广为应用。

（3）指压法排尿既简便又有效,可避免了勤导尿引起尿路感染之患。既适合城市更适合农村,符合简便效省的医疗卫生方针,值得广为应用。

（4）我们较少应用和严格掌握应用安宫牛黄丸、紫雪丹等价格较高的药物,因其对热入心包之神昏、肝风内动之抽搐似无明确疗效,而重点应用清热解毒,疗时行热病等暑温、疫病之一般药物,疗效尚好。今后更应精简用药,找出更有效或对病毒有效的药物,以便更加提高疗效,降低医药费用。

（5）中药成品放在病区小药柜中夜间备用,中药水剂按卫气营血定型煎成合剂放置冰箱备用,既节省了劳动力(夜间不要配药煎药人员值班)又便利了患者能及时服药。

（6）住院患者有1/3~1/2出现稀便如药汁,每日2~3次,作为热邪从下而泄,亦可能与中药性属寒凉有关,大便检查(－)未加处理,如有黏冻或次数较多者,则另行用药物处理。

（7）本组病例和城市报道病例相比重型和极重型病例数多。

（8）在防治乙脑方面,我们对防治的要求还有很大距离,今后在诊断、治疗、护理以及防止交叉感染等方面,还需要再学习,边做边学边提高。

236例老年慢性支气管炎防治综合分析

慢性支气管炎在我国发病率较高,尤以老年气血已虚,正气不足,阳气衰微,抗邪能力减弱,容易受寒邪侵犯,这就成了邪之所凑,其气必虚侵犯的对象。由经常外感,经常支气管发炎咳嗽,日长年久,反复发作,咳嗽缠绵不愈,连续咳嗽满3个月,或每年连续咳嗽2个月,满2年,或全年经常咳嗽,即成了慢性单纯性支气管炎。及时防治,多数尚能被治愈。发展到以后越重,就越难治愈,所以要及早防治。随病程增加,2~5年后,有些就发展成了喘息性慢性支气管炎、肺气肿、肺纤维化、肺源性心脏病,治疗就非常困难而难愈,重者甚至治愈无望。吸烟、化工、油烟等刺激性气体及粉尘等的吸入,也皆是病因。所以要治愈并降低其发病率,必须从治未病预防做起,包括各阶段慢性支气管炎,防治结合才能奏效。因其面广量大,影响健康及国民体质、劳动生产,1971年我国发布全国防治老年慢性支气管炎为重点,与防治感冒、肺气肿、肺心病等结合起来,寻找防治有效药物的精神和要求,涟水县政府、卫生局、县医院党政领导很重视,成立领导小组,大力宣传组织贯彻,在县城区成立诊疗业务防治小组,在医院增设门诊诊疗慢性支气管炎室,指定笔者具体负责城区诊疗,并组织全县有关防治人员学习讲座,由笔者在防治学习会上作了慢性支气管炎防治业务传达和讲解,防治工作历3年告一段落。兹将县城区(患者多来自城南果园农业工人)资料较全的58例老年慢性支气管炎防治综合分析如下。

1. 发病原因及病程

(1)老年气血已衰,正气不足,阳气衰微,免疫抗病御寒能力下降,常易受风寒侵犯而外感咳嗽,发为支气管炎。再因经常受风寒感冒咳嗽,支气管炎连续咳嗽满3月者为慢性单纯性支气管炎。或每年连续咳2个月满2年者,或每年经常反复发作者,也就构成慢性单纯性支气管炎。部分患者反复受风寒感冒咳嗽,越发越重,缠绵不易痊愈,经年累月,在3~5年后发展为咳嗽伴喘息哮鸣,即难以彻底治愈。有的患者在春夏咳嗽尚平定,每年到秋冬寒风起,落叶飘时,咳喘就发作。随着发病时间的增加,部分患者就有阻塞性肺气肿、肺纤维化、肺源性心脏病等及一系列相关并发症产生,劳动受到影响,生命受到威胁。

(2)气温低:涟水县地处江淮,冷空气来临偏早,平均气温较低,支气管炎的发病与气管黏膜对寒冷空气较敏感有关,每到秋冬即复燃而发病,年复一年,病情日渐严重。这也是江淮涟水地区支气管炎、慢性支气管炎、喘息性慢性支气管炎发病率高,并发肺气肿、肺纤维化、肺源性心脏病多的原因,尤以老年慢性喘息性支气管炎发病多而病情重。

(3)当地生活条件和习惯:新中国成立前及成立初期的冬季,婴儿多不穿裤裹在妇女棉衣怀内,容易受凉感冒咳嗽成支气管炎,喘息性支气管炎,秋冬产妇亦多解开棉衣当寒风哺乳,亦易受凉感冒咳嗽成支气管炎,都成为以后慢性支气管炎之基础,很多因自种烟草者多,故而用烟管吸烟者众,因烟气刺激气管黏膜诱发气管黏膜发炎而咳嗽,日久即成慢性支气管炎。

2. 预防 "邪之所凑,其气必虚"。注意以下3点,加强正气,提高免疫力,可预防感冒支气管炎,并能阻止减慢其发展成为慢性支气管炎。

(1)锻炼:经常注意锻炼量力而行,可增强体能提高免疫防病力,有预防感冒、支气管炎作用。

(2)营养:注意营养要全面。

(3)具体预防措施:在医学科普章节已有"慢性支气管炎预防注意"专题叙述。

3. 治疗 中西医结合治疗。

(1)中医药治疗:按常规对咳嗽按辨证施治外,对有热象者再加用鱼腥草30 g,咽痒者用薄荷(后下)5 g,无痰少痰即用法半夏10 g,一般寒咳痰饮患者或常伴有喘鸣者,以小青龙汤为主,温肺散寒化痰饮,五味子又有嗽神之称,故对寒咳痰饮有良效。其中麻黄、细辛皆有扩张支气管平滑肌作用,按常规用量,前者 8 g,后者 3 g 是对咳喘有良效之药理作用。如挟热象就加用黄芩、金银花、连翘之属,再加鱼腥草 30 g。如有高血压、肺心病等心脏病者,麻黄要慎用或减量应用。慢性支气管炎因多种因素,常有脉证不符,应按脉证从舍标本缓急先后遣方使药。关于麻黄的应用宜忌,已在方药研究、论麻黄汗出亡阳章节中详述。

(2)西医药:感染较重者抗感染,咳喘较明显者止咳平喘。

(3)中草药、单验方给药途径、方法:棉花根皮煎剂口服,载1972年全国中草药新医疗法展览会。当归红花注射液穴位注射,小青龙煎剂加温热喷、热蒸气吸入。

(4)给药方法途径:兹将58例资料较全的简要小结如下。

共有58例进行当归红花注射液在列缺穴位注射,小青龙汤加野菊花煎剂,用特制器具加温产生蒸气,喷入口腔吸入气管。符合统计者46例,其中男19,女27例见表1。

表1　58例治疗情况表

各年龄段病例数				病程（年）			
40~50岁	51~60岁	61~70岁	70岁以上	5年以下	6~10年	11~15年	15年以上
4	15	11	16	14	8	12	12
9%	33%	24%	35%	30%	17%	26%	26%

病型		病度		
慢性单纯型	慢性喘息型	轻度	中度	重度
32	14	8	34	4

疗效统计				
符合统计者	显效	好转	无效	有效率
46	25	15	6	87%

4. 疗效分析　治疗期大多是在晚秋初冬,秋风起,北风吹,枯叶落,气温明显下降时咳喘的发病季节开始投入治疗,治疗3~4个月后,春天到,大地回春,春暖花开时,大部分患者都有一定止咳平喘祛痰作用,统计有效率达到87%,除麻黄、细辛等药物有止咳平喘作用外,湿热气雾进入气管也可改善气管黏膜血液循环,有助消炎,并可使痰液稀释,减轻黏度,使痰液易于咳出而达止咳目的。气管内黏痰少了,合麻黄改善气道通畅,从而也减轻咳喘程度。但由于咳喘患者大多在秋冬复发,

到春夏自然缓解,故治疗效果不全是药物的作用。应该注意防寒保暖,避免感冒。其中8例因长期大量吸烟,每因吸烟后咳喘加重,因而吸烟既是慢性支气管炎的病因,也是诱发慢性支气管炎急性发作和加重的原因。经医生介绍吸烟的害处劝导戒烟后,8例咳喘患者,即明显缓解,以后随访未再有明显发作而显效,这说明吸烟也是慢性支气管炎咳喘的元凶。劝健康者不要吸烟,已吸者要戒掉,咳喘患者更应立即戒除。所以防寒保暖避感冒、不吸烟、远离刺激性烟雾、粉尘,是防治慢性支气管炎、尤其是老年慢性支气管炎的重要手段。加强营养,注意锻炼,提高免疫力,也是防治慢性支气管炎的重要措施。

以香砂六君为主治疗慢性肝炎、肝硬化之探讨及临床疗效分析

　　新中国成立以来,我国社会制度及医学科学的不断提高,慢性肝炎,肝硬变的诊断技术提高,其发病数字较以前亦有增加,成为影响劳动力较大的一个疾病,国内外还没有满意的治疗效果。我们近几年来,对本病进行了观察和治疗,发现慢性肝炎及肝硬化的症状有以胃纳不馨,食欲减退,脘腹饱胀为主的,有以两胁隐痛及胁肋下有癥积为主的,有以目黄溲赤为主的,所以我们在治疗上也就根据其不同的特点和临床表现,曾用过几种办法。如最初我们在胁肋下癥积的症状上着眼,由于病属慢性,面色较暗或倦怠乏力,采用了活血和络,化瘀散积的办法,用当归活血汤(自订)以当归、丹参、桂枝、赤芍为主药,经过1年左右数10个病例的治疗,观察肿块大小未见明显改变,症状进步亦不多,肝功能改善和痊愈者少,对一部分病例形体较实者曾用攻逐消癥之药如三棱、莪术、鳖甲煎丸等亦不见效,以后就多着重于溲黄(肝病溲黄的较多,不一定有黄疸),在参以舌苔黄腻或微黄腻胃纳不馨等症状上作湿热稽留等治疗,以苦寒药为主,如藿香、苍术、黄连、黄柏等药,结果效果不满意,临床体征均很少进步,有时反见胃纳下降,精神减退,病变加重者有之。

　　由于近几年来观察到慢性肝炎、肝硬化的消化系统症状占据很大的比例,特别是胃纳不馨,或是减退,餐后脘腹饱胀对治疗的效果影响很大,胃纳改善的效果就好。另外睡眠不好临床症状就较多,如头昏乏力腰酸肢倦心悸,耳鸣等,甚至影响食欲,总之两者病因虽不同,但都导致脾胃运化不足,久则脾胃虚弱,运化功能不足,进一步影响到正气不足,病情渐见恶化的有之,所以笔者对失眠引起的采取治疗失眠,结果精神有所好转,但疗效也并不满意。

　　因为失眠大多是因病情而产生精神上的顾虑引起的(其中以胃纳减退,精神疲乏产生顾虑,影响睡眠关系最大,故二者可产生恶性循环),单靠药物治疗,效果不佳也可想而知,胃纳不馨可因胃肠虚弱或运化不健而引起,亦可因思虑伤脾而引

起,如单纯因脾胃虚弱或运化不健而引起,当以健胃理气助运化为主,方用香砂六君。为因思想顾虑而引起则从心理劝导说服,说明多顾虑与疾病的利害关系,同时应用培土健运,二者并而用之,胃纳增加顾虑渐消失,失眠好转,经一年来的观察治疗,较以前应用的各种方法大为提高,即胃纳增加后,症状、体征、肝功能均得到改善和巩固,也是用香砂六君的理论根据。为特写出一些体会,希望读者指正。

胃为后天之本,生化之源,正如《黄帝内经》上所讲:"食气入胃,散精于肝,淫气于筋,食气入胃,浊气归心,淫精于脉,脉气流经,经气归于肺,肺朝百脉,输精于皮毛,毛脉合精,行气于腑,腑精神明,留于四脏,气归于权衡,权衡以平,气口成寸可以决死生,饮水于胃,游溢精气,上输于脾,脾气散精,上归于肺,通调水道下输膀胱,水精四布,五经并行,合于四时,五脏阴阳,揆度以为常也"。在脉学上和症状上都有胃气存则生,胃气败则亡的论点。故李东垣把人的正气、元气、卫气、营气等皆认为胃气所生化,故胃气不健,人体一切正常之气就不会充足,疾病就容易产生,即所谓:"邪之所凑,其气必虚",故胃气是元气之本,元气又是抗邪保障健康之本,补脾亦即是补充元气,也就可以抗邪。其理已明,推而论之,人既有疾病,不问其病之轻重如何,当其胃气尚存,病情尚有痊愈之机,如胃气已败,疾病亦多难痊,如胃气旺盛,疾病多数可望痊愈。综上所述,可见爱护脾胃与元气及疾病三者之间的关系,故李东垣就创立"脾胃论",以补中益气汤等,既可补气,培土升阳,又可达到升阳举陷之气,甘温降热,扶阳降阴,扶正祛邪等一法多效,是有它一定理论根据的,而且为后世医家所推崇,临床效果也很好。笔者几年来的临床治疗观察,所有慢性肝炎、肝硬化之症状,纳少脘腹饱胀确实为数不少,通过补胃气运化改善了这方面的症状后,病情也确易好转和痊愈,缩短了疗程,这个办法也是符合胃为后天之本,生化之源,也正符合胃气是元气之本,是扶正祛邪之本,因此从1964年7月以后,对绝大部分慢性肝炎、肝硬变都运用培土健运法,进行治疗和观察。在治疗过程中,发现很多病例主要是胃气虚弱运化不足,但也有一部分症状较少,仅脾或肝肿大或肝功能不正常者,总之只要没有其他外邪寒热,阴阳过偏等明显症状时,都以香砂六君为主,酌情按症状的具体情况,以辨证的法则增加一些辅助药物,如虚症较多的,增加十全大补之药,如阴虚火偏旺的,常用花粉之属,黄疸加用茵陈,溲黄以通关滋肾,失眠以归脾、天王补心丹等随症加减。1年来共有慢性肝炎、肝硬变27例收住入院,通过治疗后症状体征化验全部痊愈的有5例,基本痊愈的有5例,略较前好转的有4例,好转的有13例,无效的没有,从而提高了患者的健康水平,增加劳动力,达到了为生产服务的目的,现将临床资料分析介绍如下:

(一)诊断和治疗标准

基本上按照中华医学会内科消化系最近报道的有关肝病防治意见的诊断和治疗标准。但我院系中医院,尚未开展病理组织检查。

（二）临床资料

表1 慢性肝炎及血吸虫病肝脾肿大16例症状治疗分析

症状		纳呆	餐后饱胀	右胁痛	神疲	肝功能异常	肝肿大	脾肿大
治疗总例数		15	15	13	16	13	16	6
治疗后例数	正常	6	7	5	7	6	2	1
	基本正常	4	3	5	4	4	2	0
	好转	4	4	3	5	2	6	2
	不明显	1	1	0	0	备注：1例未复检	6	3

表2 肝硬化11例症状治疗分析

症状		纳呆	餐后饱胀	右胁痛	神疲	肝功能异常	肝肿大	脾肿大
治疗总例数		8	10	7	9	9	11	10
治疗后例数	正常	5	7	5	6	0	0	0
	基本正常	3	2	1	3	1	1	2
	好转	0	1	1	0	8	2	2
	不明显	0	0	0	0	0	8	6

表3 16例慢性肝炎及血吸虫病肝脾肿大症状疗效治愈率

分类	痊愈	基本痊愈	明显好转	好转	无效
例数	5	3	2	6	—
百分率	31.25%	18.75%	12.50%	37.50%	—

表4 11例肝硬化症状疗效治愈率

分类	痊愈	基本痊愈	明显好转	好转	无效
例数		2	2	7	—
百分率		18.20%	18.20%	63.63%	—

注：以上病例在整个疗程中都是以香砂六君为主进行治疗的,仅有5例用西医复合维生素B、B$_{12}$,肝精,胆碱,葡萄糖联合保肝治疗。注意用药不宜太多、太杂,否则反而伤肝。

（三）病案

案例1：贾某，男，40岁，干部。

患者于1964年12月25日因早期肝硬化经青海省人民医院肝穿刺诊断及治疗以后，又在省干疗养院治疗无效而来我院住院治疗，当时胃纳较差（每日进餐3~5两），餐后饱胀，精神疲乏，右胁隐痛，肝于肋下3 cm，脾于肋下1 cm，质Ⅱ度，肝功能不正常，脉弦苔微腻溲黄。入院后即作脾胃虚弱，湿热稽留治疗，重用香砂六君子汤，旬日后，胃纳逐渐增加，精神逐渐好转，肝功能逐月改善，2个月后精神胃纳正常，4个月后肝功能（表5）亦已正常，肝肋下1 cm，脾脏仅可触及，质较前变软，胁痛亦平，体重亦增，因未做肝穿病理组织检查，可算达到临床基本治愈目的。

表5 肝功能分析

日期	胆红素	白蛋白/球蛋白	麝浊度/锌浊度	谷丙转氨酶
1964-12-26	0.18	3.0/3.6	12.5/>20	3
1965-1-27	0.16	3.5/3.0	8.5/19	4
1965-2-26	0.15	3.5/2.4	8.0/13	5
1965-3-26	0.26	3.4/2.7	7/13.5	4
1965-4-30	0.31	3.8/2.8	6/11.5	7

案例2：陈某，男，39岁，工人。

于1964年10月因肝硬化伴有黄疸在本市某医院治疗无效，住入我院治疗，当时胸闷纳少，头昏乏力小便黄赤，精神疲乏，目珠发黄，肝于剑突下6 cm，质Ⅱ度，有轻压痛，肝功能不正常，脉弦滑，苔微黄腻。入院后作湿热久蕴运化不健治疗，以香砂六君为主加用茵陈、山栀清化湿热之药，共应用2个月，因病情较重，一时未易见效，后加重清化湿热之药及扶正之品（黄芪），黄疸渐趋正常，肝功能亦渐有改善（表6），但肝脏肿大同前，共住院150天，示明显好转。

表6 肝功能分析

日期	胆红素	白蛋白/球蛋白	麝浊度/锌浊度	谷丙转氨酶
1964-10-6	0.9	2.5/3.6	>20/>20	51
1964-11-5	0.45	2.8/3.5	18.5/>20	8
1964-12-7	0.52	2.6/3.5	16/>20	8
1965-1-3	0.54	2.8/3.6	14.5/>20	8

（续表）

日期	胆红素	白蛋白/球蛋白	麝浊度/锌浊度	谷丙转氨酶
19645-2-6	0.9	2.0/3.4	15/18.5	25
1965-3-3	0.5	2.3/3.4	14.5/19	36
1965-4-6	0.38	2.4/3.1	12/18	14
1965-6-8	0.4	3.0/3.2	9.5/15	15

案例3：糜某，男，31岁，工人。

患者于1964年3月30日，因早期肝硬化伴活动和重度黄疸住我院治疗，症见上腹隐痛纳差泛恶，脘腹饱胀，齿鼻出血眼白重度黄疸，小便黄赤，肝功能不正常，谷丙转氨酶155 U，肝于肋下一指剑突下二指有自觉疼痛及压痛，脉弦带滑，苔微腻，便作湿热久蕴，胃弱运化不健，用香砂六君加茵陈，猪苓清化湿热之药，半月后纳增黄退病情逐渐好转，1个月后化验谷丙即降至正常，住院3个月，精神，胃纳均正常，体重增加近10斤，偶有少量齿鼻出血，肝功能（表7）谷丙仍在正常范围之内，其他麝浊度、锌浊度等亦有明显好转，肝在肋下仅触及，剑突下二指，压痛减轻，均示明显好转。

表7　肝功能分析

日期	胆红素	白蛋白/球蛋白	麝浊度/锌浊度	谷丙转氨酶
1965-3-23	1	2.2/4.0	11/23	155
1965-4-17	0.38	1.8/4.0	9.5/20	30
1965-5-19	0.47	3.2/2.8	10.5/15.5	>40

（四）注意事项

几年来笔者观察到治疗本病，药物固然可起到一定的作用，但是思想、活动、饮食、寒暖等方面综合治疗也起到相当大的作用。

（1）在思想方面：很多患者患有本病以后，因为思想顾虑重重，即形成失眠，因而产生很多症状，影响食欲低，病情不易好转，易有恶化可能，因此一定要多做思想工作，开导和多加关心最为有效，如对疾病要藐视，治疗、养身要重视，对养病方法，饮食寒暖等方面要重视起来，防止过分紧张和麻痹大意的偏向，消除顾虑。改善睡眠及食欲，抵抗力亦就会增强。

（2）在活动方面：过度的活动会引起疲劳，妨碍疾病的恢复，但过度的休息也会引起食欲不振，脘腹饱胀，睡眠欠佳，因此活动要适度，可根据病情及自觉症状由医师指导。

（3）在饮食方面：营养较差会影响到肝脏的修补和恢复，但过多的蛋白质及糖类（甘能令人中满），也会影响到消化，有时非但无益反而有害，可根据个人情况而定，但对脘腹饱胀及舌苔布腻多进蛋白及糖类而感不适者，则需限制之。脂肪饮食不宜太多，但亦不宜过分限制。此外，进餐不宜太多、过饱，还应注意生冷硬及卫生，防止饮食伤及胃肠运化，影响疾病恢复。即当时所常用的三适当：适当休息，适当营养，适当治疗。

（4）注意寒暖：在日常生活中，应注意寒暖，避免外邪侵袭，减少致病机会。

（五）讨论

（1）本文说明了几年来对慢性肝炎、肝硬化的治疗观察，从症状上有络道阻滞成为痞块的，亦可有湿热稽留的，还有胃弱运化不健等几个类型，而以胃弱运化不健以香砂六君为主的治疗方法疗效最好。

（2）本文说明了治疗慢性肝炎、肝硬化以健胃运化为主的理论根据和观察及其疗效的意义。

（3）本文除说明了药物的疗效外，同时亦应注意思想状态、饮食等方面与疾病的重要关系，并在这方面提示了以人为本的具体注意事项和掌握方法。

（4）通过几年来的治疗经验，不论是活血和络祛瘀，或是清化湿热，或是补胃健运理气，肝或脾肿大了，再缩小的就较少，恢复到原来大小或原来质地的就更少。

（5）本文说明了对慢性肝炎、肝硬化治疗虽较前有了进步，但疗程太长，治疗尚不够满意，还待大家共同努力，继续提高。

按王纶："大凡治百病以治脾胃为主"的学术思想，用于治疗本病，取得了较好的疗效。

临床经验研究

（一）论麻黄汗出亡阳

历来认为用麻黄汗出亡阳者，乃麻黄辛温解表发汗峻烈之性，用之不当可因汗出过多而亡阳。笔者从复习中医学文献和在医疗实践中，又从现代医学资料等方面进一步研究，就可以发现和说明以往一般认为麻黄所致汗出亡阳之原因和机理是不够全面的，有的甚至是不正确的，有必要重新探讨和认识。

素知麻黄乃辛温之品，有解表发汗止咳平喘，利水消肿之功，因临床有显效之据，为医家常用之药，实为中医学之精华，已详文献所载。但如因用之不当，而犯虚虚实实之戒，即有变证坏病发生，以汗出亡阳为其要，故列举老弱、虚喘、心悸气短、卫虚自汗、阳虚形寒等诸虚证不可汗；阳亢之面红头痛实证不宜用；亡血、疮家不可汗等，定为慎用禁忌之证，不限于虚人虚证也，是有其一定科学依据的，故后人对麻黄既喜用,亦畏惧,喜用者因其效显,畏惧者缘其性烈。也有主张量大者,不大不足以祛邪,有主张量小者,不小不能杜弊,或因取其"轻可去实"之意乎。众说纷纭,莫衷一是,兹故从以下三方面加以讨论。

1. 从文献资料看麻黄之发汗作用 中医药文献大都认为:麻黄有解表发汗之功,但须配桂枝才有发汗之效,更须借助热服,温覆,才有可能汗出表解。如《伤寒论》之麻黄汤,麻黄桂枝同用,并需温服,覆取微似汗,即是其例。又如《本草正义》云:"不知麻黄发汗,必热服温覆,乃始得汗,不加温覆并不作汗,此则治验以来,凿凿可据者",其实践和观察可谓详而细矣,真乃经验之谈。又如《伤寒论》桂枝汤其服法:"温服一升服之须臾,啜热稀粥一升余,以助药力,温覆令一时许,遍身热微似有汗者益佳,不可令如水流,病必不除",说明方中虽无麻黄,只要借热粥温覆等增温法,就可能汗出。故凡后世用辛温解表发汗法,即使无麻黄之方,若经热服温覆,大都均有汗出。由此可知,麻黄本身似并无较强之发汗作用,此其一也。又知南人体弱肌松地暖易汗,用量宜少,北方人身强肤紧地寒难汗,而用量则须偏大。如陆九芝谓:"麻黄用数分即可发汗,此以治南方之人则可,非所论于北方也,故南方有麻不过钱之语。若北方塞外,不避风霜劳碌之人,有当严寒之候,恒用至七、八钱始得汗者。"虽有因人因时因地制宜之法,何南人如此之弱,北人如此之强乎。南方人用麻黄从今之衡制3 g上下即可畏汗出而亡阳,而北方人如此之强,20 g左右也都安然无恙乎!可知麻黄用量能出入十倍之间,其发汗力不强也可知。兹故不论麻黄用20 g左右之安全性如何,但已能说明麻黄在常量常法应用下并无显著发汗之功用,也自无因汗出过多而有亡阳之虑,此其二也。即现代医药学认为麻黄及其所含之麻黄碱或其总碱的应用,通过实验也需使病人处于热环境中,才可能有发汗作用,或增加发汗量,这与《本草正义》的论点何其相似。用药剂量及原则亦少南北如此之悬殊。

2. 从临床医学史认识麻黄之汗出亡阳 据《伤寒论》所载,麻黄用于老弱虚喘,亡血津伤,心悸气短,卫虚自汗,阳虚形寒,以及疮家等人,较易发生"汗出亡阳",所以反复谆谆告诫,即因该时汗法应用广泛,剂量未能完全掌握,服法尚有不当,慎禁之证认识不清所致。故因《伤寒论》后,医家即小心翼翼,慎麻黄之戒,研应用之量,讲服用之法,汗出亡阳即少发生,如《本草经疏》论麻黄云:"多服令人虚,走散真元之气故也,已知其多服之弊",又如《太平惠民和剂局方》三拗汤之服法:"通口服,以衣被盖覆睡,取微汗为度"乃是举服法之例。

经临床用麻黄按常量3~10 g应用,以常法热服温覆取微汗为度,确实经常可见汗出,其效可见,而汗出亡阳未之有也。但部分医者,仍拘泥于古说,矫枉过正,常以麻不过钱为训,日用仅当目前衡制每日2~3 g,最大也只有每日3 g上下,无非是怕汗出过多而亡阳,既不解麻黄汗出亡阳真之机,又不问病之轻重和慎禁之证有无,千篇一律,就不能发挥麻黄治疗咳、喘之药效也明矣。

今用麻黄之常量3~10 g，其有效成分与麻黄总碱含量0.5%~1.2%相当，尚在有效和安全剂量之内，但也仅是临床经验有效量，由于其产地不同，老嫩有别，其含量多寡不一，仍难掌握其精确有效量、极量、中毒量。

3. 从中西医结合理论进一步讨论麻黄汗出亡阳之机理　心主血脉，如环之无端，周而复始，循环往复，以至无穷。心主血，肺主气，心脉上通于肺，肺气贯于心，心肺相佐，同司血液循环。这些都是中医学对正常人体生理解剖认识之精华，也是现代医学大小循环之正常解剖生理。老弱及诸虚，常缘年高脏腑之虚，或由心血不足，难以自养之故，以致心气不足，故多心悸，也可见结、代、促脉之象（部分与冠心病相类似）。心血不足，心阳难生，难以推动心血周流全身，更难达于四末，故多形寒肢冷，乃心力也随年高而衰退，同样也难上通于肺，以致肺气亏损，故气短而虚喘（部分相当于老年性肺气肿）。又由于肺气之虚，加上久咳伤肺，其气也难贯于心而朝百脉，也可出现结、代、促脉及慢性心衰之象，心肺难相佐，不足以共司血液循环，则心阳更难达于四末而肢更冷；不易布于肌表而形寒则甚，或卫气虚寒，固摄之力不足，则易汗出（当与肺心病相似）。又有因年高肾虚精亏之故，即因肾虚，命门火衰，阳气衰微而形寒（似有肾上腺皮质功能减退之意），有因精血同源，精衰则血少，以致心血亏损，心阳不足，则血流营运无权，也不易上通于肺，亦使心肺相佐无力，同样会出现上述诸虚证。肺主一身之气，但肾为气之根，肾虚肺气亦虚，不能贯于心朝百脉，依然会使心肺相佐无力，难能共司血液循环，故动则心悸气喘更甚。疮家七日不能汗。这里所谓疮家，应是因较大痈疽日久气血衰败而不能汗。或因疮家，亡血津伤，因失血过多，津血同源，汗为心液，夺血者无汗，夺汗者无血，血容量不足，与水液代谢密切相关。以上皆说明老弱诸虚，心肺肾虚，血容量不足，都与之有密切关系之病因病机。

当心肺肾不足，而又有需用麻黄之证候者，用之则有可能因麻黄辛温峻烈之性，较易先伤心耗气，加重心肺肾之不足而亏损，即易导致亡阳，亡阴。如麻黄用量过大，而心肺肾又严重亏损者，则易造成心阳衰而肺气竭，心肺不相佐，不能共司血液循环，先见亡阳，继而汗出，甚至阴随阳亡，证多严重，或可阴阳离决而死亡。故《本草经疏》论麻黄云："多服令人虚，走散真元之气故也"，说明多服麻黄能直接令人虚，走散真元，不一定先汗出而亡阳，而是先走散真元伤心，继汗出亡阳。同时在剂量或用药时间上应该注意是有道理的。由此可知：麻黄可使老弱诸虚之心肺肾不足者不因汗而伤心耗气，先走散真元，心阳衰亡，汗出随之，先亡阳而阴随阳亡。反之，一般虚人，而有需用麻黄证候者，心肺肾尚健，用麻黄较难伤心耗气（似少影响血液循环、呼吸之正常功能），故少见汗出亡阳之证。但其人表虚易汗，用麻黄又未注意服法，温覆时间过长，迫使汗出如水流，致使汗多伤津耗血而有亡阴之象，故肢仍温。如表阳也衰，则表阳易亡，可见短暂之形寒肢冷，撒其温覆迫汗之法，饲以温汤，汗止，则卫阳自然恢复，证多较轻，与上述心阳先衰，先亡阳而后汗出亡阳、亡阴者有别。如进一步迫使汗出亡阳而伤心耗气者,心阳亦可随阴而亡,则阳随阴亡,证亦较重,甚者也可阴阳离决,精气乃绝。《伤寒论今释》云:"故津伤而阳不亡者,其津自能再生,阳亡而津不伤者,其津亦无后继,是以良工治病,不患津之伤,而患阳之亡。阳明病之津液干涸,津伤而阳不亡也,退其热津自复,少阳病之津液干涸,阳亡而津不绝也,回其阳则津自生。"说明亡阳亡阴互有关系密切,亡阳重于亡阴也。为防误汗变证坏病而阐其机者,如《本草通玄》论麻黄云:"虽可汗之证,亦当察病之轻重,人之虚实,不得多服,盖汗乃心之液,若不汗而误汗,虽可汗而过汗,则心血为之动摇,或亡阳,或血溢,而更坏症,可兢兢致谨者。"更说明亡阳与津血,心脏之密切关系。综观以上二者,先亡阳而后亡阴,或先汗出或亡阴而后亡阳,均属应用麻黄不当之所由也!

　　综合现代医学来认识,上述诸慎、禁及虚证虽多属心肺肾不足,属一般性者、功能性者众;特异性者、器质性者亦不少。器质性者,老年及冠心病、肺源性心脏病者常见,青中年则多见风湿性心脏病。还有亡血津伤血容量不足,以及其他诸病而有心肌损害,以及心肺功能有不同程度失代偿者亦属之,与心主血脉失司,心气不足,心肺亏损,心肺相佐无力相当。而麻黄所含之麻黄碱,因肾上腺素能作用,常量即能使因心脏病等诸虚者之心率更加增速;用量偏大,则促使心率进一步加快,终使心功能不能代偿以致衰竭,而示休克汗出亡阳之症;大量又能致心搏过快,或致心律不齐。严重心脏病者用之,或可心跳停止,以上似均与麻黄能伤心耗气,走散真元,心血为之动摇之意相合,可见面色苍白,表情淡漠,血压下降,肢冷汗出,脉沉细或细散无力,结、代、促脉有时也可相继出现,是乃先有心衰休克亡阳,而后汗出阴随阳亡,似与血液循环之低排高阻有关,当属心主血脉失司,心肺难能相佐之进一步发展和加剧。而功能性者,乃一般虚弱之人,心肺功能尚健,麻黄影响其心肺者较少,但其人易自汗,虽麻黄发汗作用似欠明确而不强,但用后因热服温覆之不当,不是以微汗为度,而是迫使大量汗出,口渴尿少,肢仍温者,乃汗出亡阴之象;或卫阳衰亡,虽可形寒四肢短暂不温者,证多稍缓亦稍轻,盖一则热随汗散,体表之温度散失较多,是卫阳之亡也,故稍轻;二乃因汗出较多体液丧失亦多,血容量就可减少,脉搏可示濡细,但心力未衰,心气犹存,肢末尚温,故病较缓,似与血液循环之高排低阻有关。如严重虚弱,而又失血亡津者,用麻黄不当,又迫使汗出过度者,亡阴当更显著,即因津血同源之故。而进一步迫使汗出过多,体温散失也就更多,加上严重失水,血容量高度不足,亦能发生心衰休克,而示汗出亡阳之证。如麻黄用量过大,促使肾上腺素能作用加强,则可加重心衰休克,而示汗出亡阳之重证。如伴有器质性心脏病,而有明显功能不全者,更易发生心衰休克,除示汗出亡阳重证外,即易导致阴阳离决而死亡。是故亡阴亡阳错综复杂,当视麻黄证候之情况如何,其慎禁之症严重与否,麻黄用量之大小若何,热服温覆掌握汗出多少等具体情况而定,可以因汗出过多而"汗出亡阳";也会先阳亡而后汗出"阴随阳亡",故不可一概而论也。但前者大都汗出亡阴多见,汗出在先,心衰休克亡阳在后,与后者亡阳多见,大都心衰休克亡阳在先,而后汗出,阴随阳亡者不同。

更有阳亢之面红头痛,本易有气之与血并走于上,发为大厥。而麻黄辛温走散,其性属阳,有升发之性,用之,或者过量,当使气之与血更易并走于上,轻则证候加重,重则血溢于脑而成大厥。大厥者中风之类也,如证见中脏腑之候,其闭证,可见盛汗肢温口渴尿少,示汗出亡阴之证;或见形寒肢冷卫阳也衰之象,如汗出过多而伤心耗气,也可出现汗出亡阳之脱证,其先即示脱症,乃先伤心耗气而亡阳,而后汗出阴随阳亡,是阴随阳亡之虚证,甚则而成阴阳离决之死候。

结合现代医学知识来认识,上述阳亢之头痛,部分与高血压相类,而麻黄有明显持久之升压作用,用后自易使血压更加增高,当能诱发脑溢血等脑血管意外,常出现汗出面红肢温口渴尿少等亡阴之象,相当于中风之闭证。严重者,特别是脑桥出血伴水肿,波及延脑呼吸、循环生命中枢,可出现中枢性心衰和休克,血压骤降,就可有面色苍白肢冷汗出和脉微欲绝等阴随阳亡之证,相当于中风脱证。前者多见汗出亡阴,重者也可有汗出亡阳;后者常见亡阳,而阴随阳亡,故前者较缓,而后者多危重而急,也是一种麻黄汗出亡阳之机也。

4. 小结和体会 总观麻黄汗出亡阳有三,而本文所论述之重点则有。

(1)从古今文献到临床实验说明麻黄无较强或明确的发汗作用。

(2)因热服温覆不当,以致汗出如水流漓,有时可因此而见表阳暂衰,有短暂"亡阳"之象者,属汗出亡阳之轻证。当因汗出过度而伤心耗气之亡阳才是汗出亡阳之重证。

(3)因用麻黄而伤心耗气,走散真元,先心阳衰微而亡阳,而后见汗出,阴随阳亡者,则医者知之者少;也有心阳衰微而亡阳与汗出亡阳相继或同时发生,因其病始发于内,不如汗出表现于外时明显可见,故一般就诊为汗出亡阳者也不少。

只要没有严重器质性心脏病、肺源性心脏病而示心肺肾严重虚证者,及过度迫使汗出如水流漓等之亡血津伤,而严重血容量不足者;或因肝阳上亢,血压过高之病例,用麻黄之常量及常法,一般是不会有汗出过多而有阳亡之变的。

由于以往条件不能或难以弄清麻黄汗出亡阳之机制,所以显得有一点笼统,含糊不清、难以明了,不易掌控,故而莫衷一是,而导致亡阳者时有发生而畏惧,所以现在用麻黄必须注意有无器质性心肺疾病及其心肺功能如何,有无高血压、严重贫血失水所致血容量不足及慢性贫血失血等患者慎用、不用或禁用,掌控用量及禁忌证,就能免过于慎用之戒,更能发挥麻黄之止咳平喘药效,也有利于中西医结合,又何惧之有者。

(二)汗与健康及疾病

出汗有正常出汗、虚汗、实汗、病邪出汗等。出汗也有多少之别。多数全身出汗，也有汗出上、下、左、右、胸背前后局部的部位不同，或只有头部、足部或手部。更有出汗的气、味各异，都有其特有的病因，由此审证求因，按症状诊断学，根据各种出汗的不同情况，就可提示诊断为某因某病。有人简单地说出汗是气虚，而把正常、虚实等各种出汗混为一个虚字要补气，推荐药品，就有为商业炒作营销之嫌。如果对实汗者补气，即成气有余便是火，实者更实，盛者更盛，汗者更汗，虚者仍虚，有害而无益。况且出汗与否和出汗多少与当时人的活动强弱、时间长短有关，也与很多慢性病，甚至很重要的慢性病有关，也和气象温度、风速、气压、湿度高低有密切关系，应分别对待，不是一个气虚就能概括的。即在 22~24℃较舒适的环境温度时，健康正常的人稍许轻微活动时，并无明显汗出，或仅有微汗，只有在家务、工作、劳动、健康锻炼、体育活动或强度较大时才有汗出，这种出汗也是正常现象。即使健康者在较舒适气象、条件下，出汗的多少也可因人而异，或因体力活动的大小、时间的长短有别，活动大些、时间长些出汗多些；活动小些、时间短些出汗就少些，这也是正常情况。有些健康者，是因自主神经功能不一而影响出汗的多少。又如肥胖者易出汗、常出汗较多，或在活动度增强后更易汗出，或伴心悸气短这与形体较胖超重，心肺供氧不足有关；瘦人不易出汗、汗出也较少，这也可因心肺功能适应体重相关。胖瘦氧气需要多少，属正常的变异情况。也有因病出汗多少者，如甲状腺功能亢进者，形体多瘦，即不易出汗且汗少。而自汗者多为年高体质较弱，当走路稍许快些，或少许增加活动的时候，上下楼梯就可有汗出，并感到身上湿濡濡的在出汗，随着活动量的增加，上下楼层越高，出汗就会增加或更多，如活动量继续加强，就可能会胸闷气短气喘吁吁的，表面看似无病，我国传统医学即称其为气虚而用补气法。这种自汗情况，常由平时活动少、缺锻炼，心肺功能差，只要增加活动、锻炼，持之以恒，就会恢复正常，较之单独补气法要好多了。有的患者甚至头颈汗如雨下，内衣也会潮湿或如雨淋而耗气伤津口干乏力，或可出现面色苍白、胸闷心悸气短，心率快速、血压下降，也有先增高后下降，可降到血压测不到，身凉、肢寒、脉微细的虚脱、休克状态，严重者能致命。我国传统医学常把轻症多认为属气虚，正气不足；对重症则归属汗出亡阳、亡阴，阴阳两亡，五脏亏损。病程中见何脏之证明显著，则冠以何脏亏虚，血虚也能导致气虚，所谓血乃气母，气为血帅，气血亏虚皆容易自汗，所以就有气虚血虚、气血两虚。五脏亏损等多种不同的原因及多种轻重不同程度或情况各异的症状，如单纯气短自汗为肺气虚，卫气不固，动则气喘自汗乃肾亏，或肺肾两虚，心悸气短自汗属心气不足，纳少乏力气短自汗是脾气虚等。不问何种病因之汗出，多了就要耗气伤津，津血同源，更加导致气血两伤的恶性循环。也不是一味补气、补血就能奏效。

从现代医学分析：主要由于失血、营养不良、慢性消耗性疾病、老年体弱、产后亏损等各种贫血，携氧、供氧不足，而心悸气短汗出。慢性喘息性支气管炎引起的肺气肿、心脏病心肺功能不全等，导致慢性心力衰竭，心脑肺等脏器、组织循环不佳,供氧不良,需要加快心率、增加血液输出量,加快呼吸次数、幅度,多吸入一些氧气,多是为了让含氧空气进入肺泡、血液参与新陈代谢,经过排出二氧化碳与进入血液的氧气交换,让多一些氧气进入血液循环,供应心脑重要脏器及组织。由于在以上原有疾病的基础上,稍许增加活动,心肺负荷就会更加加重,需要更多的氧气,呼吸心率就会更快,就会更加感到胸闷、心慌、气短、汗出。同时影响植物神经紊乱,更易导致自汗的发生。根据心肺功能、贫血的程度及活动程度的强弱,就会产生各自相关轻重不同程度的胸闷、心慌、气短等急性或慢性心肺功能不全的症状及出汗。出汗损失了水液、丢了钾钠等电解质,导致失水、电解质紊乱。轻则纳少乏力,重则酸中毒恶心呕吐或虚脱。对轻症病例只要注意进行适当活动,加上吐纳呼吸锻炼,以不心慌气短为度,持之以恒,就不大会有较多自汗或大量出汗亡阳、亡阴发生。再加上对上面慢性病分别加以防治,就有不同程度的缓解,自汗的情况也更会减少或停止。如有汗出或较多时,可根据出汗多少,决定饮水多少,或适当多吃些咸汤咸水,补液盐,或输液补充水电解质,就可减少或防止水电解质紊乱所产生的症状。对重症如因慢性充血性心力衰竭、急慢性肾炎、慢性肝病、低蛋白血症而有轻重不同程度水肿、胸腹水者就不宜多吃咸汤咸水、补液盐,而是要低盐,甚至要忌盐了。更不宜多活动和锻炼,而是要禁忌,并且要以卧床休息为主了。绝不是单纯补气补血就能奏全效。倒是对一般出汗属于气血亏虚者,除补气养血,再用些煅牡蛎敛汗,因其含钙,补充钙后,有一定的收敛止汗作用,对因体内钙离子减少而易汗、多汗者,特别是婴幼儿营养不良,含钙食物不足或缺乏引起缺钙而易汗、多汗者,也会有一定效果。

　　另外还有一些特殊异常出汗的病因及症状:手掌易汗而冷者,常可由植物神经紊乱、神经衰弱引起。足底易汗、多汗者易有特殊的臭味,有失雅气。防治之法:每晚洗足后,多裸露足部,不穿不透气的鞋袜,特别不宜穿不吸湿不透气的塑料鞋、球鞋等,可使脚汗减少,脚汗易于挥发,脚汗少了,臭味也会减少,避免臭气熏人。也可减少、抑制霉菌等细菌的繁殖。足部少汗、无汗者,多见脚底、足跟皮肤粗糙,尤以足跟为甚,严重者皮肤皲裂疼痛或少量出血,影响走路。除体质原因外,与秋燥,风沙侵袭有关,多发于秋冬。防治方法:外出时穿皮鞋、塑料鞋,在家以穿不透气、不透风的鞋袜为好,不穿无后跟的拖鞋。必要时在每天洗脚时用温水多浸泡些时间,软化角质,刮去增厚角质后,足跟即可软化,皲裂也就会浅而小、痛停血止,再涂些油脂类护肤品,既防止风沙侵袭,也可防止局部皮肤水分流失,有保护局部皮肤,防止皮肤粗糙、皲裂、出血,而缓解,恢复正常行走。

　　1. 冷汗　如常发生在晨起或空腹时,同时伴有乏力、饥饿感手足震颤,多发于血糖偏低之人,或发在饭前空腹,或因故延迟进餐、饥饿者,血糖多偏低时,有时也可因糖尿病服用降糖药、注射胰岛素超量引起的低血糖有关,轻者必须及时进食或口服糖水,葡萄糖水效更快更好。重者必须立即输注葡萄糖溶液,否则有的就会出现昏厥、昏迷或死亡。也有报道脑干、脑室、小脑出血常表现为出冷汗、皮肤苍白，须及时就医抢救。

2. 出汗部位 还有一些出汗的部位不同而示各种不同疾病，如手冷而易汗者，常发于青年体质瘦弱失眠等神经衰弱患者。尤其小脑出血患者，很多人都会上半身大汗淋漓。也有同时发生在糖尿病患者。脑卒中之脑血管梗死、患者常发生半边出汗，亦因梗死、出血的轻重不同或部位的不同，而有出汗多少及发生不同部位的出汗现象，均须及时抢救。

3. 出汗气息 有一些因出汗的气息不同而示各种不同疾病，如：汗味有尿臭氨味，口气亦带有尿臭氨味，常提示有尿毒症。在皮肤上还可形成结晶，刺激皮肤瘙痒，同时有纳少乏力，食欲不馨，恶心呕吐，对进一步诊断尿毒症更有帮助。如果体气、汗有肝臭味（也有以鼠臭味形容似更形象），常提示为肝功能失代偿期，乃肝昏迷患者之特有气味。有苹果气息者，常提示酸中毒等。以上体气、汗息，对提示及诊断某种疾病和治疗，均有较多帮助。

4. 出汗味觉 也有一些因出汗味觉的不同而示各种不同的疾病，如：汗示甜味，同时尿亦甜味，尿于地面引来蚂蚁者，即高度提示患有糖尿病。如汗味过咸，伴有皮肤上有白色盐霜者为盐汗，多发生在出汗过多，汗水蒸发，遗留在皮肤表面的氯化钠浓缩成结晶如霜，味极咸。也可因出汗过多，体液氯化钠浓度增加，更易形成咸汗或形成盐霜。或同时水、盐丢失，水电解质紊乱，就需及时补液纠正电解质。

5. 出汗颜色 也有因出汗的不同颜色而示不同的疾病，如：黄汗，或由于黄疸；血汗或由于肝脏、血液病等凝血机制障碍等。

6. 出汗时间 也有因出汗的时间不同可提示患了何病。如发生在夜间睡着时，醒后感到全身是汗，而又随即停止者，名曰盗汗，多见于肺结核等结核病。如伴有咳嗽、食少乏力、微热、面颊潮红，多为结核病中毒症状，为从症状诊断结核病提供了更有力的依据，需胸部透视、摄片确诊或排除。也有可能是缺钙、植物神经紊乱等引起。

7. 出汗与气象 每当大气气压低、湿度高、温度高的气象条件时，人们也容易出汗，特别是体质虚弱的人以及有心脏病、肺气肿心肺功能不全的人，在这样气象条件下更容易出汗，还有贫血患者特别重度贫血者，此时也更容易出汗。

8. 无汗 可有全身无汗，也有前后左右上下或局部无汗的不同。甲状腺功能亢进的患者常少汗、无汗，皮肤干燥。麻风病患者可局部无汗伴麻木、感觉缺失。脑部疾患，常因其部位不同，就可有上、下、左、右少汗、无汗者。

9. 与出汗相关疾病大多已在概说中简要叙述，兹再列举几例与出汗相关较常见的病种如下。

（1）心肌梗死：半百以上老年人突然胸闷、气短、心悸、出汗、面色苍白、或坐立不住呈虚脱状者，常提示有心肌梗死可能。

（2）慢性喘息性支气管炎：多已有肺气肿、肺纤维化、阻塞性肺通气障碍，引起肺源性心脏病，心肺功能不全，而发喘息、胸闷、气短、气急、心悸、极易出汗，稍劳则甚，示肺肾两虚、心气亏损。医论、医案篇已另有专目论述。

（3）肥胖综合征：多汗常与胸闷、心悸、气短伴发，每因劳动跑步上下楼梯时加重增多。

（4）中风（中脏）：因脑出血等重症中风，可引起休克昏厥，而大量汗出亡阳，脉微肢凉。厥回者生，厥不回者亡。

（5）多种心脏病心功能不全：平时即感心悸、胸闷、气短，稍劳则甚，也易出汗。

（三）望闻问切四诊心得

望、闻、问、切四诊与视触叩听四诊大体相当，同样重要，均是收集患者病症的最基本的方法和手段，简便易行，熟练精通不易。但目前多偏向和重视依据现代实验、仪器检查，而忽略中西四诊，为了说明四诊的新认识及重要性，非但不能丢，而要巩固、提高，充分利用，作为辨证、症状诊断诊察疾病的重要内容和治则依据。既要四诊合参，还要注意四诊证脉不符不能统一有矛盾的时候，就要应用舍脉从证，舍证从脉的灵活辨证法。现将我在四诊方面个人的点滴体会、经验及新认识、见解叙述如下，以飨同道，并和同道共同探讨对四诊的再认识、再提高和利用。

1. 望诊

（1）体型皮色润枯与健康：体型挺拔，正侧面无明显偏离中轴线，气宇轩昂，走路敏捷、稳健，胖瘦适度，肌肉匀称，皮肤光泽、少皱纹、富弹性，用拇食二指捏起皮肤后再放松，皮肤随即恢复到原样平整，为健康状态。如迟迟不易恢复，多是老年消瘦体弱，皮肤萎缩，缺乏弹性，肌肉松弛，或营养不良，大病之后，气血亏虚之人。如以上情况改善，则提示营养状况已有改善，大病慢性病也在好转，向恢复、痊愈发展，特别是癌症药物化疗、放疗、手术治疗后，体重多数下降，示消瘦体弱貌，皮肤松弛，如有上述改善，是一种预示好转的迹象，复发的可能性少，恢复痊愈，延长生存期的可能性大。反之也可据此大体判断可能癌症扩散、转移、恶化、预后差等诸多情况。

（2）头面皮肤荣枯色泽：天庭饱满、面色红润、少皱纹有弹性，显示健康状况。如面黄、灰暗、苍白无华，则为病色不健康貌。前者也可提示大病后、癌症等慢性消耗性疾病在好转、恢复、痊愈。后者则提示病情有加重、恶化可能。发热或高热时面色灰白无华，是心血管循环不良，有惊厥休克先兆，儿童常见。

面色蜡黄虚浮者，以往在农村卫生条件差、营养匮乏年代，或是钩虫病继发重度贫血、营养不良。

面色深红多见于高血压，又略有紫气者，常提示红细胞增多症。深暗黝黑无华者，常提示慢性肝炎、肝硬化，医学常将此称之谓肝病面容，要做进一步检查。面色黝黑暗而无华者，常影响从面色诊贫血，但从舌、唇、眼睑淡白可知外，从望手背的黝黑,手掌的白而无华,指掌侧黑白分明的界线对比,也可判断贫血之轻重。

头面浮肿涉及颈肩臂部者,多由纵膈肿瘤压迫上腔静脉血管引起;眼睑浮肿有时全身浮肿者常与肾炎有关;晨起眼睑浮肿,下午睑肿渐消而下肢浮肿者,常由心脏病、老年气血不足等心功能减退引起;面部虚黄蜡黄无华波及全身者,常是营养不良、低蛋白血症、严重贫血者,或是多吃了胡萝卜由胡萝卜素引发。

(3)哮喘型体态:慢性喘息性支气管炎,特别病程较长者,常呈肩耸背曲、头颈偏离侧轴线向前倾、呼吸浅频急促困难貌,表现出喘息患者特殊体态,每因活动量增加,上述体态会更明显,一望便知。青、少、壮年多见于哮喘病期较长者,老年多见于慢性喘息性支气管炎及老年性肺气肿。由于病情轻重不同,而喘息体态也轻重不一。

(4)头皮头发:婴幼儿如头发稀少而枯黄纤细,伴面黄肌瘦虚弱者,常是缺乏营养、人工喂养,以及喂养不当,饮食不节、洁,长期消化不良而便溏,经常因细菌感染肠炎腹泻,成为慢性腹泻,导致小肠营养吸收不良综合征,是即疳积,或其他慢性消耗性疾病导致营养耗损,以致气血不足引起。发为血之余,所以头发又名血余,根在毛囊,头发缺乏毛囊血液营养,就会变得纤细稀少枯黄,影响发育及智力。只要注意避免预防上述致病原因,就能改善或恢复正常。青壮年成长期处于生长旺盛期,气血充足,头发从毛囊得到充足血液营养,头发则显得乌黑而光亮粗壮厚实,可避风寒保护头皮及血管少受风寒侵袭。进入老年期,气血渐衰,加上毛囊萎缩,头发缺少血液营养,再生减弱而稀少,也就逐渐显得少而纤细、枯黄、银白少华、变轻,随风飘乱,露出头皮示不整洁貌,呈现人生已进入老年行列,而且又失去头部挡风避寒保护功能,轻则易发头面部怕冷、感冒或轻重不同程度口眼歪斜周围性面瘫,重则大脑血管痉挛变细,导致大脑因缺血、寒凝气滞血瘀而发脑梗死中风。预防之道:加强营养、增加活动、适当锻炼,早晚用十指或木梳梳头三五分钟,可促进头皮、毛囊及大脑血液循环,秋冬天气寒冷时,应及时戴帽。高龄、妇女梳头不便时,可用双手手指叩击头皮。

(5)眼神:眉清目秀、眼球转动灵活自如,看人视物炯炯有神者,乃是精气神充足,气血旺盛的表现,是为健康之身;反之角膜混浊欠清,眼球转动不灵活,看人视物乏神、呆滞者,多是老弱,或为虚弱之体,长期缺乏营养,或是重大疾病、慢性消耗性疾病,耗伤气血的关系。

(6)黄疸:内科医生主要看巩膜有无黄染。巩膜俗名眼白,黄染就是眼白变黄的黄疸,多是肝胆或溶血性疾病,不仅是医生,群众也一看便知。但对少数很轻微的黄疸就较难明辨,除了在自然光线、阳光下较易诊察外,也须注意和因脂肪及自然眼白微黄等情况相鉴别。一般黄疸多均匀呈现在眼白上,脂肪则多深浅不匀,多见于内外眼角巩膜处,或呈堆积状。必要时可观察尿色相参照,有黄疸的病人小便色深黄如陈酒,重者可如酱油色,泡沫也可黄色,滴在白纸上,染在白布上,即成黄色。或用指压皮肤后不减压不松手，往后平拖2~3 cm，在因指压后短暂缺血示肉白色的皮肤上显出微黄色，可资共同辨别。当在阳光下察看黄疸时，须在没有树木植物绿色光线下或树木植物旁，避免阳光受树叶绿色反射出的草绿黄色影响，否则可示轻度黄疸假阳性而误诊。另有一种直接胆红素阴性者，尿液可不现黄色。黄疸色鲜艳者为阳黄，多见于急性黄疸型肝炎、胆结石、胆囊炎。黄疸色暗而略显黯绿色者则属阴黄，多是胆结石、胆道胰腺头部肿瘤压迫胆道及其出口的阻塞性黄疸，病程长，黄疸深重，皮色亦深黄黯绿，乃旷时持久而成。

（7）舌苔：厚腻苔多见于中后部，我国中医学把它归属于土，配五脏属脾，乃脾湿重，就用健脾燥湿药。如果没有纳少、脘痞、乏力、口腻等不适症状，可以不作处理。由于舌苔厚腻多因饮食油腻、太甜、过饱等消化不良情况诱发，晚餐迟、睡前多食，胃排空延缓，也容易有熏蒸之气等因素造成，须饮食清淡有节、晚餐不要太迟太好太多太油腻，睡前避免进食。舌苔厚腻与否，又常因进食时舌头的搅拌、与食物的摩擦，有些就摩擦掉了，有的因进食舌头搅拌，舌头边尖与食物的摩擦幅度大，舌苔被摩擦掉较多故而少见厚腻苔，甚至少苔无苔；舌头中后部摩擦幅度小，摩擦掉的舌苔就少，因此就会经常见到舌头中后部厚腻苔，与脾土湿重无关，所以也就无须用健脾燥湿药了。如果同时有上述消化系症状，就应避免上述饮食习惯，再用些芳香理气、燥湿、化湿药，就可增进食欲、理气消痞、除秽清口气、提神消乏、去除口腻，厚腻舌苔就会减少，这与芳香理气药中大多含有挥发性成分如薄荷中之薄荷油等有关，能降低表面张力，减厚苔、除黏腻、增食欲、消闷、除胀。如果经常进食粗硬毛糙食物，或进食虾蟹等要用舌尖多的食物则舌苔就可能少些，甚至舌的前部边尖会红而麻辣痛，重的破碎或糜烂，舌尖常重于舌边。也有因牙齿内面齿石、破碎、义齿等毛糙、异物不适等感觉，常用舌尖去舔摩擦造成的，多是外因物理因素。如当作心火、肝火用清心泻肝之热是难以有明显效果的，只要注意避免上述致病之因，既可预防，疗效也好；既可少用、不用药，好得也快。

（8）望神阙察腹部：诊察腹部，可知正常或病态，特别是有助于对鼓胀有无腹水的判断。神阙就是肚脐眼，一般可看到脐眼较深时，多见于肥胖腹壁皮下脂肪较多、较厚，腹大之人，亦即俗称大腹便便、啤酒肚之人，用右手拇食中指将腹壁掐起，腹壁的厚度可达4~5 cm或更多。脐眼深浅匀等者，多见于正常不瘦不胖人，掐起腹壁的厚度大致在2~3 cm。脐浅平者可见于瘦人，掐起腹壁的厚度大致在2 cm上下。如腹大如蛙、脐平，腹壁青筋隐现者，大多是门静脉压力高，多见于水臌胀有腹水可能。如脐眼突出，掐起腹壁的厚度只有1~2 cm，同时有腹壁青筋显露，腹大如蛙者，多见于有腹水病人，如伴有移动性浊音者，就可确诊，但只知是液体，漏出液者多，少数是渗出液或是血性，也有脓性的，要明白是渗出液、漏出液、或癌性、结核性、或脓性等特殊疾病引起，就要腹腔穿刺抽出液体，先肉眼观察，有的一望便知是脓是血，有些须进一步检查及检验确诊，这些检测可以说是我们眼睛看不到、手摸不着的延伸、深入,以前得不到,而现在可以得到的,赖以诊断的依据资料,也是很重要的。

更详细观望腹部时,腹壁静脉显露、查其静脉曲张之部位及其血液流向也很重要。如:门静脉高压,腹壁曲张静脉常以脐为中心向四周伸展,故脐以上血流方向由下至上,而脐以下血流由上至下。上腔静脉阻塞时,上腹壁或胸壁的曲张静脉血流均转向下方,下腔静脉阻塞时,脐以下的腹壁曲张静脉血流方向转向上。可用右手拇食二指合并,用可以阻断静脉血流的压力,压在以脐为中心脐上的一条腹壁曲张静脉上,然后将拇食二指向曲张两端慢慢分开,达3~5 cm距离时,其间静脉萎瘪,先松开近脐端一指,其曲张静脉立即自近脐端向远脐端迅速充盈,反之先松开远脐端手指,其间曲张静脉不会立即充盈,这就是脐以上血流方向是由下至上,或用同样方法于脐下曲张静脉,血流由上至下,也迅速充盈者,均为门静脉高压;如用同样方法于上腹壁或胸壁曲张静脉,其血流均向下方者,为上腔阻塞;而用同样方法于脐下的腹壁曲张静脉,其血流方向是向上者,是下腔静脉阻塞。以上望诊加简易操作,即可鉴别门静脉高压或上、下腔静脉高压。

当人站立时脐周中腹明显大于上腹,平卧时这个差别就不明显,腹壁多松软,乃腹壁肌肉张力差,多见于瘦长无力型、胃下垂病人,属中气不足。少腹明显大于、高于中腹,叩诊浊音,或触及囊性包块者,提示卵巢囊肿,也可能是癃证——尿潴留,排尿后即消失可资鉴别,也可以是3月多的胎块,但质地较硬,有停经史。是否胎块,排尿后消失与否即知分晓。

(9)步态:步态小而不稳且缓慢,行动不灵敏等,可以是老年气血不足,脑与肌腱、筋脉衰退僵化,行为退化的表现。帕金森症,步态多急促慌张,或伴双手颤抖。考双手动态颤抖多见于脑硬化,双手静态颤抖常见于脑血管动脉硬化。但多与年高脑功能减退有关。所以平时行动就要缓慢,起立步行都要注意用外八字步,可增加稳定性,缓慢稳健行走,防止跌倒。

(10)视力:除远视、近视、白内障、角膜炎、角膜混浊等影响视力外,也有眼球外观正常,却视而不见者,老百姓俗称之谓青眼白睛,此类视力障碍,病处多在眼底视网膜黄斑变性、出血,高血压糖尿病血管眼底病变或眼球压力增加之青光眼等,应到眼科用眼底镜、测眼压等检查,可明确诊断,这是我们眼睛看不到的延伸的一种望诊,就能查明病因,这是我们望诊的补充。据此就可按不同病因、不同疾病、不同症状加以治疗。不能单纯当作肝开窍于目而益肝养血明目治疗。

2. 闻诊

(1)主诉:听患者诉说症状,包含主诉及一般症状,要分清主要、次要及其不适程度轻重、时间长短,平素有无,常发偶发等,以及病情经过,发病可能因素等,必须一一问清,提供病情的前因后果、相互关系,对诊断多些依据和需要检查部位及检测项目,提高诊断的正确性,是有较大帮助的。也要注意主诉的准确性、可靠性。

有时确切的一个主诉症状就能供诊断参考。

（2）语音：说话高亢洪大有力，持续时间长，乃肺活量好，中气充足，是气血旺盛，身强力壮健康之体，心肺功能良好。反之语音低微，气不上续，持续时间短，有气短不够用的感觉，是气血亏虚，肺活量差，肺气不足，肾气亏损，身体瘦弱，心肺功能差的不健康之躯。声音嘶哑，发病短者，常见于外感、高声大喊大叫、急性咽炎、慢性咽炎等引起的声带炎；发病时间长者，多见于慢性声带炎、声带息肉、结节，也可由喉结核等病引起。如年高经久不愈，亦提示有可能胸腔肿瘤压迫喉返神经，引发声带麻痹，须及早检查声带，如一侧声带麻痹，立即可得到胸腔内有肿瘤可能的诊断，再作进一步的检查，明确肿瘤的位置性质。如闻及有犬吠样声者为急性喉炎，也可发生在白喉等喉病。闻及哮鸣音急性伴咳嗽多见于急性喘息性支气管炎，儿童常见。慢性间歇时发或伴有遗传过敏体质者，常见于哮喘。

（3）气味

1）病气：从患者身体发出的特殊疾病的气味，如糖尿病可闻到的烂苹果气、肝硬化功能失代偿肝昏迷时的鼠臭味（肝臭味）如氨水味。禁食、纳少腹泻等失水，水电解质紊乱醋酮蓄积酸中毒的苹果气。进食过多、消化不良、胃排空迟缓等的酸腐味，呕吐宿食也可酸腐味。慢性鼻炎、副鼻窦炎、慢性咽炎、化脓性扁桃体炎、慢性呼吸道炎症、支气管扩张、肺脓疡、干酪性肺结核等都可从呼吸道呼出各种不同的秽味，还有口腔炎症、牙龈炎、龋齿、齿缝食物残渣等均可引起炎性腐败性气息。要分清病因治疗。如不明确病因，笼统归因中焦脾胃湿热论治，有些就不会有好的效果。

化脓性皮肤病、化脓性破溃疖痈等也有化脓性炎性气息，特别是未及时清疮换药者，更有一种腐败气息，在夏暑温度较高时更明显，须及时清创换药，或分别不同病情予以治疗。

2）体气：个人卫生不良的气味，多是缺少个人卫生习惯，懒于行动，少换衣、少洗澡，未每晚清洗肛门及周边或不刷牙引起的。

3）体质性气味：如狐臭等，病在腋下大汗腺，青壮年气血旺盛时，汗腺分泌也旺盛，也可有狐臭味或其味较重。进入老年，气血衰退，汗腺分泌逐渐减少，狐臭味也渐少、消除，有一定的遗传性，气味有轻有重，轻者可随年龄增加到老年逐渐消失；重者可手术治疗。

4）老人气：多因年高、体弱，行动不便，肢体欠灵活，大便未擦净，与前列腺增生，小便常滴漏污染在衣裤上，加上鼻涕涎液常不自主流出，缺少个人卫生，而发出一些难闻的体气，特称之谓老人气，并不是老人身上有一种特定的老人气味，如注意个人卫生，即很少有老人气。

3. 问诊　历代对问诊就很重视。到明清张景岳及陈修园在前人的基础上总结、修改写成《十问歌》："一问寒热二问汗，三问头身四问便，五问饮食六胸腹，七聋八渴俱当辨，九问旧病十问因，再兼服药参机变。"又有近代新编的《十问歌》已较详尽，是中医的精华。结合现代医学，患者诉说不完全的要问，不清楚的要问，不确切的要问，有疑问的要问，确认患者所诉症状的真实性，轻重程度的准确性。既要问当前症，也要问清病情经过及其能知道或认为有可能的发病因素及有关前因后果。还有已往有否检查及用药情况，住院、手术情况等，均须一一问清，才能提供真实、可靠、准确、全面与疾病有关的信息进行分析判断，才能确保诊断的比较可靠性、准确性，治疗的有效性，避免重复用药的危害性。

4. 切诊（包括按诊触诊）　切诊主要是按脉，也称按脉搏，就是按显露在浅表动脉血管的搏动情况，一般分为浮沉、迟数、大小、结代等28个不同的脉象，从方便等原因，习惯多是按腕部的脉搏，从中可得到提示多种不同的疾病。如脉搏的大小，可以知体质之强弱，气血之盈亏，及心脏搏动的力量大小而知心气、血脉之盛衰，过大过强有力，可能是心脏收缩搏动太强，心气旺盛，或是劳动强度大，或是跑步运动之后，或为血压高等的原因，过弱过小或为气血亏损，心气不足，血少体质虚弱，心脏搏动无力、低血压、失血、失水，血容量不足，心输出量少等所致。弦滑多见于年高风痰之体，如动脉硬化，血管迂曲，管壁增厚，而示弦滑如盘走珠之脉。如有高血压，则弦滑更明显。由于这种脉象的患者常易中风，或中风患者昏迷时咽喉常有痰声，中风患者体多肥胖、高血压等，视为痰湿之体，多有弦滑脉象，而认定弦滑之脉是风痰。由此联想说明，在当代医学条件下，结合病理生理学对脉象的观察、分析、研讨、总结其病因病机，是有一些道理的，或者是正确的。现在则须参照更为详细的心电图、听诊及先进仪器等检查，才更正确。男性因劳动较强，肌肉发达，包括心肌也较发达，因而心肌搏动力较强，比女性要洪大有力，也多显露于表，故一按即得而示浮。关于脉搏的迟数，有体质性的，如窦性心动过速、窦性心动过缓等，比如你胖我瘦，你高我矮的差异。但脉搏过快过慢也就是病了，多是心脏本身疾病，从切脉可知结代促散等象而知心病，提示须心电图检查而知其心律不齐之因，提供有效治疗。或因劳逸不同、男女性别之差，不一定是寒热虚实。又如女性因劳动力常较男性少而小，肌肉不如男性发达，心肌亦不如男性发达，故脉常欠显露，而易现沉细、濡小脉。还有反关、斜飞、一侧无脉征，这也是生长、解剖之变异，这大都属正常之解剖变异，就如心脏可生长在右侧成右位心，按胸腹时，心尖搏动在右胸才能触及。阑尾可长到左侧，甚至整个内脏反转等皆是生长解剖变异，都属正常。按脉部位有三：左右腕部的寸关尺分属五脏六腑，颈部两侧的人迎，两足背的趺阳等三部九候（说法有多种，笔者认同以上所说较实用合理），还有心尖搏动处虚里，各有特点及所主病，有些是很有价值。但寸关尺分得如此之多、之细，能否分得清是要商榷的。苏东坡的："求医诊脉"提出质疑是有一定道理和参考价值的。笔者也有专题论及，但对颈部两侧人迎细小，常会出现头昏眩晕，恶心、呕吐，易发直立性晕厥、脑梗死等，常由颈动脉粥样硬化、狭窄诱发。颈部人迎处静脉充盈，多是充血性心力衰竭，前负荷增加，或纵膈肿瘤压迫上腔静脉，以致颈静脉压力增高充盈。两足背部的趺阳脉，可由此查出的疾病，如脱骨疽（血管闭塞性脉管炎足部坏死，也见于糖尿病及其引起的足部坏死），趺阳脉可示细小沉弱，甚至按不到，足部特别怕冷而皮肤寒凉者。对此，我总要按一下足背的趺阳脉以求证。这两处的脉象，倒是蛮有参考价值的。除按三部外，也应该包括按胸腹，按虚里心脏搏动力的大小、快慢、颤动（猫喘），心尖搏动的有无，及其强弱、范围、部位等，可提示心脏有无异常疾病及病情轻重，提供进一步检查某部位及项目。按腹部即可知腹部有无喜按、拒按之疼痛，前者为虚后者为实，结合腹壁软硬度及有无包块或囊性包块及搏动等，可为很多腹部急慢性疾病等提供依据，从中可发现一些须手术的急腹症，及时得到治疗，挽救了生命。古代由于封建，不能触摸胸腹和私处，尤其对女性患者，男女授受不亲，更何况胸腹乎！甚至有牵线搭脉的荒唐演出情节。到后来仅见到喜按为虚、拒按为实、青筋暴露、脐突、气臌、水臌及癥积等少数腹部征象记载，这也是我国医学成为滞后西方医学的原因。按尺肤能大体知道发热与否及发热高低，为医生提供就诊患者有无发热性疾病，进一步检查的依据，既简便，也有一定实用价值。笔者曾对暑温患者用按尺肤及腹部而知其热之有无及高低，就可即时作出对高热、昏迷、惊厥患者用退热药，达到热退、惊厥停、昏迷缓解，从而保护大脑，减少死亡及后遗症。较摸头额准确，由于尺肤除夏季外多有衣服遮盖，受外界气温影响小，头额多无遮盖，受外界气温影响大。按肌肤粗糙、润泽与否而知荣枯，为气血是否旺盛、衰败，可断患者体质强弱，有无重大、长期慢性消耗性疾病，以及抗病能力高低。可预见慢性病的恶化、好转等。几千年的封建社会，男女之间肌肤不能暴露触摸，身体血肉之体乃父母所给，不能触损，甚至有隔纱望诊、牵线搭脉的现象，阻碍影响了按诊、解剖的进行，及研究和发展，甚至还有肝在左而用于右的说法。从而阻碍、影响了我国的医药学发展，是中医学发展滞后于西方医学的主要原因之一。四诊是医学最基本的诊病手段，简便易行，很多疾病从四诊即可得到诊断，也有很多疾病从四诊即可得到提示，指导检查范围，利于及时明确诊断和治疗。所以必须充分利用四诊。为了用好四诊，还必须练好四诊基本功！

腹部按诊是切诊的重要内容，在对腹部进行按诊时，应注意以下几点。

（1）取病人平卧下肢屈曲的常规姿势，有时尚不能满足临床要求，特别对有腹水的患者，也可采用浮沉触诊法，即：右手四指并拢，半垂直向腹部需要检查部位上下浮沉冲击检查，就能发现常规检查不到的包块，有时需要上身抬高取半卧位，让腹肌更加松弛些，有时甚至取坐位腹部更软，或俯卧位，如有包块可下垂到近腹壁，手掌向上触摸，使常规未能查到的包块，就较容易查到包块及包块的大小、质地、表面及周边状况及其移动度与呼吸关系等重要体征，为临床提供更多可靠较翔实的资料。

（2）检查腹部前，特别重点是上腹要求未进食或空腹；如重点是少腹，要求膀胱空虚,必要时排尿后检查。否则或可因膀胱充盈高于耻骨与停经现象偶合而误为怀孕,或易误为卵巢囊肿,因两者皆呈少腹固定浊音,无移动浊音征象,或误诊为其他少腹包块,或造成对少腹包块及子宫肌瘤的漏诊。因此妇科腹部检查前排尿是常规,而内科腹部检查常被忽略而导致误诊者有之,不可不慎,应引起警惕。

（3）三大常规检验血液、粪便、尿液三大常规,还有肝功能、生化、CT、X线、心电图、彩超、听诊器等现代仪器等检查,这些都是我们眼睛(望)、耳朵(闻)、口(问)、手(切按)四诊的延伸扩大,能看到眼睛望不到,耳朵闻不到,口问不到,手切按不到的征象,是四诊的重要补充,诊断的重要手段,已到了不可或缺的地位。也要认真学习、吸取、熟练、应用。

（四）浅谈四诊与脉证从舍对慢性支气管炎的辨证施治

四诊,即望闻问切,通过它,可以从病人身上搜集到疾病的症状和征象及其变化的客观信息,是辨证基础。脉证从舍,即舍脉从证、舍证从脉,有时因脉证不符,辨证有困难时,根据脉证全面综合分析,决断病之主要矛盾所在,而应从证或从脉的另一种特殊辨证方法。前者是常,后者是变。不知其常,也就无从识其变。是中医传统"知常达变"的具体应用。

四诊是每个医生诊察疾病和赖以辨证施治必不可少的手段。是我们经常应用和熟悉的方法,而脉证从舍,有时却被部分医生所忽视,或被四诊合参指导思想所禁锢。似乎必须四诊相符,才能据以辨证,才会产生正确的诊断和治法。当遇到脉证不符的病例,不是按脉证从舍,而是在书写病案时不是以证推脉,就是以脉凑证,务求四诊相符,免遭物议耳。初学者,有些对脉证从舍认识不足,还误认为中医理论与实践不一致,而产生对中国医药学有"不足之议"或"欠妥之概",所以持必须四诊相符才能辨证论者,无疑自缚手足,固未必妥当,而单凭切脉,能知百病,乃言过其实,故弄玄虚,也实属可恶。《伤寒论》中就有有证无脉,有脉无证者,前者是据证而辨证,后者是从脉以定病。因此,四诊,既不可全凭一诊而下决断,合参也不等于四诊必须全部相符。而是要综合分析,所以都是不可或缺的,脉证从舍也很重要,两者结合,相辅相成,才能相得益彰。

脉证从舍所以重要,是有它一定道理和有其规律可循的,一是结合辨证观点,有其科学性、逻辑性的,如"慢支"在中医辨证论治时,一般说来,其脉证是相符的,但慢性支气管炎老年患者较多,心肺功能减退,人也多消瘦,加上合并有肺气肿等病,心率多较快,脉常显露而表浅,轻按即得而示"浮数",又由于老年,常因动脉硬化及高血压等病理生理之变化,或肝阳上扰,痰湿,燥火素体之不同,脉多蜷曲而较硬,按之"如张弓弦,如盘走珠",而多弦劲滑动,前者"浮数脉"示表证,后者"弦滑"若见痰实,辨证自易,但前者常多见太阴虚寒,而后者如呈现肺肾两亏,脉证就大相径庭,如要求四诊相符,辨证就难,这里亏虚是病之实质,脉象虽实,多是动脉硬化，高血压之故，或由素体阳盛等因。就不能反映疾病实情，如不知素体之因之脉，应按脉证从舍法辨证论治，不因浮数而应从证温肺化饮，不因弦滑而须从证益肺肾，就能得到比较正确的病机、诊断和治法，而已知其素体之因之脉，当可结合标本先后法则先温肺化饮或益肺补肾（实际上也是按标本缓急治疗需要，舍脉从证的另一种说理）。但对有咳喘见证而用止咳平喘药时，如有助阳盛上亢，血压升高之麻黄等药，就须注意之，慎用、减量或禁用。再如慢支稳定期，同时由于年高肺气不足而喘息。甚则肺虚及肾，肾气亦亏，动则更甚（相当于重度阻塞性肺气肿），进一步肺心相佐失调，心气亦亏虚而心悸，则脉之至数增加而常数（相当慢支通气换气功能障碍而有不同程度的慢支缺氧、二氧化碳潴留，形成失代偿性肺心病时，导致喘的加重及心率增速）。脉除呈弦劲滑动外，又兼数脉，均是实热之脉，但证见肺肾两虚，心气不足，脉证极不相符。如慢支伴重度肺气肿，失代偿性肺心病而急性发作继发感染时，证见心悸喘息，动则更甚，痰吐清稀色白，脉示弦滑数，四诊合参辨为肾气下虚，寒痰上实时，弦滑可解，数脉难通，脉证亦不符合而难辨。如按舍脉（数脉）从证，就比较合于理法。反之，也就舍证从脉，例证较少，故不举例。

　　舌象也和脉象一样，常受到多种因素影响，如慢支病人有嗜烟好酒喥食膏粱者，苔常黄腻，又如肺气肿，通气换气功能障碍，慢性缺氧，为代偿而红细胞、血红蛋白较正常值偏高，不仅舌质多偏红，面色也偏红，但慢支多见太阴虚寒，肺肾两虚，心气不足之证，舌质与证候相背，故也应按脉证从舍法则，而舍舌从证，不因苔黄而应从证温肺化饮，不因舌红而应从证补肾益肺养心，就比较合理，当然也就会收到较好疗效。

　　笔者在临床中观察到，尤其是慢支，舍证从脉者少，而舍脉从证者多，且比较有据。如慢支发热、咳嗽、痰黄为热痰，形寒肢冷、不渴、咳痰清稀或如泡沫为寒痰，而痰的黄白，黏稠清稀之分，又有其一定的客观指标。对辨证、确立证型，尤有帮助。一般讲来，黄痰为热，痰的镜检脓细胞（+++～++++），多表示感染较重，白痰为寒，镜检脓细胞（±）左右，多提示感染较轻，或多过敏性，痰中可检出较多嗜酸性细胞，痰可黄白相间，也可以先白后黄，更可以晨黄夕白，错综复杂，遵辨证施治法则，热者寒之，寒者热之，实则泻之，虚则补之，多有疗效，盖前者热证用寒凉药，多有抗感染作用，后者寒证、虚证用温补药，多有改善循环，提高免疫功能等作用，促进急慢性炎变的改善和吸收，故都能收到较好的治疗作用。由此可见，证候、症状、征象，这里不包括脉象舌象，是反应病之主要矛盾所在，是辨证的主要依据，脉（舌）象则常因年龄、性别、肥瘦、饮食等生理解剖和生活习惯等因素而有差异。以及素体之不同而有差异，常与证情不合，故而居四诊之末。所以古人云：上工望而知之，中工问而知之，下工切脉而知之，是有一定道理和科学根据的，这也是笔者认为辨证施治变法——脉证从舍，尤其是舍脉（舌）从证在临床中的重要性，故四诊是基础，合参乃常法，脉证从舍是变法，都是重要而不可偏废的。

（五）临床少见、特殊及可借鉴病例介绍

现将临床诊疗中一些较少见，以及一些有兴趣的特殊病例罗列于下，或可拓宽临床医生的诊疗思路，减少、避免漏诊，误诊，对提高诊断正确率会有一些帮助，从而能及时对患者采取有效措施。

1. 路维德希咽峡炎　1973年巡回医疗时，患者陈某主诉吞咽不利有噎塞感觉，伴呼吸困难发热3天，症状渐见加重。拟诊：路维德希咽峡炎？上段食管、气管间有炎症或肿瘤压迫食管气管，请外科会诊收住入院，因急性发病伴发热、呼吸困难，初步排除食管癌，咽喉过敏水肿，因肿瘤压迫病期较长，故后者病情更急，几小时即可能窒息而亡，临床较少发热，故认同第一诊断，因外科手术技术条件限制，经保守治疗，呼吸不畅，窒息不治而亡。本病例如有条件，及时到专科医院治疗，或可得救！

2. 特殊肝癌病例　1969年我参加到双河公社巡回医疗，医疗队在该中学搭伙就餐。王老师，男，52岁，体质尚可，健康貌，因右胁偶有不适，但自觉精神、饮食正常无大病，没有重视，闻上级医院来了好医生，想看看。即请我诊查，经腹诊，肝于肋下3公分，质硬如肋骨样，尚勉强能随呼吸移动，拟诊：肝癌，即告知校领导应嘱其到上级地区医院检查诊疗，后悉确诊肝癌，经治3个月，无效而亡。

3. 从关键体征提示肝脓肿的诊断　钱某，男，48岁，于1971年4月以发热、右下胸胁肋部疼痛1周，住外科治疗数日，诊断不明，未见疗效，邀请中医科笔者去会诊，查体：乳线第五、六肋间隙稍饱满压痛明显，拟诊肝脓疡，经穿刺吸脓，中药大剂量清热解毒，蒲公英100 g，紫花地丁100 g，金银花100 g，野菊花100 g，连翘50 g，生甘草10 g。西药抗生素输液，中西医结合治疗，1周后热退，2周后痊愈出院。当时尚无B超，仅凭重要体征提示诊断，其中穿刺抽出脓液而确诊，并以外科切开脓肿排脓而愈。

4. 从心外血管杂音诊断胰腺癌　1978年涟水县医院中医科门诊，赵某，男，56岁，主诉上腹不适，有时隐痛，上腹轻压痛，腹软，未触及明显包块，听诊左上腹有血管收缩期杂音，拟诊为胰腺癌，因胰腺中部肿瘤压迫脾动脉产生心外血管杂音所致。后经超声波、血液等相关检查，明确诊断胰腺中尾部癌。经到上级医院查治，明确诊断，治疗无效而亡。

5. 从直肠癌的特殊症状提示诊断　1968年一老太因便血、里急后重，门诊作细菌性痢疾收传染科病房治疗无效，因病程较长，又作阿米巴痢疾治疗，也无效，即请中医会诊，笔者因其大便成形且正常，血性分泌物黏附在大便表面，大便常规检查红细胞（+++），白细胞（+），加上病程长，里急后重，大便以红细胞多，故否定痢疾，而拟诊乙结肠、直肠肿瘤，请外科会诊，经金属直肠镜检查，证实为直肠癌。此病常被误诊为痔疮、痢疾！尤须注意，所以特将其列入应特别注意的特殊病例。

6. 中毒性菌痢的特点　县医院门急诊。夏某，男，42岁，高热，浅昏迷，有四肢惊跳,乃惊厥先兆,笔者值急诊班接诊,经体检未发现明显特殊阳性体征,经腰穿脑脊液检查阴性,再经肛门指检为脓血稀便,大便常规检查有大量红白细胞,拟诊为中毒性菌痢,即收住院抢救治疗,治愈出院。

7. 肺癌的特殊体征病例 1972年,一女性患者,经常咳嗽,发热,右胸疼痛月余,在涟水县医院内科门诊就诊,经检查为右侧胸膜炎、少量积水,经抗结核治疗无效后住院,经会诊,胸片、穿刺,仍维持胸膜炎胸水诊断及治疗,几经反复多种诊断、治疗,仍无疗效。以后邀笔者参加会诊,经检查:右侧叩诊浊音,语颤增强,气管向同侧移位,拟诊肺不张,与肿瘤有关,后请上级医院会诊,气管向同侧移位,不符合胸膜炎、积水,同意肺癌引起的肺不张、少量积水诊断!后因病程较久,病情恶化,治疗无效而死亡!其误诊原因,很可能没有查气管移位情况,也没有查病侧语音、语颤有关!

8. 药源性剥脱性皮炎 在工厂保健站工作期间,一家属儿童在农村驱蛔虫后,发生药物性全身剥脱性皮炎就诊,因病情严重,经转院住院抢救治疗无效死亡! 20世纪50年代笔者在诊疗中也普亲自遭遇到3例青霉素过敏病例:患者经肌肉注射青霉素后1~2分种后,立即胸闷、气急、烦躁不安,血压下降。经注射麻黄素、肾上腺素后立即送医院抢救而愈,1例因结膜炎滴入青霉素溶液而眼红加重,扩大到眼睑及其周边,且奇痒不适,及时生理盐水冲洗后缓解。自此后用药更谨慎,必问有无药物过敏史;配备急救品,对已过敏患者,做到及时治疗处理,对急重者立即处理后转院治疗,轻微过敏、迟发者,亦不能小觑,也必随时观察、随访,有加重及时就诊,便于及时治疗。撰述此病例以警示:药物过敏、特异反应要及时治疗,多可得救。

9. 药源性女性乳房溢乳,男人乳房增生 有3例女性溢乳患者,2例男性乳房增生,乳头处分别有大如白果、桂圆大小结节,均先在其他医疗机构诊疗,对前者原因未明,后者疑有肿瘤可能? 后经笔者诊查后,得知有服多潘立酮2~3周后分别发生溢乳和乳头肿块的病史,而明确了病因:服了有促泌乳素作用的多潘立酮有关。经停服多潘立酮,给予有抑制泌乳素作用的维生素B_6,女性患者溢乳停止,男性乳房硬结逐渐消退。以后对凡须服用多潘立酮者,笔者均同时给服维生素B_6,十余年来,我未曾再见有上述副反应发生的患者。

10. 脑型疟疾的特点 1975年夏季,我值夜班急诊,一儿童高热、头痛、惊厥、项强,经脑脊液检查(-),血常规查到疟原虫而诊断为脑型疟疾,经奎宁注射抗疟、冷敷、酒精擦浴、安乃近退热,热退惊止而愈。

11. 急性发作性癔病 笔者在多年门诊中,曾先后有6例患者,家属护送就诊时,常见患者急风暴雨样的胸闷、气急、快速大口呼吸,大量呼出CO_2而发手掌指痉挛,如鸡爪样,俗称鸡爪风,烦躁不安,眼睛紧闭如昏迷状,经查瞳孔反应正常,眼球转动灵活,血压脉搏等生命指标均正常,同时常见有流泪痕迹。即提示可诊断其为癔病。常发于心胸狭窄,气量小,性急躁的妇女,与人相骂争吵后立即发作。虽是一般性疾病,但其来势凶猛,示急重病态可用纸做成口罩,罩在口鼻上,助呼出的CO_2重新吸入,有效缓解症状或终止指掌痉挛,临床值得注意。

12. 气管内膜结核伴肺炎、肺不张疑难病例介绍　一中年女性患者,主诉发热咳嗽3天,胸透为肺炎,作肺炎治疗,无效。后经胸部摄片,诊为肺不张,再经晨间痰液检查,查到结核菌,纤维气管镜检查,诊断为气管内膜结核,经抗结核药治疗而愈。此乃胸透之误,临床医生思路欠广。

13. 急性阑尾炎以腹泻腹痛为首发症状　患者主诉腹泻3天,便溏。腹诊:软、无包块,阑尾点压痛不明显,无反跳痛,不发热,无恶心,暂作肠炎处理,嘱咐随时就诊,或电话联系。患者未按医嘱,7天后就诊,阑尾已穿孔形成腹膜炎,经住院手术痊愈。这里应引起注意的是:阑尾炎也有伴腹泻的,要留观、要查血常规、要强调及时复诊。患者如按医嘱及时就诊、电话联系,或不致化脓穿孔腹膜炎后才手术。阑尾炎虽属一般性疾病,但病初症状多样性,常易误诊、漏诊,其他大医院也有漏诊来笔者门诊病例,述此引起重视耳。

14. 巨大脂肪肝　1988年9月门诊一中年农村男子形胖,主诉右胁不适,检查肝于肋下五指,质稍硬而饱满,经B超检查为脂肪肝,肝功能谷丙转氨酶76,乃脂肪肝引起,须积极治疗,进一步检查,嘱少吃肥肉,动物内脏及甜食,多锻炼活动减肥。5年后随诊仍存活,体胖已减,肝亦稍有减小,查肝于肋下四指,肝功能检查ALT58,HBsAg二对半均正常,乃脂肪肝引起,须积极防治脂肪肝。

15. 干性心包炎　1975年在县医院外科病区一刘姓患者,男,36岁,因胸闷而痛,伴发热,请中医科笔者去会诊,经四诊加听诊,听到心前区有与心脏搏动一致如蒸汽火车开动时吭哧吭哧的心包摩擦音而诊断为干性心包炎。笔者认为西医外科医生不应该把病区胸闷、胸痛患者的干性心包炎的特殊阳性体征遗漏,此其一,或因其为外科医生,对内科疾病医学知识不够全面,此其二,或因其是外科医生,不大应用、不习惯、不善于应用听诊器检查内科疾病等而疏漏所造成,虽是个别病例,也应引以为戒。

16. 无痛性胆囊肿大提示肿瘤压迫胆管出口　1973年在涟水县医院中医科门诊,接诊一男性患者,46岁,主诉3个月来右肋不适,巩膜、小便发黄加重,体重下降。经查右胁肋下胆囊区触及无痛性囊状包块。乃胆囊肿大。考无痛性胆囊肿大伴黄疸者多为乏特氏壶腹部肿瘤压迫、阻塞胆汁排泄,故而引发非炎性、无痛性胆囊肿大,经钡餐检查:十二指肠曲增宽,拟诊为胰头部癌。

17. 肾下垂检查不可忽略　70年代,门诊一王姓中年男子主诉:右胁下经常不适或胀痛多年。经右胁下前后腹腰双合诊检查,才发现有如肾脏形状大小质地光滑之包块随呼吸移动,拟诊为右肾下垂,经B超检查证实。肾下垂虽不太少见,病亦不重,但引起医生关注而认真检查肾脏者少,应引起重视,举手之劳,则可轻而易举及时发现,免漏诊、误诊、误治。

18. **腹主动脉瘤** 20世纪70年代,门诊一50岁左右百陈姓女子主诉腹部近脐部跳动不适。经腹部按诊检查,于脐旁有一囊性膨胀性搏动,与心脏节律一致,即拟诊为腹主动脉瘤,经西医进一步检查而确诊。

19. **霍奇金病** 于1976年在门诊有一患者颈左侧有一鸽蛋大淋巴结无痛肿块,稍有头昏乏力,无其他明显全身不适,经四诊:面色少华,仅感乏力,脉濡、苔薄、舌质偏淡,体检:肝于肋下2 cm,质中等,无压痛,脾于肋下2.5 cm,质中等,无明显压痛,白细胞(WBC)9850,中性细胞82%,淋巴细胞17%,红细胞(RBC)312万,血红蛋白(Hb)9.8,血小板(PLT)115万,肝功能正常,胸部透视:肺门影增大,淋巴结肿大待查。后又查到腹股沟淋巴结肿大,并经会诊:印象淋巴结肿瘤,经转血液肿瘤科,诊断为霍奇金病。为此对无痛淋巴结肿大的患者要提高警惕,进一步检查,避免漏诊、误诊。

20. **固定性紫斑** 有2例患者,每次服用左氧氟沙星后,第2~3天分别在腹壁出现2 cm大紫斑,周围伴有红晕而痒,停药后即逐渐退去,以后该两名患者再次服用左氧氟沙星后,又在原处发生同样皮疹,停用后即自愈。我自己也曾因服用左氧氟沙星后,第2天在左手背出现1.5 cm紫斑,伴周围红晕而痒,停药后即退,以后先后2次每再服用,在原处又发生同样带红晕而痒的紫斑,停药后即消。

21. **幼年间断复发性黄疸** 20世纪70年代曾见1例32岁男性患者,自幼年开始时有间断轻度黄疸发生,但肝功能检查基本正常,无胆囊炎、胆结石等可显示黄疸的疾病,生活工作基本尚正常,经查阅有关资料,因其自幼年起的特发性间歇性黄疸,故诊其为幼年间断复发性黄疸。据资料记载:目前本病例可诊断为先天性非溶血性黄疸,病例较少见。

22. **儿童心包积液** 1965年在农村巡回医疗,有1例3岁儿童患者,发热4天,后气促而就诊,脉细数,苔薄,舌稍带紫气。T38℃,听诊:左肺呼吸音低,心音低而遥远,虚里未见搏动,叩心浊音扩大,拟诊心包积液,经X线胸透:心音扩大如兜,临床拟诊:心包积液,经心包穿刺抽出液为渗出液,确诊为炎性心包积液,确诊为心包积液,经中西医结合治愈。

(六)几种常见症状相关联的简易鉴别诊断

1. **呕吐与眩晕** 先眩晕而后呕吐者,眩晕综合征者多;先有胃脘胀痛、嘈杂、乏酸、嗳气或饮食不节而后呕吐,多无眩晕,或不明显者,多是饮食不节、洁,饮食冷热所伤等急慢性胃炎等上消化道疾病,如伴有腹泻者,多是急性胃肠炎。

2. **腰背肌劳损之腰背酸胀疼痛与肌纤维组织炎** 前者常发于劳动劳累、坐姿不正后,较长时间弯腰工作、劳动、洗衣等家务后,经平卧休息后即减轻而缓解。后者多发于入眠后,尤于子夜后晨起前特别明显,影响睡眠,起床活动后即缓解而消除。

3. 慢性咽炎与气管炎咳嗽及瘾球（梅核气）　慢性咽炎患者常手指咽部，多主诉咽部不适有痰的感觉要把它咯出来，而是咯痰的动作及声音，似咳而不完整，听来近而表浅就在咽部，不是完整的咳嗽声音，经咽部咯痰动作后，或偶有少许黏痰咯出后，或可短暂缓解。如无缓解反复作咯痰动作，既无缓解，反而更加重不适，越咯越不适。就必须忍耐，停止咯痰动作，分散注意力，目顾左右而言他，做做其他事，或与人轻声细语地闲聊，或可缓解。检查咽部，部分可见中轻度充血，也有黏膜正常偏淡者。一般病程较长，反复发作，常因多讲话、语声较大、多吃辛辣、受凉、感冒等有关，所以说慢性咽炎是教师的职业病，也是医生的职业病，特别带教实习时，更要和患者多讲话，冀能说明病情，医疗嘱咐清楚，又要对实习生讲解，讲清讲全，以求其明白，话多讲了，咽部不适就加重，我自己就有此体会。慢性咽炎既有别于近咽部之气管炎的咳嗽，也与梅核气的咽部如炙脔，咽之不下，吐之不出不尽相同，并无或少咯痰的痰气交阻现象，如有气球噎塞于咽部的神经功能紊乱也有别，后者又多与情志不畅有关。气管炎咳嗽，可以单声咳，也有连声咳或阵咳，咳声近而浅表轻松者，炎症多在上段较大气管。咳声远而重浊者，炎症多在中下段中小气管。前者多见于外感单纯性气管炎，炎症不重，痰量较少，伴有近咽上部主支气管痒感而咳，后者多见于慢性气管炎、痰量较多，多见于下段分支气管炎，或支气管扩张炎症较重，咳嗽常发生于早晨翻身、改变睡眠体位时，痰量常多而色黄，有时如脓，或伴腥臭味，待咳嗽将痰咳尽后，咳亦得到暂时缓解或停止，待痰液再积聚后，咳嗽又再发作，听诊多有一侧或两侧不同程度的湿罗音，偶有少数患者痰中夹血，也有少数患者可有轻重不同程度的咯血，也可大咯血须输血抢救的。

4. 多种病因吞咽困难鉴别与慢性咽炎的识别　吞咽困难有轻有重，有功能性、器质性良性恶性之别，原因很多。弄清真正的吞咽困难，从临床症状能否提示食道内外肿瘤癌症诊断是至关重要的。如器质性的，主动脉弓隆起、右心房室扩大压迫食管、食管平滑肌瘤以及食管外肿瘤压迫等。功能性的，如食管痉挛、贲门失弛缓症等。也有慢性咽炎、瘾球（梅核气）等，少数病例也可有似吞咽不适或吞咽困难的感觉。以上各种疾病都有各自的吞咽欠爽、不利、欠利、困难，不同程度及性质的特点可资鉴别。

（1）食管癌：开始不能吃干硬食物，吃了就噎塞而感吞咽欠利、不利，困难，逐渐不能进软食、半流，进行性加重，直至汤水不进！持续时间较长，形体消瘦，有的锁骨上可触及淋巴结肿大。食管外肿瘤压迫，除有食管癌样吞咽困难稍缓外，可有食管外肿瘤症状及检测所得。

（2）功能性食管痉挛：偶发者有之，或时有吞咽欠利、不利或困难，时发时好，有时干食可进，液体反难下，饭粥可吃，涎沫难咽，形体不消瘦，体重无变化。或可伴有神经功能性紊乱其他症状。

（3）心脏扩大压迫食管：吞咽欠利，起病时间缓慢而较长，无明显加重现象，与食管癌进行性加重有别,真正完全吞咽困难者少。

（4）食管内平滑肌瘤：吞咽欠利症状轻,发病缓慢时间长,对健康影响不大。

（5）贲门失弛缓症：发病时,吞咽困难在食管下段,缓解时贲门松弛,食物即可进入胃内,吞咽困难程度时有轻重缓解之不同,病期较长而少进行性加重。

（6）慢性咽炎（痰气交阻）：经常咽部不适有痰黏在咽部,也会似有吞咽欠利感觉,但无真正的吞咽欠利、不利、吞咽困难。有时经咯痰后即缓解或消除,以后又会有同样感觉,用同样咯痰而消除或缓解。但也要注意与早期食道上段癌吞咽困难不明显时鉴别。前者咯痰后缓解,后者咯痰后无效；前者无进行加重,后者则进行性加重；前者体重无变化,后者渐见消瘦,或可见锁骨上淋巴结肿大。

（7）癔球（梅核气）：咽部不适如有物、如气球在咽,咽之不下,吐之不出,又可如炙脔,似慢性咽炎,呈慢性病程。但癔球常因情志不畅而存在,亦每因情志不畅而发作,或轻或重,轻则稍感不适,重则如将"气绝身亡",病情瞬息多变。

（七）几种常见疾病的首发症状及其鉴别诊断

早年学医、行医糖尿病就是三消病——易饥多食、易渴多饮水、尿多。现在有些患者就诊时,并无三消症状,而仅诉手麻或视力欠佳,或从尿蛋白（＋）、脱骨疽（足趾坏死）等一些症状开始,常被忽视而漏诊、误诊,到后来才查出是糖尿病。除糖尿病外,还有些疾病开始出现似与主病无关的一些症状,常被忽视,为此简要谈谈以警示。

1. 糖尿病的多种首发症状　患者不一定因糖尿病的三消典型症状就诊,而是一开始有首发下列症状之一主诉的门诊患者,就应提高警惕,避免漏诊、误诊延误治疗。

（1）主诉视力减退、失明,经多方诊疗无效,有的直至失明才明确诊断为糖尿病引发眼底病变所致。

（2）主诉手脚或体表一处或多处麻木知觉减退,这是糖尿病引起的末梢神经病,就须查空腹或餐后血糖,不能贸然作血脉不和诊断。

（3）主诉足趾冷而发白、发紫或痛。因肢端小动脉病变供血不足缺血缺氧,下肢足趾冷而发紫,就须注意有糖尿病的可能。不及时发现,今后甚至血管闭塞而有不同程度的坏死,须截肢者。有时可以触摸到足部皮肤冷感,趺阳脉也不易按到,其实这就是糖尿病足的症状,而且已是很严重的糖尿病了。

（4）全身易患毛囊炎痈疖等感染性疾病,且难以控制感染者,也是糖尿病的表现。

（5）因糖尿病引起胃瘫动力障碍,排空迟缓而胃脘痞胀,误作胃病治者,对此也须提高警惕,要查空腹血糖,免长期当作胃炎治而误诊、漏诊。

以上几个首发症状,均须及时检测血糖,避免漏诊误诊。另外糖尿病还可先有肾病蛋白尿首发症状、甚至发展为尿毒症等。

2. 对病毒性肝炎诊断易误导的几种首发症状   发病头几天未见纳少乏力、巩膜黄染及尿黄或发热等肝炎典型症状,而首发。

(1) 仅有纳少脘胀,常当作消化不良、胃炎、胃能力低、蠕动力迟缓等胃病诊治。

(2) 对开始发热纳少乏力,或偶有鼻塞,或喷嚏者,常当作感冒诊治,待1~2天后黄疸出现,或纳少乏力加重,或伴有肝区疼痛,才想到有患肝炎的可能。但要注意尚有无黄疸型肝炎,或胆囊炎、胆结石等,所以确诊还得体检、及时肝功能及B超检查,就能明确诊断。

(3) 虽经肝功能检查确诊为肝炎,但也可能同时存在未发作、无明显阳性体征的胆囊炎、胆结石存在。故尚须做上腹肝胆胰彩色B超检查,可对患者有一个明白告知,免得日后查出,以防误解或医疗纠纷。

3. 胃病的症状可以是其他脏腑疾病的表现   如颈胃综合征,因颈椎疾病而引起胃病;因肝炎等肝病引起胃部症状;胆囊炎、胆结石引起的上腹胃脘胀痛;急慢性肾病尿毒症引起的厌食恶心呕吐等,临诊应注意之! 避免误诊漏诊! 这在中医的金木水火土相生相克的五行学说中,用朴素的唯物主义思想阐明了症状在脏腑间互相也有影响。

4. 注意胆囊炎、胆结石与胃炎的鉴别   有时经常首发胃脘痞满或胀痛,并无右胁疼痛及胆区明显压痛,以往常当作消化不良或胃炎等胃病诊治,特别以往尚未有B超时。故对上腹不适患者,既可以是胃炎等胃病,也可以是胆囊炎等病,也可能两者均存在,虽无肝胆病阳性体征,也须考虑到慢性胆囊炎、胆结石病稳定期的存在,须进行彩色B超检查排除明确诊断,方不至误诊漏诊。

5. 心脏冠状动脉梗死的首发上腹痛   某医院门诊,接诊一上腹痛患者,先经治疗无效而加重,再经抢救无效而死亡。最后经解剖确定死于心肌梗死。因此上腹痛,也可能是冠心病的首发症状,所谓心胃综合征,其首发症状也常表现心慌、头昏头晕、面色苍白、乏力,胃病则较少出现这些症状,故必须详细检查,密切观察及随诊。

6. 注意腹泻腹痛与阑尾炎腹痛鉴别   主诉便溏,无明显腹痛,腹诊阑尾点无明显压痛,嘱随诊,由于未及时就诊,1周后转为阑尾炎穿孔腹膜炎。可能与阑尾炎症波及肠道发炎而便溏腹泻,腹痛反而不明显,或未被注意而误导为便溏腹泻引起的轻微腹痛,阑尾点压痛不明显,也是误导误诊因素;或先因近处肠炎引发阑尾炎。

7. 腹痛伴黑粪特殊病例   因腹痛黑粪,经作消化道出血住某县医院治疗无效而转市院,但大便检查隐血阴性。后经查腹部有包块,作炎性包块用抗感染保守治疗而痊愈。本病例或为阑尾炎穿孔,成局限性腹膜脓肿。黑粪成为误导消化道出血,而且黑粪经查:隐血又是阴性,不可不慎。

8. 特殊胸痛,或咽部不适或咳嗽的病因

（1）可以是胃病放射到胸部、咽部,也可因胃酸反流到食管、咽喉涉及胸部疼痛所致。

（2）有时胃酸反流经咽入气管引发咳嗽,但以夜间睡眠平卧者多。

9. 胃痛在腹部的特殊病例　有的胃炎、溃疡等的疼痛在近腹部,因胃下垂,胃的位置偏低,其疼痛的位置可发生在近中腹部,应引起注意,避免误导、误诊。

10. 右上肺癌的右上肩部疼痛　右上肺或肺尖部癌症的首发症状,可表现在右肩疼痛,及时 X 线胸透、胸片检查,即可明确诊断。

11. 表现不完全肠梗阻攻窜腹痛的疝气　有时是腹股沟疝嵌顿的首发症状,由于患者常只主诉腹痛,忽略了阴囊部位的疼痛,医生也常因阴囊部位的隐私特殊,而忽略问诊、检查而漏诊。

（八）常见症状新认识和防治

1. 胸闷、气短、心悸　以上 3 种症状,常可同时发生在健康人的某些特定条件下,如不工作、少工作、不运动、少运动、不锻炼、少锻炼的白领,或是养尊处优的人,心肺功能就差,也就是我们以前所讲的肺气虚、心气不足,每当稍事锻炼、劳动、活动、上楼梯、快步走、小步跑等,就容易发生,只要注意勤活动、多锻炼就能改善或消除。贫血、心脏病、老年肺气肿、慢性支气管炎、肺气肿等病,影响心脏以致慢性心肺功能不全等患者也均容易发生,轻则肺气虚,重者动则更甚,就成为肺肾两虚的病因病机。如同时有心悸者,就是肺肾两虚心气不足。还有年高、体弱、产后病后体虚身弱之人,以及超体重肥胖的人,每当在上述活动时就容易发生胸闷、气短、心悸。防治之法:针对以上各种不同病因采取不同方法应对。对少活动、少劳动、不锻炼者,要多活动、常劳动、勤锻炼,就可增加呼吸幅度、肺活量及心脏有效收缩和频率,改善心肺功能,这都是有氧运动,增加氧气的吸入及血液携氧量、供氧量,满足心脑肺等脏器、肌肉等组织的氧气需要,胸闷、气短、心悸、出汗等就会少发生或不发生。既可强身,又少副反应。比用黄芪补气、当归补血、七味都气丸等补肾益肺要好得多。对患心肺疾病,以及病后、产后等身弱体虚之人,要注意营养,根据体质,适当锻炼活动,循序渐进,量力而行,避免操之过急。对比较重的心肺疾病患者,首先还是注意休息,只能量情适当慢步而行,以不发生、少发生胸闷、气短、心悸不适为度,对只能卧床休息者,就不宜上述活动了。

2. 早泄　很多早泄与性器官敏感性较大,欲望较高,于性行为开始时操之过急、过快,力度大有关。避免早泄,就应该在性行为开始时降低一些兴奋程度,开始时要慢些,适应后,即可由慢逐步加快,掌握好快慢程度及力度,避免过度性兴奋过早射精,同时还要与女方配合好,也不能过急、过于主动,避免促发早泄,务使女方快感开始时,加快动起来,才能使女方性快感达到高潮时射精,达到共同完成性高潮,就能大家快乐、共同满意,对身心健康是有益的。也是夫妻和谐、家庭稳定,合家欢乐,大而社会安定的要素。

3. 便秘　便秘原因可有以下几种类型。

(1)肠燥型:一方面由于饮水、液体及油脂类食物进量不足,在以往经济条件较差的时代,油脂类食物缺乏,特别是农村这类便秘者偏多。另一方面肠黏膜吸收水分较多,饮水又不足,致使大便燥结干粗硬或如栗、羊屎蛋样难解。防治方法:多饮水及汤液、油脂食物,增加肠道水分及油脂皂化物,可软化、滋润大便,不使形成干粗硬燥结如栗之粪块,又可增加润滑度,大便即易于排出。少吃不吃辛辣,有火气的饮料、食物,对缓解便秘也有一定帮助。.

(2)功能性:其中又有痉挛性、麻痹性。前者因肠管痉挛,后者因平滑肌能力不够,皆使蠕动缓慢向直肠推动缓慢所形成。又可分为原发性、继发性。前者可因精神紧张、少活动等有关;后者或与糖尿病轻度肠麻痹有关,皆可减轻精神工作压力,增加锻炼活动,用仰卧起坐活动锻炼腹肌、用手掌在腹部顺时针、反时针、上下按摩,加强腹肌张力、促进肠蠕动,达到排便有一定帮助。

(3)容积性:饮食少而精细,粗纤维不够,以致因消化后达到乙结直肠时的粪渣容积少,不易有物理性刺激肠壁引起便意。只要改善饮食习惯,多吃些粗粮纤维多的食物,增加粪便在乙状结肠、直肠的容积,对便秘是有较大帮助的。据悉史载清乾隆吃纤维多的红薯排便提出建议是有一定道理的。但对常泛酸、胃脘嘈杂而胀痛的人,特别吃了红薯易泛酸嘈杂者即不宜食之。

(4)体质性:身体瘦弱,年老体衰,久病卧床,产后体虚以及少劳动、欠活动之人,肠道蠕动缓慢乏力,加上腹壁肌肉薄弱,协同排便力不足等诸多因素引起。前者可在床上做些相应的活动或锻炼。后者增加营养、多活动、勤锻炼对便秘也有一定帮助。总之,只要分清便秘类型,就可对症加以防治。

(5)梗阻性:结肠息肉、痉挛、肿瘤,特别是位于降、乙结肠、直肠处的,更易引起不完全肠梗阻的便秘。子宫后倾,子宫后壁肌瘤也可压迫直肠,引起便秘。除须相应的治疗措施外,锻炼、按摩、饮食、营养,增强体质等,加强腹肌张力,引发、促进、肠蠕动的方法,有一定疗效。

(6)其它疾病引起的便秘:子宫后倾、子宫后壁肌瘤、怀孕等压迫乙结直肠,均可引起便秘。

4. 便溏与泄泻　经常肠鸣、左下腹、脐周不适而微隐痛,或夹不消化物,大便每日1次或2~3次,有时发于天明,因此就有以五更泻为病名。常因进食生冷、受凉、多吃油腻肥肉而发,便次增加,大便检验正常,病程多在数月或一年左右或更多,或数年而较长,食欲正常或偏好,且体重、健康多数不太受影响,或无明显变化者,多属胃强脾弱、肝脾不调、兼夹胃肠寒湿之证。是肠功能紊乱,属肠易激综合征腹泻型,只要注意饮食,不吃、少吃生、冷、油腻食物,不贪凉受寒,未病时就能不发,已病后也能缓解或痊愈,有协同治疗、防复发作用。如伴有里急后重大便不爽之便后未尽意,或大便表面附有黏液者,应考虑合并有慢性乙结肠直肠炎、肛窦炎,检查肛门,化验大便可以帮助诊断,采取相应治疗措施。与胆囊疾病或胆囊切除后而发者,即胆源性腹泻,从中医理论可理解为胆病及肠病,应少吃油腻食物。

(九)医源性与药源性疾病

自古以来医源性、药源性疾病就时有发生,如神农尝百草,一日遇七十二毒,又如十八反、十九畏等都是药物作用于人体产生毒副反应后的记载,对后者虽多质疑,且不问它的真实性如何,但也就是对药源性疾病已有了认识。又如名医门前鬼魂多,也是医生从漏诊、误诊、误治得出的经验教训,又总结出有效诊疗经验和方药造福百姓。但还是应尽量避免医源性、药源性疾病,故特提出一些医源性、药源性疾病可预作防备。尽量减少和避免医源性、药源性疾病,更好地为患者服务。

1. 医源性疾病

(1)因医生用药不当引起:① 用药不对症;② 用药超剂量;③ 用药时间长等引起的药物反应等毒副反应;④ 某些药物或个人的特异性。尽量要注意用药对症,避免超剂量长时间服药。对老年、儿童、瘦弱者适当减量应用。对孕产妇、婴儿用药更要注意禁忌证及安全性,以避免、少发生、不发生医源性疾病。

(2)医生对患者的医疗嘱咐不当:把病情说重了,引起患者恐惧、焦虑,导致失眠纳少乏力、体重减轻、全身违和等亚健康。病情说轻了,患者就会把病不当回事,没有采取积极措施及时检查、治疗而耽误了病情,以致疾病加重或恶化,未能得到及时治疗。所以医生与患者对话,既要注意实事求是,又要注意方式方法和技巧,还要注意保护自己。据悉:国内外已有医学院校开设有关这方面的课程。

(3)医生对就诊患者的态度差,也会引起患者的不满,影响疾病的康复效率,或使患者不适,所以医生的服务态度非常重要,可参阅本篇(为医之道)。

2. 药源性疾病 服药诱发的药源性疾病较多,现列举笔者常用、常见的药源性疾病和预防措施。

(1)大黄:大黄用之不当,易引起腹痛泄泻,这大家都知道。兹将笔者应用大黄的点滴经验介绍如下:生大黄每日2~3 g,后下,多数便秘患者即见效,少数患者有可能引起轻微腹痛、腹泻。如将头煎、二煎混合和匀,分3次服下,即可避免或减少,既达到治病目的,又减少腹痛泄泻的副反应。所以生大黄开始用量宜小不宜大,可根据病情需要逐渐增加,以不腹痛、腹泻为度。

大黄也可造成盆腔充血,或可诱发流产、早产,怀孕期还是慎服、禁服为好。用量增大更易发生。不后下,一同煎煮,所含大黄苷被煎煮时间较长的高温大部分破坏,其通便泻下充血等副反应就降低,而显示其鞣酸收敛作用,有时反可有便秘作用,造成便秘。

生大黄的用量、用法,以研粉装胶囊为好,既可掌握用量,患者又可自己随时调节,灵活掌控,达到既有效而无副反应。详载本篇大黄剂型、剂量、用量、用法。

(2)桔梗:每日10 g,或大于每日10 g,就有可能引发恶心、呕吐。减少用量后每日8 g,头二煎和匀,分3次饭后1~2小时服,即可减少或避免。

(3)麻黄:有拟肾上腺素功能,能增高血压、加快心率,对心功能差、高血压患者,可引起心率加快导致有心脏病者易心衰;可使血压增高,导致脑溢血中风,皆可出现大汗出、脉微、四肢厥冷而亡阳,厥回者生,厥不回者亡,《伤寒论》早有禁论,不可不慎。一般用量每日8 g为宜,最好头煎、2煎和匀分3次服用,当可减少或避免。对高血压、心脏病或伴有急慢性心衰者,还是要据其病情轻重,应少用、慎用、禁用。

(4)干姜:中药汤剂中寒证常用,菜肴调料中也是常用生姜,可以说是无毒了,但由于其味辛辣而温,对慢性胃炎等多用了,刺激胃黏膜而灼热,加重胃病症状。对胃脘嘈杂灼热者,用之亦会加重嘈杂灼热症状或疼痛。对胃寒者,用量亦不宜太大,用药时间亦不宜太长,以每日3~5 g即可。即使是胃寒而有嘈杂或灼热寒热夹杂者,用量以每日2~3 g为宜,同时还须加用川黄连佐金克木扶土清胃热。

(5)甘草:甘草在中药汤剂中应用百分比很高,调味、和中、补益、解毒、清火、调和诸药等均可用到甘草,所谓"药里的甘草",由于认为其无害无毒,而广泛应用,殊不知甜能壅中,此其一。一般每剂1~2 g,影响不大,多用了,每剂5~10 g,甜味加重,增加壅中,胃脘胀闷而纳少。也有人出现面足浮肿,服多了、量大了、服长了,甚至全身浮肿。血亏贫血患者较易发生。究其原因,甘草有类固醇样作用,能滞钠、留水,体内水液多了,当然就会浮肿了。只要停用甘草,或减量,再吃得淡些,少喝些水,水肿也就慢慢地消退了,浮肿重些的患者,只要再用些小剂量利尿药,浮肿也会很快消退。

(6)开富特(卡托普利):时有门诊咳嗽患者,因高血压服卡托普利后,发生咳嗽副反应而就诊,往往拟诊急性气管炎,或当作慢性气管炎急性发作,造成误诊误治,既延误病情,又浪费诊疗费用及药物,或可能产生一些毒副反应。因此对高龄、肥胖、颈粗而短及高血压家族史的高血压高发人群,并服用降压药的门诊咳嗽患者,必须在问诊中详问服降压药情况,如确定服用卡托普利(开富特)后引起,停卡托普利换其他降压药后,咳嗽即可消除。如用卡托普利与咳嗽偶合,换降压药后咳嗽不减,即须查明咳因而治咳。

(7)薄荷或含有薄荷、薄荷脑及冰片的多种剂型内服,如治疗冠心病含有薄荷或薄荷脑、冰片的复方丹参片、丹参滴丸等,还有含服、喷涂疗急慢性咽炎的多种有薄荷成分的含片等,如咽立爽、西瓜霜,均能引发食道、胃炎而嘈杂、灼热,或加重原有食道、胃炎的症状及嘈灼,常用、多服者更易发生。停止或减量含服,或改用其他药后，多可减轻、消除或避免嘈灼。有的须服用中和胃酸保护胃黏膜的药，并注意不吃少吃有刺激性的食物、饮料，才能缓解、恢复。

（8）药源性食管炎胃炎：太甜、太咸、太辣、太酸、太苦、太涩的中药，如生山楂、乌梅、石榴皮、五味子、黄连、黄柏、苦参、诃子等，包括含薄荷类各种剂型，五味杂陈，都对胃黏膜是一种刺激，容易引起胃炎而胀痛、嘈杂、泛酸、灼热、嗳气等不适，甚至诱发胃、十二指肠球部溃疡。如每次服用上述汤液，天数又多，更易引起上述食管、胃病。或伴出血呕血、黑便者也有之。用量要掌握好不能多用、长服，都应注意。对已有食管炎、胃炎等胃病者更要注意少用或避用。

❈ 学 术 探 究 ❈

论中西医结合的优越性

中医、西医有各自的理论体系、临床实践及历史和发展条件，都有其各自的长处和特点，如能两者结合，取长补短，融会贯通，就必然有其优越性，这是近代有志于中西医结合的中医、西医都在关心、研究的问题。自从毛泽东同志在四十年前批示西医学习中医、中西医结合就有了明确的方向。

笔者是在20世纪40年代即在中西医两种教育（中医为主）的上海中国医学院毕业，也跟随上海多位名中、西医处见习，掌握了中西医学的基本知识和技能，在上海开业，取其所长，应用于临床实践，比单一的中医或西医多了许多选择和治疗方法及效果，这仅是形式上的初步结合。当年受到余云岫的"废医存药"思想的影响，即深入学习中药学及中药成分、药理作用。借以研究一些有兴趣的中药，应用于临床，有了更确切的用药指征及药效机制，从知其然而知其所以然。

新中国成立初期，在常州开业时参加了中医师进修班，又学习到了很多西医药知识。50年代初，又为了准备参加政府的中医师考试，而学习指定的西医学基础及相关的临床专业，又增长了现代医药知识。50年代末，又因担任市卫生系统红专大学中医专科学校及高级西医学习中医班讲师，就研究中西医结合讲学，充分利用诸如："心主血，肺主气，心脉上通于肺，肺气贯于心而朝百脉，如环之无端，循环往复，以至无穷"等理论，讲明其病理生理，改变了只可意会，不可言传的旧概念，为学员所欢迎。

60年代初，在常州中医院和西医共管内科病房，就更能明确诊断，了解到患者的整个病程及变化，有利总结，如用甘遂入煎剂逐水，要用5~10 g才有效，如用其粉剂温开水冲服，只需1 g左右即有腹痛或腹泻或呕吐反应。60年代后期及70年代，又因支持苏北农村医疗卫生工作建设，在县医院响应中西医结合，上门诊，管床位、值夜班、看急诊，加强了实践和锻炼，有机会学到了更多的中西医药学及诊疗技术，接触到很多乙型脑炎、流行性脑脊髓膜炎、脑型疟疾、中毒性菌痢等急性发热性疾病，还有钩虫病引发严重消化道出血、胆道蛔虫病、不完全蛔虫性肠梗阻等农村地方多发病的特殊病例,更有各种胃肠病,急慢性肝炎,肝硬化,腹水病例,丰富了对温病、杂病的认识,均有助于笔者中西医结合处理能力的提高。

70年代末,笔者又回到了常州市中医院工作,即投入"慢性支气管炎中医电脑辨证论治研究"用脉证从舍法解决了当时电脑容量小,难以实现的关键设计而获成功。由于笔者对中西医结合有了更多的兴趣,即受命筹划组建常州市中西医结合研究会首任秘书长,以推动常州市的中西医结合工作,曾多次被评为先进研究会及学会工作个人先进。笔者一贯主张和宣传:要振兴中医,就必须要有研究机构,又建议受命创办常州市中医院中医药研究所,1984年批准建成常州市中医院中医药研究所,首任研究所所长,筹划设备设施、机构建设、人才配备,从事组织全院中医药研究。笔者的"胃舒胶囊"治疗胃脘痛,也列入省级科研课题,取得了阶段性成果,创"寐不安则胃不和"说,并从事慢性腹泻研究组成"肠Ⅲ方"取得了明显效果,对滑脉诊断妊娠机理的重新认识,及凭借"时吐涎沫"症状诊断早孕的可靠性,皆有丰硕收获,为振兴中医、中西医结合打下了良好基础。

在诊疗时,笔者既用四诊"望闻问切",也用"视触叩听"和检验等现代检查手段,首在辨明疾病,而后辨证论治,主用中药,或辅以西药中西结合治疗,收到了更好的效果。当笔者治疗慢性胃炎,消化性溃疡属中焦虚寒性胃脘痛,就用黄芪建中汤益气温中,有较好效果。后发现其多有高胃酸刺激胃黏膜,而乌贼骨有止酸作用,因其含有碳酸钙,而用其粉内服才有良效,后因气味腥及仅表面炒成焦黄,生成少量氧化钙,入煎级无效而停用。继又考证瓦楞子,张石硕用以火煅赤,治积年胃脘瘀血痛。亦因其成分为碳酸钙,经火煅赤即全部生成氧化钙,研粉吞服,或有灼伤黏膜之弊,经配合数种药物同用,降低其碱性浓度,入煎剂也可溶于水,而成氧化钙,具有中和胃酸作用而生效。我用其细粉配温中理气药,组成"胃舒胶囊",或入黄芪建中汤,既对上述两病高酸性慢性胃炎及消化性溃疡属中焦虚寒型胃脘痛无效病例也有效,显示出中西医结合研究应用的特点,几十年来,已成为笔者治疗高酸性慢性胃炎及消化性溃疡属中焦虚寒型病例的常用方药,对胃癌有上述证候者,用以消除或减轻其症状亦有良效。

以往笔者诊治一些高热病人,仅主诉发热,未及其他而踌躇,后经体检发现背部有一较大痈症才诊断明确而疗效佳。另一病例仅腹泻一次而休克,正在焦虑之际,经用肛门棉拭子取样大便,即看到脓血便,又查到较多脓细胞,即明确为中毒性菌痢而收病房抢救治愈。也曾诊疗一腹痛病人,手按腹部,辗转不安,甚则翻身打滚,腹部胀痛,稍紧张,有压痛,左腹触及包块,无矢气,未大便,印象为急腹症,即请外科会诊,收住院剖腹探查,诊断为肠扭转而治愈。以上病例如不及时作出决断,就有生命危险,而成为耽误病人之罪人,可不慎者?由此又想到,曾有医者主观片面,只注意到病人燥实痞满,而忽略矢气频转,即用大承气汤主之,而一误再误致死的教训。以上当笔者在医教研方面取得一些成功,均是认真学习中西医药学知识及研究中西医结合给笔者的莫大帮助,迄今不忘。已能说明中西医结合的重要性,病例尚多,篇幅有限,仅此而已,笔者虽年高,尚愿与同道们为中西医结合事业共同努力,坚持走中西医结合道路。

从笔者60余年在中西医结合思想指导下从事工作、学习、诊疗,中医要继承整理提高,取长补短,融会中西,中医现代化,这就是坚持走中西医结合道路总的思路,在医、教、研已取得了成功经验。

中医要在继承下求提高,整理中求发扬,科研上求创新

我国四个现代化的方针政策已确定中医现代化的方向。中医药学是我国的伟大宝库,如何现代化? 如何为我国四化建设,为国民生产总值翻二番服务? 如何为世界医学作贡献? 关键也在科研。但必须遵循中医政策,在“继承下求发扬,整理中讲提高,科研上有创新”。今本此精神和原则,试对中医科研工作提出一些粗浅和不成熟的意见及看法。

中医药学是我国人民在漫长的岁月中通过实践,由点滴的、分散的经验,总结上升成为一些理论,又从理论指导实践,再从实践上升为更多更完整的理论,最后发展为我国一整套既有系统理论,又有临床实践的中医药学,有许多精华必须继承,然后才谈得上发扬,继承是发扬的基础。但由于历史条件限制,中医学发展得比较缓慢,有失之于笼统,或也存在一些谬误,必须用现代科学技术,包括现代医学科学知识,加以整理和研究,分清精华和谬误,达到去粗取精,去伪存真。对精、真者继续进行深入的研究,阐明其机理,成为新的理论,使之在原有基础上有较大的提高和突破。

中医药学是由哲学、社会科学、自然科学等多学科的影响下逐步发展起来的一门科学,因此要研究中医药学就要用多种形式,调动各方面的科学技术力量,本着在继承下来发扬,整理中讲提高吸取现代科学、现代医学的原则,来研究中医药学,才能使中医药学既保持中医特色,又有现代中医的新面貌,不断前进,不断提高,开出灿烂之花。下面就简略地探讨,涉及中医继承、整理、科研的步骤和方法问题。

(1)文献整理:是继承的方法之一,是整理提高的一个方面,组织文献整理班子,以老中医为主,结合中青年医生,发挥集体智慧,用多种手段和方式进行整理,达到初步筛选,去粗取精,去伪存真,约简驭繁,既便阅读,又利实用。

(2)经验总结:是指个人临床经验总结,特别是名老中医的经验,要以名老中医为主,组织中青年医师在继承中进行整理,进一步扩大验证,对确有疗效者,一方

面供药剂人员进行剂型改革,一方面提供研究所实验研究。

(3)单验方验证筛选:对单验方进行整理,分门别类,有重点、有目的地逐步进行临床验证和筛选,对确有疗效者,提供剂型改革和实验研究。

(4)实验研究:对确有疗效的经验总结及单验方,进行实验研究,包括对基础理论的实验研究。阐明其机理,同时对四气五味升降沉浮和归经的研究,既对药理研究有益,又对中医基础理论研究有助。

(5)中西医结合研究:要分两个阶段。其一,初级阶段也可以说中西医混合阶段,就是对一个病例用中西医两套病历和双重诊断,在病程不同时期有目的的分别用中药西药治疗,或同时用中西药治疗不同的病因和症状,或同时用中西药治疗同一病因及其症状,可起到单纯中药或西药所不能起到的作用。在这个阶段,可以由中、西医结合来完成,或由西学中医师,或由有一定现代化医学知识和技术的中医来完成。经验证明,后两者优于前者。其二,高级阶段,也可以说是中西医有机结合阶段,中西医理论,实践及中西药药理基本上达到了有机结合和统一。所以前者中西医结合的方法是过渡形式,后者是目的。但必须通过较长时期的临床实践和研究,由点滴分散的成就,逐步达到较完整的理论体系。

(6)基础理论研究:是阴阳五行、脏象、气血津液、经络等学说的研究,进一步认识人的生命本质及其生理病理学是有很大的帮助,同时对革新治疗方法,也会有很大的帮助。因此,基础理论的研究是中医现代化所必需的,这就要运用现代科学知识技术如气象学、分子生物学、理化电子学以及生理解剖、病理、生理、药理学等多学科技术来综合研究探讨,才能胜任和完成这一使命,同时也要大量的仪器和设备并成立更多的中医研究院、所,配备有专业研究知识和技术的人员,使有组织有计划有步骤的分轻重缓急进行研究。对此既要有积极态度,也要实事求是,量力而行,逐步由小到大,由浅到深,从点到面的发展中医基础理论研究。

(7)中药研究:首先对中药品名、产地及实物的研究和鉴定,分别真伪,统一品名,同时研究中药药理作用。对此,我国已有数十年的历史和经验,多是按西药的方法进行研究其成分、理化性能、药理作用,但也要结合对中药的四性五味,升降沉浮,药物归经的机制研究,才具有中医特色。

(8)中药剂型改革:有使疗效提高,服用方便,抢救及时等优点。解放以来,曾先后研究过中药的剂型改革,如把全部中药,每种均做成水剂,按处方临时加在一起应用,近年来向中药颗粒冲剂、小针剂、大型输液方面发展,但都有它们的不足处,特别是肌肉注射小针剂,与原药多数是1:1或2:1比例,剂量严重不足,工艺流程也存在很多问题,常使有效成分不是从挥发中流失,就是在沉淀时浪费,今后必须深入研究和避免这些问题,制成大型液体,剂量较小针剂增加了,疗效也较好,但也存在制剂的纯度问题、输入人体过程中,常发生输液反应,所以还要严格制剂规范和鉴定,故中药剂型改革是一个研究课题,必须加以认真对待和研究。

（9）特殊科目的研究：气功、针灸、推拿有较好的治疗效果，但其机制尚欠明确，必须组织专门小组进行研究。既明确机制，又利提高，子午流注、运气学说等，也都有他一定的道理，在有条件时，也可进行研究。

（10）巩固和扩大研究组、机构：中医研究所如果要较迅速的取得以上研究成果，要有专项、专题、分门别类研究小组，因为研究工作量大，临床部门、忙于日常业务，是难以专门去从事研究工作的，只有成立专门的研究机构——中医研究所、专项、专题研究组，才能胜任。同时研究机构和临床及药剂部门相结合，则更能发挥其作用。

（11）智力投资：要把科研工作上搞上去，就要智力投资。中医事业的发展和中医现代化，是要靠培养人才，提高中医药科学技术的不断进步，医疗质量的不断提高，但它们又都是靠中医科研成果的多少来决定的。因此如何开展好中医科研工作，是中医事业兴旺发达的关键。近1年来，对我院在恢复、建设中的科研，也就是在上述思想指导下，进行计划、安排、检查、总结的，如中医科研工作已有了一些起色，最近又成立了中医研究所，为中医研究工作架桥铺路，共同为中医现代化努力，作出贡献，定能取得丰硕成果。

医药某些领域的新认识和探讨

在我国医学和药学方面，经过千百年经验积累、总结，和现代科学、医药研究、实验、验证及现代科学、医学科学分析后的资料，对某些病症、药物加以综合分析研究后，有进一步认识和提高及纠正的必要，并加以评说和探讨，特分述如下，以供参考。

（一）对热证的病因病机证治探讨和商榷

汉以前，凡是发热的疾病，统称为热证，范围广泛。后经《伤寒论》加以整理细化深化，成太阳、阳明、少阳、太阴、少阴、厥阴，三阳、三阴六经辨病学说，条分缕析。再经历代补充、提高，自清以来，王孟英、吴鞠通等著《温病条辨》、《温热经纬》，叶天士等创卫气营血、三焦学说，对温病更加深入、细化、提高、完善了，为热病辨证施治有了更好的依据，《温病条辨》有"夏暑小儿暑温，身热卒然痉厥"之说，多么精辟、多么准确。

但经现代理论临床实践和研究，发热性疾病还很多，有急性、慢性、季节性、高低之分，长短之别、传染病非传染病不同、感染性非感染性等多种原因，感染性可以是细菌、病毒、支原体、立克次体等多种病因，每类感染，也各有很多不同病原体及型别，还有非感染病等，就有几十种几百种不同的发热疾病。在上述不同发热性疾病中，更有高热、低热、弛张热、稽留热、间歇热、周期性回归热等诸多热型，有伴恶寒与否，以及咳嗽、头痛、呕吐、腹泻、胸痛、腹痛、腰痛、尿频、尿痛、黄疸等很多各种不同症状、疾病等，更有每种疾病初期、中期、后期、恢复期及轻重之不同，错综复杂。以往对发热性疾病，在直观下、经验中，大体上可区分其不同点，但对其真正病因，限于当时历史及科学等条件所限，尚多难以明了，因此只能把各种发热疾病凭经验按流行病学，发病在春夏秋冬四季的不同情况及其不同证候特点加以区别，如春天、冬春好发上呼吸道感染及肺炎、流行性脑脊髓膜等，就名之为冬温春温；夏天好发暑热之邪的乙型脑炎等传染病，就名之为暑温；秋天多见的发热病等，就名之为秋温、秋燥；冬天是流行性脑脊髓膜炎、伤寒、斑疹伤寒等病发季节，也是上呼吸道感染、慢性支气管炎急性发作感染发热季节，也就名之谓冬温、感冒、咳喘等。把特殊类型的发热疾疾，就再细分定名为伤寒（狭义的伤寒及广义的伤寒），有特定斑疹的就定名为斑疹伤寒。发热显示各脏腑证候的，就名之为肺热、咳嗽、心火、肝火、胆热等，发于上焦心肺者归属为上焦热；发于中焦脾胃者归属为中焦之热；发于下焦肾与膀胱者归属为下焦湿热等。因此就有内经等的脏腑分类法等。由于脏腑分类法，不能涵盖所有发热，也难以适用所有发热的不同时期、不同证候的辨证施治，故以后就有《伤寒论》的六经，《温热经纬》《温病条辨》等以卫气营血三焦等温病学说兴起，对各种发热性疾病从多方面、多角度总结的经验、学说以及学术思想，指导辨证施治，条分缕析，是通过千百年来经验积累的成果，在当时科学尚欠发达、已是难能可贵，但是在现在说来，就显得有些滞后，欠详尽而笼统了，治疗效果也难令人满意，皆是未能知其真正病因使然。如伤寒杆菌引起的伤寒，以往不问中西药治疗与否，大多必须发热四周，部分很多患者中途夭亡，有的度过诸多危险并发症，闯过一道一道"鬼门关"，3周后才能逐渐热退，留下消耗瘦羸、虚弱营养不良之体，抗病能力下降，而再复发，或患上其他疾病再受折磨及夭折的也不少，常给予食复、劳复、复燃等名。近代通过现代检验方法，明确诊断后，用氯霉素等对伤寒杆菌有特效药后，多数3~5天即能退热痊愈，也很少再有热入营血、热入心包等危重病证而夭亡的。其他如流行性脑炎、斑疹伤寒、肺炎等都有了针对各种不同病原体的抗生素特效药，一经明确诊断，用药及时，绝大部分都能很快治愈！而且改善了卫生条件，消灭了传播斑疹伤寒的中间宿主（虱），斑疹伤寒绝迹了，又有了多种传染病的预防疫苗的注射、接种，很多传染病如比较凶险、死亡率很高的天花、霍乱、白喉等都已没有再发生。我国在16世纪即采用恢复期天花患者已有的一定免疫力的痘浆接种预防天花，早于欧美琴纳氏1个世纪，以往中医在不断积累经验、总结经验中随着时代不断创新中前进提高。现在我们中医药临床医师药师、基础医药学者们，仍必须继续在积累经验，吸取现代医药经验，总结经验中创新、前进、提高。

（二）胆结石等胆病切除胆囊后的遗留问题

胆囊有其正常功能，所谓天生我才必有用。胆结石、息肉患者连同胆囊切除后，可因胆汁不断排入肠道，形成次胆酸持续刺激结肠壁产生息肉，时间长了息肉长大而癌变。所以胆囊切除患者须定期肠镜检查，如发现息肉，小者定期复查，大者及时在肠镜下摘除，或电灼，免今后更大而癌变。根据目前技术，在不连带切除胆囊清除胆结石，保留胆囊功能，或可减少因此诱发的肠息肉增加肠癌的风险，是最佳方案。另外胆汁的连续排放对十二指肠黏膜的刺激，容易诱发十二指肠炎、胆汁反流性胃炎。据考胆囊也具有一定的内分泌功能。

（三）再议癥积在血病重，嗳气、肠鸣、腹胀在气病轻

一般对上述癥积病在血重，嗳气腹胀在气轻，在从中医辨证讲来是对的。但对胸腹腔内较小的癥结，或在后腹壁的癥结，尚不易或未能触及时，已对食道、胃、肠产生了压迫症状，而有嗳气、脘腹痞胀、肠鸣音亢进、腹气攻窜而痛者，就不能仅视为病在气，而当作病轻看待，等到癥积长大易于触到时，或梗阻肠坏死时病情已重，为期已晚。故对病在气时，也要时时警惕，必要时须进一步用现代检测仪器检查，以明其因，好及时治疗，切不可大意误诊、误判或漏诊，失去早期、及时治疗的机会。

（四）大黄牡丹皮汤及薏苡附子败酱汤治疗肠痈

大黄牡丹皮汤治疗单纯性、卡他性早期阑尾炎，麦氏点压痛不明显，无反跳痛病例，有一定作用，亦能抑制部分病情进展。特别伴有大便燥结者，大黄可起到通腑泻热主要作用而奏效。合薏苡附子败酱汤，对不发热，白细胞总数、中性不高，且已局限、包裹性的阑尾脓肿，在其自身抗感染能力作用下，有可能帮助已局限、脓肿自行吸收而消退痊愈有一定效果。但对急性坏疽性、化脓性，及穿孔并发腹膜炎、化脓者，以及发热、白细胞总数、中性增高者，效果就不理想了，应中西医结合治疗，必要时手术治疗。不能延误！现今即便是单纯性卡他性，也以中西医结合治疗，密切观察为好，必要时仍须考虑外科切除。

（五）白虎汤、清瘟败毒饮治疗乙型脑炎高热时退热作用之商榷

对2 432例乙型脑炎患者，具备白虎汤、清瘟败毒饮两方证候时均应用全方药，石膏用到120 g，因未见其有明显退热作用，后经用安乃近等退热药，才汗出热退。经研究考查，以上两方生石膏是君药，考石膏成分是硫酸钙，经现代药理实验研究，仅有稳定热中枢轻微退热作用，故临证对暑病温热证大热、大渴、大汗、脉洪大四症用之，未能取得预期疗效。从现代实验和药理研究结果，也就可知是不会有大效的。个人临证所见，可继续临床观察、科研机构继续再研究、再实验。

（六）安宫牛黄丸治疗乙型脑炎高热昏迷（热入心包）疗效商榷

治疗乙型脑炎高热昏迷时，按热入心包，痰热蒙闭清窍用安宫牛黄丸清心开窍，观察325例未见明显效果，后经用安乃近退热，加用激素等药，视其昏迷深浅，大多先后热退，神复。因此对安宫牛黄丸的文献记载、有疗热入心包神昏谵语之功，及其疗效大小快慢，存有质疑，书此留待再观察，并提供有研究条件的机构及人员，以及临床工作者进一步研究和观察。

（七）紫雪丹在治疗乙型脑炎高热肝风内动惊厥疗效商榷

治疗乙型脑炎高热惊厥时，按高热肝风内动之抽搐，用紫雪丹共142例，经观察未见明显疗效，后经用安乃近退热、甘露醇、山梨醇甘露醇、山梨醇脱水，降低因脑水肿颅内高压引起的惊厥，加上冬眠灵镇静冬眠疗法，热退搐止。其中羚羊角是君药，似未见其有镇惊止搐之效，书此留待继续临床应用观察及提供有条件的研究机构及人员进一步深入研究。

（八）大叶性肺炎、化脓性肺炎、肺脓疡中药疗效商榷

在支援苏北农村医疗卫生工作建设期间，响应用一根针一把草治病的号召，我在县医院病房，按辨证论治，单独用中药治疗多例大叶性肺炎及化脓性肺炎，清肺热等药，有的每种均用到100多克，尚无效，有的还发展为肺脓疡，个别的成为脓胸，后再用上了西药抗感染及胸腔穿刺引流排脓而痊愈。这说明中药在治疗严重的感染性疾病中似有不如西药抗菌素，因此中药在剂型改革，用药途径改进方面，有待进一步探索、提高，冀能对感染性疾病起到高效作用，有待进一步临床实践和研究。

（九）关于空腹各种不适症状的诊治

（1）对空腹时似饥非饥，似痛非痛，而嘈杂或隐痛，或进食缓解者，已往未有胃镜检查，多作十二指肠球部溃疡治疗。现在通过胃镜检查，70%以上都是各种慢性胃炎，用抑酸、中和胃酸药皆有效。加上中医辨证施治，寒者热之，热者寒之，气滞者理气，以补单纯抑酸、中和胃酸有时乏效之不足。

（2）凡在空腹时的嗳气、上腹痞满、嘈杂灼热者，用抑酸中和胃酸药也有效。加上辛开苦泄，则相得益彰而效更好。

（3）患者如有食道嘈杂灼热，排除进食太烫、太冷、太酸及辛辣刺激饮食等物理、化学伤害食管黏膜外，多是胃食管反流，胃液刺激引起，服抑酸、中和胃酸也有用。如同时应用枳壳、枳实或多潘立酮等促胃动力的药物，则效果更好。服有中和胃酸保护黏膜的咀嚼片药时，嚼碎后用唾液将药慢慢咽下，最好平卧时慢慢往下咽，让药物在食管内多停留些时间，充分发挥作用，并尽量不要用水过下，以免将药

物冲淡迅速排到胃内降低疗效。

关于夜间睡眠亦有泛酸、嘈杂、胃脘痛者,多因夜间副交感神经处于兴奋状态,促进胃酸分秘增加,而有上述症状出现。也可因贲门松弛,平卧位胃酸容易进入食管,除应用抑酸、中和胃酸有效外,也可适量应用拟交感神经类药也有协同作用。对夜间睡眠胃酸反流引起的咽炎、咳嗽也有效。

(十) 从中西医结合认识胁痛、胁腹痛的病机、诊断、治法

我国中医学认为胁腹胀痛大都是肝气郁结,气血瘀滞或肝胆湿热等,用疏肝理气、清湿热、活血化瘀、清胰法等治疗。从现代医学来认识,可以有如下多种疾病及其病理生理:① 右胁腹:急慢性肝炎、胆囊炎、胆结石、胆息肉、肝囊肿、肝肿瘤、肝脓疡、结肠肝曲综合征或肝曲结肠肿瘤、右肾下垂、右肺底胸膜炎、右肋间神经痛、或与相应胁肋脊椎段的神经被压迫、炎症、肿瘤、横膈膜下炎症、肿瘤等疾病,均可引起右下胸胁腹疼痛,胃炎、溃疡等胃病疼痛也可放射牵涉到右胸胁右上胁腹。② 左胸胁腹痛:急慢性胰腺炎及胰腺中尾部肿瘤、脾脏肿大及其周围炎、左肾下垂、结肠脾曲综合征、左下肺炎、胸膜、肺底胸膜炎等均可引起左胁腹痛,左肋骨神经痛,其相应脊椎段炎症、脊神经因骨质增生、椎间盘突出、压缩性骨折、肿瘤等受压引起同侧或两侧胁痛,同样胃炎、胃溃疡之胃脘疼痛也可放射到左胁腹疼痛。因此胁痛病因很多,病机不同,一概用柴胡疏肝散,逍遥丸疏肝理气活血止痛,清肝胆湿热清胰汤等法,似难以概上述多种胁腹痛多种多样之病因病机,当然治疗效果也就较难满意了! 况且有的还需化验、仪器等特殊检查,才能明确诊断,有的是要用手术治疗或特种治疗的急腹症。这些很大一部分是不能也不会仅从望闻问切和按诊可明确诊断的,也不是上述治则、方药可奏效的。因此是要用辨病辨证中西医结合方法,才能得到较全面、较准确的诊断,才会有较好的疗效!

笔者在门诊经常有主诉胁痛者,经检查两侧第11、12肋骨游离端及肋骨缘有不同程度的压痛,局部也不红肿,也并无脊椎骨质增生、椎间盘突出等疾病压迫脊神经症,多是肋间神经痛,用逍遥散有一定效果。所以在腹部按诊时,也要检查一下两胁肋骨缘及11、12游离端。也有病人主诉胃上部心口痛者,经检查乃是剑骨压痛,均无炎性红肿及肿块,实属神经痛,可按疏肝养血和络法,以逍遥散、丸、汤剂治疗,或可有些帮助,轻者可不一定处理。情志不畅,肝郁犯胃引起的肝胃不和而有胁痛者脘痞嗳气者,部分属情志影响胃病发作,放射到左或右或两胁,可考虑辨病辨证用胃病方药的同时,加用柴胡疏肝散、四逆散等疏肝理气和胃法。最重要、最根本的办法:还是要宽心胸、畅情志,才能痊愈速、恢复快。

(十一) 胃癌可有多种单个首发症状

胃癌可以没有胃部症状,如仅出现以下之一症状,也可能就是胃癌首发症状。

（1）只有贫血症状，因胃癌广泛浸润破坏黏膜，丧失了造血内因子，而只示贫血，或同时伴有持续胃出血更显示严重贫血。

（2）只有胃纳不馨，饮食减少，也可以是胃癌的唯一首发症状，多是胃黏膜破坏，胃蛋白酶、胃酸分泌减少，以致消化能力降低。

（3）只有消瘦、体重减少也可以是胃癌仅有的一个首发症状，是胃癌引起的消耗性消瘦。

（4）也可以出现单一的空腹时饥饿样上腹痛，进食后即可缓解，十二指肠球部溃疡单一的首发症状，多是癌性病灶尚小，破坏分泌胃酸胃黏膜少，空腹时胃酸相对浓度尚较高或尚未减少，或减少不多，刺激溃疡型病灶有关；有的只出现黑便消化道出血首发症状，故不能凭老经验当作十二指肠球部溃疡治疗。

见有上述这些单一症状病例，均不能掉以轻心，治疗效果不好就要进行胃镜检查，以免漏诊，丧失最佳手术机会。笔者在多年诊疗中发现有四分之一胃癌患者，均有空腹胃痛，进食缓解，近期均有诊断为十二指肠球部溃疡记录，而且凡用抑制胃酸分泌、中和胃酸治疗的药，也均有一定疗效，甚至溃疡也可能假性愈合或缩小，更必须及时胃镜检查和复查。

（十二）大便里急后重机制初探

里急后重多见于急慢性痢疾，前者可有脓血便，后者少而仅见黄、白色黏液，也可以没有，急性者脓血多而便溏稀次多，里急后重也较重，慢性者次之，稳定期可以没有症状，或仅有轻微里急后重症状。现在通过肠镜检查，凡有乙状结肠、直肠有黏膜充血、水肿、糜烂者，除有轻重、多少不同程度的脓血、黏液稀便外，大都也有轻重不同程度的里急后重，这与乙结直肠黏膜充血水肿有关。因乙结直肠黏膜炎症增厚，虽排便后，尚感觉还有大便在内，还要大便的感觉，特别炎症重，充血水肿糜烂黏液脓血也重而多，黏膜增厚也重，就更感觉到有很多大便在内，但只能排出少量脓血、黏液，偶或可伴极少量稀便。如有内痔、肛门下垂也会时有里急后重便意，有子宫后位后倾、子宫后壁大的肌瘤压迫直肠，或直肠息肉，大便时也会产生大便不爽里急后重的感觉，后者也可有黏液血便，如乙结直肠没有炎性水肿等病理改变，大多是功能性的，查大便常规、指检、肛肠镜检查就能判别。

（十三）老年顽固性呃逆要重视

急性、临时发生的呃逆，多易治愈或缓解，时间较长，又难治愈者，提示肝、胰、胃横膈上下有肿瘤可能。如再现近期体重下降，即高度提示肿瘤的可能性，如再有经常呕吐宿食、嗳酸腐气味、黑便、隐血阳性者，临床即可高度提示为消化系肿瘤！均须进一步胃镜、彩超或CT检查，即可明确诊断！

（十四）关于中风与跌跤的因果关系

在笔者学医、行医的几十年中经常听到患者、群众讲：老年人不能跌跤，跌后常发生中风瘫痪，卧床不起；有些老年人上厕所后跌倒就中风偏瘫。笔者从几十年的经验，加上所学到中风的生理病理学知识，加以分析研究，认为是多数先中风不能站立、站立后不稳而跌倒，特别是上厕所因便秘用力大便后，引发血压升高，脑血管破裂出血，发生中风不能站立，或一站立不稳而跌倒！同时也是脑动脉硬化严重、重度高血压的患者，更易发生这种情况！当然老年人亦有因骨质疏松，跌倒后容易骨折后卧床不起，特别是股骨颈骨折，所以老人还是应该防跌的，但这是骨折，不是中风，原因不同，症状也各异。但也不排除跌跤与中风偶发的，从跌伤多是软组织或骨骼，中风是脑血管病变，根据不同的症状即可区别。

（十五）语音嘶哑时间长短新旧辨证诊断的重要性

病时短暂，病日不多者，常因外感、呛咳、高声等诱发声带炎引起，要少讲话，不吃辛辣刺激性食物及饮料，注意冷热，避免再次感冒后，即较易痊愈。嘶哑一、二月，或久治不愈者，可因多讲话、高声、反复感冒等，发展成慢性声带炎，致使嘶哑缠绵难愈。也有因声带息肉、结节而嘶哑不愈，必须手术切除息肉。也有因喉结核、喉癌引起的，须用抗结核药、疗喉癌方药手术才有效。最后须特别要注意年在半百左右，无明显诱因的语音嘶哑，或旷日持久不愈的嘶哑者，常因有胸腔肿瘤压迫喉返神经，引起声带麻痹的嘶哑。故凡感冒、高声、进食不慎呛咳引发临时短暂嘶哑者外，必须喉镜检查，有无声带麻痹，有利进一步检查明确诊断。

（十六）浅谈惊厥

有热厥寒厥之分：高热惊厥，即发热抽搐，属热厥的一种，体温越高，惊厥越重，甚至昏迷，不省人事，大小便失禁者有之；也有病例伴发寒战，寒战越重发热越高面色苍白，常可因体温越高手足越凉，范围越广，可冷到前臂、面额，面色越加苍白、甚至灰白，有休克之兆，即厥者冷也。厥者逆也，所以从表象有时也把它称为寒厥。但体温常在39~40℃或以上。待寒战停止后，面额手臂即可转温、转红示高热貌，就是热厥，常可呈弛张热型。在婴幼儿童早期常易有手足惊跳，有抽搐之兆，不予降温处理，即会发展成抽搐、昏迷，必须引起重视。应立即用冷水、冰水额部冷敷，随即送医院急诊！如不及时诊疗，死亡者有之。前者所谓寒厥肢凉，多因病毒、细菌毒素引发的败血热型，始则寒战肢凉，高热心率加速，心脏功能衰弱，循环不良始发之症状，以后终因高热影响到大脑神经而产生抽搐昏迷等危重神经症状。总称之为惊厥重症。但也有不发热而身寒肢凉脉微的寒厥。

新医林改错

人的认识和行为随着经验和知识的积累,以及现代科学知识水平的发展,不断地总结经验,有所发现,有所发明,有所创造,有所前进,有所提高。在各行各业的广大领域里,都在要求现代化,医药也不例外。既有发展前进和提高,就会有新的认识和创新,旧的就有不足,况且还有儒、佛、道医的参与,民间单验秘方的加入,片面和错误之处亦在所难免。中医传统医药,经验居多,国外有人称之为经验医,经验既可贵,但也常由于当时条件,对某些问题有时认识多直观、表象,或因统计分析缺乏客观、科学性等造成。认识到旧的不足,才能产生研发新知识、新技术的推动力。在产生新知识的基础上,就有重新认识和提高的必要,就要有新的认识、新的观点,就会有生气。对不足、片面、错误,就要予以补充、修正、纠偏、改错,就会有生命力,不能停留在经验主义,看不到不足、缺点、错误,一成不变,就不能前进、发展、提高。王清任之《医林改错》就是范例,虽然也有错误之处,但还是受到医界尊敬的,特别是他敢于挑战经典,勇于改错的精神和行为是进步的积极的,值得发扬。金元四大家的因时因地因社会、经济、生活等不同情况的应变创立不同的四大新学说,为后世医学称道。历数百年来也有改革纠偏、改错,就是一种进步。近代西学东渐,也不乏极端主义者,本着民族虚无主义,认为中医不科学,竟然提出废除中医、废医存药谬论,都是错误的。何况现代西洋医学,也有片面的、局限的、错误的,缺乏中医整体观的长处,也要创新前进。笔者通过数十年的探求,认同毛泽东同志所讲的:"中医药学有精华,有糟粕,要取其精华,去其糟粕",也就是去粗存精。要继承、要整理、要发扬,就要认识到中医发展过程受当时条件的限制,有些滞后了,但其经验是宝贵的。也要认识到现代科学及现代医药科学的先进性,要借鉴吸取来整理、研究、提高、发扬中医药学,为我所用。也要学习他们通过工业革命,提倡科学,冲破神学的枷锁,推翻了迷信落后的神学医学,促进了西方医药现代化,从本来明显落后于我国的医药学,在某些方面已超越、领先了我国传统医药学。我们也要有超越的精神,破旧立新,利用先进科学、现代医药学,发扬提高我国的医药学。我国中医药学及其完整的病因、病机和治未病等整体观念,以及哲学思想等在医学方面的应用和成就,对现代西医药学也有启发和促进、提高借鉴作用。现在我国已经有很多医药科学家和主张中西医结合者,还有从事中西医临床医师们,认识到中、西医各有长处和短处,必须取长补短,共同为从事这项既伟大又艰巨而工作,我也愿意为此作出微薄贡献。部分已在新认识等章节中纠、改和论述,现再立此章节提出一些纠偏、改错意见如下,意在关切中医如何提高发扬的重要性,举一反三,引起更加关注和重视。内容或有片面、局限,也可能有纠偏又偏、改错反错之处。个人之见,不足为训,愿和同道商榷,共同为中医现代代尽自己一份力量。

（一）纠偏

1. 下肢静脉曲张针刺放血疗法　即在下肢静脉曲张明显处，用针刺破血管流出血液，用以治疗下肢静脉曲张。此法既无效，也有可能引起针刺局部皮肤、针孔、静脉脉管炎，甚至严重血液感染败血症。城市虽已少见，但农村、山区边远、穷乡僻壤以及文化、卫生知识较差较低处，仍时有所见，其危害之大，应予禁止。

2. 肝在左而用在右　笔者认为肝在右就是在右，必须明确。其"肝在左而用在右"之说，应予纠正废止。

3. 脏腑学说是否可调整一下　笔者一直在思考如脾胃之说。是否可把脾胃分开，成脾统血，肝胆胰胃肠为一体，把心与小肠相表里拆开，维持心肺相佐正确观点，把神经精神功能、七情机制原属各脏的归还给脑，把主管范围太广的肾，还是让它的肾为水脏管它的水液代谢与泌尿系统，将男女两性生活及生男育女的功能分离出来，让给生殖系统，似乎更符合实际，更可与现代医学接轨，与国际接轨，否则临床医生有时就得无休止地继续向患者用中西两种说理解释，有些旧理念在漫长岁月中植根群众、患者思想中，有时很难说明、说通、说服，够矛盾的。因此这项破旧立新工作也是很繁重的工程，必须医、患、群众、科普、媒体等共同努力，经历相当长的时间才能完成，愿与同道努力。

（二）改错

1. 隔衣"神针"　由于以往不知有细菌，无感染概念，不知其害，为防受寒，为图方便而常用隔衣针的，尚可谅解，但应予改正，已在关于针灸项中详细讲到。但如果还有媒体报道神针及其隔衣针，则是误导群众，贻害无穷！可以说是桃花源记时期与世隔绝的人了，"乃不知有汉，无论魏晋"。也难避不信奉科学，阻碍现代化、科学化、社会发展前进之嫌。

2. 功力"无边无际"的气功　气功本来是用以养生保健的一种方法，也只能是养身保健！对疗疾也有协同作用。但却被别有用心所图的人，玄化、神化，夸大其功能，达到无际无边的程度！甚至与魔术结合，欺世盗名，涌现出了所谓神医、神婆、神仙，骗取钱财。真的就是真的，假的还是假的，到头来拆穿西洋镜，倒下了。无几何时，后面又冒出一个来了，前几年公开报道的已不下十余人。沉在水下、阴暗角落未被曝光的，还在忽悠、危害百姓的不知还有多少。这因有其生长土壤，希望媒体、医学多宣传科学的科普知识，加强揭伪打假惩治力度，普及提高群众的卫生、养生保健知识，戳穿那些所谓神医、神婆、神仙的鬼把戏，消灭那些可供生长发育的土壤及市场。

3. 医学理论、方药纠偏创新　由于当时社会政治因素，常多营养不良、饮食所伤等疾病，故李东垣的《脾胃论》创补中益气汤，发挥了较好的效果。又立"心痛实即胃痛也"，纠正了心口痛、胃痛的混淆不清，把胃痛误作心痛，心痛误作胃痛论治（当时很多医生常有把心口痛作为心痛，以后才别立真心痛，与胃痛有别）。明代王纶从其说："脾胃内外伤等论，谆谆皆以脾胃为本"而发挥："人之一身脾胃为主"、"脾气实则……脾气虚，则四脏皆无生气"故提出"大凡治百病，以治胃为主"。张元素："运气不齐，古今异轨，古方今用，不相能也"，突破麻桂，创九味羌活汤。他如张从正的攻下，朱震亨的滋阴学说，均因当时社会、生活条件等不同，突破性的创立四种新学说，流行于世，为后世医学称道。这在中国医学史上也是前进一大变革和创新，对守旧、墨守经典成规的挑战，值得赞赏和效法。

医 话 集 锦

医务活动体验

（一）谈谈效、简、便、廉的医疗思维

遵守医疗原则和思维，与过治疗、过检查、过利益、大处方是相悖的；效简便廉的诊疗原则及指导思想，本来是医患共同的要求和目的，于国于民皆有利。在20世纪60~70年代政府相关部门就正式向医疗机构及从事诊疗的医药卫生工作人员提出了效、简、便、廉的要求、政策及具体指导细则和说明，令行禁止，上下一致，贯彻执行，是有效的。患者得益，人民欢迎。在某些方面虽也有些过激偏差，但其方针政策符合国情，符合人民愿望和要求。现在虽然国富民强了，人民安居乐业，但还有很大一部分人民经济、生活水平在贫困线上下，对近年来看病难，药费贵还是有微词的敏感话题，向有关方面提出质疑，但迟迟还未能彻底解决。究其原因：很多是经济利益、商业炒作、中间剥削，以及变换药名、虚抬药价、以次充好等行为，还有一些投机、诈骗不法分子制假药、卖假药从中作祟危害患者。老百姓有病还是要看，政府再三承诺，也在改革、改进中，也有了一些进展，似乎还慢了一些，离患者要求仍有距离。何时能有真正的效、简、便、廉，应是不会太长。目前尚是有些可望而不可及。

（二）医生误诊误治

任何医生或名医在一生诊疗生涯中，没有误诊误治是不可能的，包括笔者，只是误诊误治多与少，较少或者很少已是难能可贵的，这在很大程度上与中西医学知识、诊疗经验、技术水平有关，部分也与医生学习态度认真与否，掌握知识多少有关，更与诊疗专心、认真、仔细、责任心等有关，前者是技术问题；后者是责任问题，必须区别开来。

忆在当年下乡巡回医疗时，有一位名医到农村巡回医疗，遇到一位燥实痞满证病人，首诊即投以大承气汤，粗一看并没有错，在二诊时因未见效，按未效再予前方进取，不数日即告死亡。考这位病人应属肠梗阻，有时不是单纯大承气汤可以奏效，其病因病机复杂多样。即使从中医角度来分析：燥实痞满，矢气频转，才是大

承气汤的真正主证，只注意了燥实痞满，而忽略了矢气频转这一很重要的而且是很关键的证候，才出现了误诊、误治。这或许是这位高龄名医对燥实痞满这组综合征候的病因病机认识不够全面！或对现代医学知识、检查未能充分掌握，或因从事教学，缺少临床经验，忘了矢气频转的重要性吧？即使现在对这样的病人，也不能在门诊贸然应用大承气汤，就是在病房，也必须有抢救设备和外科做后盾，以防大黄在促进肠蠕动引起肠穿孔，所以有时不用口服而用灌肠法，或一半口服，一半灌肠防止引起肠穿孔，对此应引以为戒和重视！

（三）医生实践的重要性

俗话说：百闻不如一见，所谓耳听是虚，眼见为实；还有百见不如一做，所谓要吃龙肉，亲自下海，实践是检验真理的标准，真知灼见来自实践等，是普遍规律，也均可说明医学专业知识、医学理论知识、技术、经验的积累不可偏废。感性知识理论固然重要，经验的积累和熟练也很重要，均来自实践。所以实习是医生的重要内容，必须加倍认真对待，如随住院床位医生查房时，与患者对话必须牢记，对查房时的阳性体征等也须牢记在心，查房后一定要抽空再到病房，对这位病人亲自重复望闻问切（应包括切脉按胸腹，必要时听心肺）一遍，既可加深对病情的了解和影响，也得到对阳性体征的亲自感觉，日积月累，知识丰富了，技术熟练了，阳性体征掌握多了，为诊疗提供基本确实可靠的素材，增强了可供诊断治疗、分析的素材及诊断的准确性必不可少的内容，是做好医生必须认识其重要的环节。所以在医务界曾有一句口头语："熟读王叔和，不如临诊多"是经验之谈，要牢记！

（四）胆结石的原因、治疗及继发疾病

胆囊结石原因有多种，结石大于胆总管者，既不易自然排出，目前也不易为中西药物及方法所化解或排出，有的经常感染疼痛发热，甚至剧痛，高热，或寒战高热，有的虽用了抗生素、止痛药，也不易制止感染而退热止痛，最后还要手术切除胆囊，取出结石，把当前引起感染、发热、疼痛的原因连同病灶除掉，发热、疼痛也随之而愈。笔者在1992年也患了这种病，虽经中西药物及其他一些方法，均未取得疗效，历经月余。以后因寒战高热不退，疼痛不止3天，缠绵不愈，而及时手术，热退痛止。如不手术，很有可能因并发病或感染性休克、脓毒血症等衰竭而死亡。15年后，于2008年又患上了回盲部结肠腺瘤癌变，高分化结肠腺癌，恶性程度较低些，虽包块已有鸭蛋大小，周边也已有浸润，好在及时手术彻底，病理检查淋巴结0/16均阴性，年逾八旬，发展也较慢，加上心态平衡，正确对待人生、对待癌症，尚能发挥余热，应一些老患者要求诊疗咨询，并致力于为编著临床诊疗经验，改写、补充、整理多年医学资料，留于后学，利泽于民，对康复或有裨益。并以看书、阅报、学习养生防治保健医学知识等老年积极因素等愿望，精神有所寄托。加上适当锻炼、

融入社会、多交流、多讲话,提高讲话、对话的准确性及反应的敏捷性,推迟老年性认知障碍,并有一定的愉悦心情,免疫防病能力提高,5年多未患大小疾病,因而身体尚健康,思维仍敏捷,能继续从事诊疗、阅报、剪报、电脑整理、编著诊疗经验,兼听音乐。虽不说忙,倒也不闲。加上生活尚能自理等活动,以及一些自我改进增加内容、适合自己而扩充的八段锦共20节,可以说是动脑动体,是愉快、气血顺畅、阴阳调和、免疫力增强的条件,这都是我健康长寿的基础。以后从学习,认识到是由结肠腺瘤癌变,其因结肠腺瘤容易癌变,而息肉的形成,又常因胆囊切除后,胆汁连续排到肠道,形成的次胆酸刺激结肠壁形成腺瘤,而后癌变的,虽然是高分化、淋巴结均(-),由于年高,病灶发展、恶化缓慢,但毕竟肿块已大如鸭卵,大便隐血阳性,肠镜所见肿瘤表面已糜烂,预后是不容乐观的,如不是现代外科手术技术高超,周边相关淋巴结等清扫彻底,笔者不一定能生存到今天,生活尚能自理,并健康地活着,仍继续从事诊疗,发挥余热,为患者服务,这与医院领导,科室负责人,外科同仁们,以及关心笔者的同事们,亲朋好友和自己健康的心态分不开的。记录此信息与快乐和同道共享。笔者也是为中医必须现代化,中西医学必须中西医结合辨病辨证而述此供参考。

(五)恐病、焦虑对健康治病疗效康复的影响

过于关注自己的病症和不适,甚至恐惧变重症、恶病,在一定程度上会影响疗效,有时不适等症状缠绵难彻底治愈,尤其是功能性疾病,成了亚健康的病因、病根,甚至影响食欲,影响睡眠,体质渐弱,免疫力下降,正气不足,引发了真正的器质性疾病,正所谓"邪之所凑,其气必虚"。患者自己苦恼,医生也很头痛。就必须求诸心理疏通,多关心,多释疑,取得患者信任,才能慢慢消除疑虑,疾病及所有不适症状才能逐渐退去。否则饭不思、寐不安,纳少形瘦力乏,气虚血亏,免疫力减退,导致正气不足病邪犯身,诱发更多疾病,不可不加以重视!

(六)中药伤胃说

中药多吃了伤胃,这是20年前一位消化科西医讲的,当时笔者是反对这种观点和说法的,认为是贬低中医中药。以后笔者从事消化科后,观察并认识到中药有伤胃的情况和病例,这或因中药多酸苦甜咸辣涩,可谓五味杂陈,太浓了就会刺激胃黏膜而胀痛或泛酸嘈杂。本来医学上就有苦能健胃,也能败胃,不仅中药在某种情况下会伤胃。西药同样也可伤胃,有的要饭后服,有的用糖衣、胶囊,即使食物、菜肴其味酸、甜、辣咸太浓也会伤胃,所以笔者在胃病防治资料中,特别写进不能进食太咸、太甜、太酸、太辣、太烫、太冷等味太浓的食物、菜肴、饮料。对患者也是反复嘱咐,笔者用中药时对太酸苦辣咸的也尽量少用或降低用量,对有食管炎,胃炎,十二指肠炎、球部溃疡等上消化道疾病的更加注意,处处保护胃气——后天之本,

加快胃病的痊愈和预防复发,是有很大帮助的。

(七)气象、饮食冷热、药物寒温对健康、疾病疗效的影响

人们常因受寒冷气候侵袭、进食冷饮、凉食后常患感冒、胃脘痛,用温暖、热浴出汗,热饮温食就有效。用干姜、桂枝等温散温中也常能药到病除! 有的医生针对已明确诊断的多种胃病胃痛,用了较好的西药,不少病例有较好的效果,对部分中焦虚寒的患者,临时有效,长效则差,有时只能减轻,或常易反复发作,后经加用温中散寒法,就有止痛除胀等的好效果,而且也较持久,如在生活、饮食继续注意寒暖,多能减少或避免复发。

(八)慢性支气管炎与季节、寒暖气象的关系

在此从非药物防治再叙述如下:在20世纪70年代初,曾掀起过全国治疗老年慢性支气管炎的高潮,从一根针、一把草到单方验方,从祖传秘方、秘法,到传统中医药现代医药及中西医结合统统用上了,各呈技能,各显神通。经历2~3年的时间,每年各地各治疗小组、单位总结汇报,绝大部分疗效都在80%甚至90%以上,可说是一个疗效突破的可喜可贺的数字。笔者也曾参加负责1个小组的治疗工作,第1年治疗也得出同样的高效率数据,有些沾沾自喜。第2~3年仍显示与第1年有效率相似的数据,但发现第1年入冬治疗3个月后,大都入春即缓解。到第2~3年秋冬又发作来治疗,病情并没有减轻,一直又治到春天,病情又缓解或咳喘基本得到控制了。以后发现每到秋冬又发作,每到春天又开始缓解,反复发作、缓解,年复一年,并未真正有那样的高效率。而它的发作与缓解是与气象的寒冷和温暖有关。因此病在秋冬发作时就诊,开始病史病情记录,到春天缓解,作为疗程结束,病人也不来了,据此作为一个治疗疗程的统计资料,是不符合严谨科研观察统计的,是欠真实的数据,换句话说:所有治疗方法也可以说是绝大部分都没有明显效果,只能部分病例缓解,多数难以治愈,所谓缓解,也是与气候寒暖有很大关系的。最后笔者的体验还是中西医结合抗感染、扩张支气管,止咳平喘,严重者加用激素治疗可使急性发热咳喘症状得到较快控制和缓解,但仍然难以彻底治愈。还是平时要注意开始所谈的预防,对未病可预防,对已病同时结合中西医治疗,单纯性慢性气管炎可以治愈,或者可明显有效,或症状可基本控制。慢性喘息性气管炎轻者,可有不同程度的缓解,或治愈。部分较重病例难以彻底治愈,特别是已伴有肺纤维化、重度阻塞性肺气肿、支气管扩张、肺源性心脏病者,均难已治愈。所以重在治未病早防、早治是关键! 如与吸烟有关者,就只要戒除吸烟,绝大部分患者咳嗽就会缓解或基本痊愈。

慢性喘息性支气管炎及其并发症都由慢性单纯性支气管炎未能治愈,经过2~3年或3~5年后,就发展为慢性喘息性支管炎,就较难治愈。

（九）谈医案价值问题

历代各家医案人都是名医对有较好疗效的病例记录，但其中也有不少案例经其他医生或后世医生们引用，就没有像医案所载之效果，甚至无效者甚多。究其原委：当事人或医案整理编撰者缺少认真的科学分析和统计，把偶合、个案"有效"病例编入医案，或因当时该名医名气较大，加上服务态度较好，具有行医之术，患者得到心理效应而获效。很多疾病，特别是情感等功能性疾病，常会有所缓解或消除，甚至有的病人说，到某名医门槛上坐坐就好了，所以心理作用对疾病的有效，是很重要的。因此就有道无术不行，所谓道者医道也，指医药专业知识、技术。术者：指在行医诊疗过程中的服务态度、言语技艺、医疗嘱咐、释疑解惑高超，也注意心理疏导等，能得到患者的认同、信赖，病痛也容易减轻、缓解或痊愈，就能成为一个成功的医生。还有很多疾病亦常有自动缓解或痊愈的，如以往就有伤寒治尾不治头等说法，所以就会有认定个案之有效，或以偏概全等欠科学、统计学结论，误导了很多后世医生，或遭到质疑。所以对众多的医案要用科学的态度进行研究分析评价，去粗存精、去伪存真、取其精华、去其糟粕，加以整理，不能盲从。单方、验方的有效性就更是例子。有云"千方易得，一效难求"，是值得商榷的。

临床医学经验碎金录

（一）烫伤诊疗经验

多由明火或开水烫伤，也有加热器等间接烫伤，其烫伤程度分Ⅰ°、Ⅱ°、Ⅲ°，烫伤起初都有难以忍耐的灼痛，可立即用冷水冲在烫伤表面，或将烫伤部位浸在冷水里，或用冰块、冰水敷在烫伤表面，或用冷冻剂氯乙烷喷在烫伤表面，均可立即缓解疼痛，效如桴鼓。也可减轻、阻止Ⅱ°、Ⅲ°烫伤的形成，直到试停冷水或冰水、冰块、氯乙烷的应用，疼痛不再发生或已明显减轻为止，效果很好，百试百灵。如果是Ⅱ°烫伤水泡较大，范围较广，或Ⅲ°烫伤范围广、深度大就到医院烫伤专科治疗为妥。

（二）对五行生克学说的认识和商榷

本来是古时多种现象的存在和相互关系，有协同作用、相互制约等，以后发现也可用五行生克哲学推理来解读并应用到中医学脏腑学说中的一种哲学分析方法，成为理论，指导诊疗，也曾起过积极作用，现在仍继续在教学、理论、临床上用到，但欠具体而笼统，只能是一种假设推理的脏腑功能理论，较少实体，难以领会和掌控及传承。但有一定的指导作用。如：以五行金木水火土分别代表肺肝肾心脾，既有一些各自脏腑的粗略功能，有的连边都没有沾到，如脾主湿，司运化，明白是指消化功能，与现代医学脾是血液系统的功能大相径庭。又在各脏腑中掺入一定数量的五行属性，并以金克木、木克土,土生金、金生水等来说明脏腑间相互协同、制约机制,这也是人为的一种假设理论,来指导当时尚不能探明的一些脏腑间生理病理机制的诊疗实践经验。现代医学也存在各脏腑功能之间的相互促进或抑制的病理机制。如:脑下垂体的促甲状腺激素、促肾上腺激素、促乳腺分泌激素、促性腺分泌激素等。说明脑下垂体分别对甲状腺、肾上腺、乳腺、性腺有促进其分泌作用。但另有可抑制以上各种激素的激素等。在药物中也有相生相克作用存在,如吗丁啉即多潘立酮可促进泌乳素分泌,使非哺乳期间的妇女可有乳液排出,乳腺增生,甚至男性乳腺也可增生女性化,在乳头处有白果、桂圆、核桃样大小的硬结;而维生素B$_6$可抑制多潘立酮的促泌乳素作用而对抗多潘立酮的促泌乳素作用,既可预防,也有治疗效果,是有一定物质存在及实验基础的,机制比较清楚,说服力也比较强。因此相生相克哲学在医药及自然生物等很多领域是客观存在的,中医学的相生相克也不例外。但现代医学说理论比较清楚,可以身教、可以言传,既知其然,也知其所以然。中医学就比较笼统,有的是借客观存在现象,用金木水火土五行,凭推理移植到人体五脏六腑,作为脏腑的功能,从症状相互关系,成为相生相克作用,有些还有张冠李戴。因此就显得不够客观而笼统,就有只知其然而不知其所以然,只可以意会,而不可以言传之慨了。

(三)对矢气的一些认识

曾有响屁不臭、臭屁不响的说法。因屁多、特臭多是伤食,须消导,故须明其理而分清,以利明病因。实际屁响与不响,与人的胖瘦关乎臀部的肥大瘦小和肛门结构、松紧有关。因臀部肥大涉及肛门及肛门括约肌和皱褶皮瓣,排气不畅,加上皮瓣随放屁气流的震动,即发出声音,因此屁之响与不响,与屁之臭与不臭无关。但屁之臭与不臭倒是与消化好与不好有关系。消化好与不好,又与饮食吃多吃少、清淡或油腻以及豆类及豆制品及杂食、零食等多少相关。即臭屁多是吃多了,吃了较多的油腻蛋白质脂肪及豆类、豆制品等不易消化的食物,因此屁多了、臭了、很臭了,就是提醒我们要少吃些、吃清淡些了;屁臭轻微而不多者,乃饮食多清淡,也不过量、过饱,是饮食有节者。前者易伤胃肠,后者胃肠受益,保护了后天之本,全身精气神五脏六腑得到充盈,健康也就有了基本保障。所以屁是有关人健康的重要行为。古来也就认识到重病有屁可有生还希望,无屁足以致人于死地;认识到有屁,腑气畅通,也就是胃肠通畅了则生;无屁则腑气不通,胃肠隔阻,即今之肠梗阻,以往十有九死,所以有"一屁值千金"的说法。现今外科急腹诊、腹部手术后,必须问到有屁无屁,也就是腹部手术胃肠有无梗阻、通与不通的问题,由此可见屁的重要性了。临床上也有仅把燥实痞满作为大承气汤的证候应用,遗漏了须有矢气频转的关键"屁"而丧失了性命。

(四)服中药汤剂的方法及改进之我见

已往汤药多是头煎归头煎、二煎归二煎分开服,已成千百年来常规。由于头煎浓,因其浓,对胃黏膜有一定刺激,二来因其浓,或因体质虚弱、特异不适应,或因形体瘦小、体重偏低,药力偏大,有可能产生过量及毒副反应,二煎浓度淡,疗效差,起效慢。为此,我设计自创了如下煎服药方法:即头煎1碗、二煎半碗,头二煎加在一起和匀分3份,每份半碗,每次半碗,分别于早、中、晚饭后1~2小时分做3次服下,就可避免上面头二煎分2次服用方法的不足。对一般急慢性疾病皆适合用此方法,药力均匀,既不影响进食,也较少发生药后、饭后饱胀等不适。但对外感高热、急性胃肠炎体液耗伤、水分缺失者,药液可以多些。

对患食道炎者,其服药方法:以一口一口慢慢咽下后,即用准备好的温开水漱口后吐掉不要咽下,避免冲淡食管内的药液,随即平卧片刻,让药液在食道内多停留些时间、多起些作用,疗效更好些。

附:中药剂型改进:由于中药煎成汤液服用,既麻烦不便,又因味酸苦甜咸辣五味杂陈难吃,治急重病且又缓不济急,似只能治慢性病,治急重性疾病也总是中西医结合,与西药同用,各显其效,取长补短,每能取得相加作用、相得益彰之效。所以中药剂型必须改进改革,做到即时服用、方便服用,减少降低苦辣味,又可减少不失其四性五味功效,既有了治疗急重症治疗的基础和效能,也做到医患皆欢迎。自古以来虽有丸、散、膏、丹,但丸者缓也,起效慢,膏者重在滋补调养,对急重病症似也缓不济急。目前又有单味中药颗粒冲剂,可以即配、即冲、即服,方便了不少,也能处理一些部分一般性急病,医患也欢迎,但对重症急病似还无能为力,仍有不足之处,虽也有了一些中药肌肉注射,单味、复方静脉输液剂型,由于其成分复杂,也非晶体而欠纯,加上制剂工艺因素等质量问题,疗效尚欠理想,肌注、输液后,时有感染、过敏及诸多不适反应。故还必须进一步加强研究改进提高!

关于给药途径、方式、方法,还是应该以口服、外用、雾化吸入及皮肤黏膜、口腔、肛门、阴道等腔道给药为主,其次为肌肉注射,最后是静脉输入。要坚持医疗原则,更要遵守:用药应口服者尽量口服,不皮下、肌肉注射,须皮下、肌肉注射者,尽量不从静脉输入,可避免和防止很多医源、药源性不良反应及副反应,否则既伤害了患者,甚至造成医疗纠纷、事故等失和谐不愉快的事。

(五) 喷嚏的分析和诊疗

感冒是感风寒后病毒引起的,除轻度喷嚏、清涕外,有轻重不同程度的头痛、头昏,或恶寒,或发热,或全身酸痛,或全身违和。过敏性鼻炎则喷嚏较频,清涕亦较多,但轻的感冒仅有喷嚏而无全身症状;较轻的过敏性鼻炎喷嚏不多,清涕亦少时,两病常易混同。但前者常偶发,后者多经常,早晨、受凉易发,吸入油烟化工刺激性气体或粉尘也易发。适当的喷嚏也是一种自我调节,清除刺激物的保护动作,对鼻腔的清洁度有利。如喷嚏频发,可用拇食二指掐住鼻翼两侧,并加以一松一紧按压,即可停止或减少喷嚏次数,如反复发生,可反复按压,也可得到缓解。点按两侧鼻翼迎香穴,可加强鼻黏膜血液循环,增强防寒和抵抗力,降低鼻黏膜的敏感程度,对预防感冒也有一定作用。病虽常见,普遍,但也易忽视混淆,故述此提醒。

(六)太肥胖、瘦弱及经前乳房胀痛者多难孕

以往在中医认为肥人多痰湿而难孕;瘦人多燥火、气血不足也难孕;经前乳房胀痛者,传统说法因肝郁,也是难孕之因。我在临床见到一瘦小妇人到妇产科,结婚八、九年未孕,后因消瘦而胸透,有疑似结核病灶,作疑似肺结核治疗,用异烟肼2个月后,体重增加而怀孕。在临床经验中发现异烟肼有增加体重现象,不全是治愈肺结核后,发现七、八例瘦小病例作肺结核用异烟肼试验治疗,皆有增重现象,提示异烟肼增重现象另有机制? 建议有条件、有兴趣者可进一步研究。对经前乳房胀痛不孕者,用逍遥散加味为主,每于经前乳房胀痛前煎服,直到经行乳房胀痛消失后停服,连服3~6月,大多可以治愈,就有可能怀孕,乃内分泌紊乱。常发现月经衍期未行,而未有乳房胀痛者,或为已孕之兆。肥胖之人就要减肥,只要没有其他不孕原因,就有可能怀孕。

(七)青壮年偶发心律不齐的临时处理

对青壮年临时室性早搏偶发病例,突然有心悸不适早搏,1分钟不超过5个,无明显心脏杂音,ECG无明显病理改变的患者,常因情志不畅,或因体位关系,有的因剧烈运动、劳累、失眠、神经衰弱,或气压低、风速小、湿度高、温度高的闷热气象环境下发生。属于临时性、功能性者多,通过改善情志及闷热气象环境,避免剧烈运动、劳累,早搏当可避免,已发者,也可减少或消除。有时通过深呼吸或改变体位,也可使早搏停止,立即见效者也不少。

(八)柏油样黑色大便的分析查验

排除进食动物血液、药物关系(如口服硫酸亚铁等铁剂),即可确定是人体消化道出血,现在通过克隆法化验即可确定非人体血液,大便OB(−)。但我们肉眼也可鉴别黑粪是否血液:即粪便在周边清水中可见到淡红色者大多为血液;笔者曾通过实验,只要吃进50 mL左右的血液,粪便即可呈黑色。如排除药物、动物血液饮食引起者外,即有助大体从症状初步得到诊断,为诊断提供进一步化验分析。

(九)头部不能长时间低于心脏平面

头部不能长时间低于心脏平面,更不宜头在下,脚在上,人处于颠倒悬挂状态,在婴、幼、儿童、青壮年、高龄、老年时期,其感觉或不适是有所不同,前者年龄阶段的人,仅稍有不同程度的头目膨胀不适,婴幼儿童最轻,甚至没有什么不适感觉。但是高龄老年体弱者,就会感到头目膨胀很不舒服,甚至感到痛苦不堪,时间越长

越重,1分钟都不能坚持下去,严重者可能死亡,特别是有高血压、心脏病、老年性慢性支气管炎、肺气肿、肺心病患者,更易因此而死亡,不可不注意!

(十)空腹饥饿时嗳气的处理

空腹饥饿时嗳气或频繁者,以往都认为是气滞、气郁,仅用理气药,疗效不甚明显,笔者临证经验,并从其发病机理认为与空腹饥饿时痛同理,也多是进食后嗳气缓解,故再在理气方药中加用中和胃酸、抑酸药对空腹时嗳气大都有显效,伴有进食缓解者更有效。少量进温热饮食也常有效,频频咽下碱性唾液,也会有些缓解作用。

(十一)空腹胃脘痛的新认识

以往临床对空腹胃脘痛皆诊断为十二指肠球部溃疡。自有纤维胃镜检查以来,约70%~80%左右是各种慢性胃炎、15%左右是十二指肠球部溃疡,余下的10%左右是胃溃疡,复合溃疡,或可能是胃癌等其他胃病。我也发现25%的胃癌有空腹胃痛。所以提醒对50岁左右的患者有空腹胃脘痛必须胃镜检查,避免胃癌的漏诊。

(十二)尿道灼热痛的诊疗

一般常视作尿道感染诊治。由于无尿急、尿频、尿痛,尿液检查又常示阴性或可见到极少白细胞,每个视仅有几个。这种患者常因茶水等饮料吃得少、汗出得多,因而尿量少且浓,尿时刺激了尿道黏膜,引起了灼热痛有关。或因轻度急慢性尿道炎,尿常规检查有时也可能是阴性,遇到尿液少而浓的患者,也可能更会有尿道灼热痛的感觉。对无尿频尿急,尿常规检查(–)或有尿少色浓尿比重增加的患者,可先嘱咐增加饮水量,症状常可获得缓解或消除。

物理学在临床医学中的重要性

物理因素可引起很多疾病。物理疗法也可治疗很多疾病。前者合理注意可以预防;后者正确应用可以治疗,很少有药物的毒副反应及过敏反应,符合能不吃药时不吃药,能不肌肉注射时不肌肉注射,能不静脉输液时不静脉输液的原则。以下仅举常见数则如下。

(一)冷可致病能治病

(1)冷可致病:感冒之因虽是病毒,经空气呼吸道感染而发,但常因受凉而诱发,特别是睡眠受凉更易发。冬季受凉易发冻疮,即使春夏秋在空调制冷较低时也易感冒引发寒痹等。所以中医归因于外受风寒,故把感冒取名为伤风,痹痛麻木受寒而发,或因寒而重者名为寒痹。头部寒风吹后引发头风痛,胃脘部受凉诱发胃寒痛。应注意保暖不受凉,不食凉既可防,也可治。

(2)冷疗治病:冷水敷于额、颈、腋下、腹股沟等处可降温。冷水冰块敷于Ⅰ°~Ⅱ°烫伤处可疗烫伤,抑制渗出液及水疱的形成,立即止痛。敷于早期软组织外伤抑制肿胀的形成和扩大及皮下出血。敷于头部对高血压脑病、脑血管出血中风及中暑、日射病均有帮助。冷环境、冷饮可疗中暑。避免经常过久在过热环境下生活、劳动,特别是在高温作业下劳动,就能防止因热而发生的很多疾病。

(二)热可致病能治病

(1)热可致病:夏暑天气太热,在室内外高温环境中,易发生中暑,太阳直射于头部时间长了易发生日射病。生活中常被开水烫伤。在冬季因保暖,常被热水袋、瓶等烫伤。洗淋浴时因水温过高调节不好时易被烫伤。集体浴池因闷热,湿度高,年高体弱者洗澡过久易晕汤。

(2)热疗治病:覆被而卧饮以热粥,可协治伤于寒无汗麻黄汤证、无汗之感冒,温热开水内服加热水袋等热敷可疗胃肠内生虚寒及进冷、受凉外寒内犯之脘腹疼痛,如加用温中散寒之生姜煎水内服则更好。温暖环境下加用温热开水内服,可疗冻伤及一切阳虚畏寒虚弱之体,加用生姜煎服当更有效。如能经常锻炼增强体质、保暖、避免着凉受寒,也就能避免内寒、外寒而发生的寒证。

(三)杠杆作用及地心引力对健康的影响

人站立在垂直位时,着力点分别在颈胸腰脊椎、髋膝踝关节及足底,常易引起各着力点的劳损。

(1)特殊工作劳动时,办公室书写、电脑操作等,头颅经常前倾的重力,增加颈椎颈肌的负重而劳损,如颈椎综合征等;上身前倾角度越大负重越大,越易增加胸腰椎、背腰肌劳损、腰椎间盘突出、坐骨神经痛。

(2)上下楼梯、上山下山、挑担、跑步过多、负重超负荷等,髋、膝、踝关节也容易劳损疼痛等。

(3)手拎重物的时候,垂直位最好,越是向前向上,就因角度越大,越易增加肩、肘关节及肩臂肌的负荷而劳损。如常见的腰肌劳损酸痛,一经平卧休息就缓解。

关于物理学在临床医学方面的重要性,在养生保健、非药物防治疾病等多个章节中也有论及,立此专章,为更示其重要性。中医外因致病:风寒暑(寒、热)因素列在最前3位,还有火虽在末位,加上前3位,就有4种寒热物理致病因素,超过了半数。说明我们中医前辈对疾病成因观察力之精细,经验之可贵。我们也可用现代物理学知识在医学领域中加以联想,或可说是唯物医者意也吧,解决一些疾病与物理有关的诊断及治疗问题。

❧ 方 药 研 究 ❧

临床方剂应用研究

（一）黄芪建中汤加味治疗中焦虚寒胃脘痛的探讨

黄芪建中汤总体味甘温偏热，补中益气散寒，其中黄芪甘温补中益气，补益中焦之虚，干姜温中散寒，桂枝合白芍既可温中散寒又能缓急解痛，有小建中之意，合用共奏疗中焦虚寒胃脘痛。所谓中虚，多指空腹饥饿时胃脘痛隐隐作痛，只要进热汤、饮、食物后都能缓解或其痛立止，黄芪建中汤仅作汤药温服，也就能有效，加上中焦虚寒型之胃脘痛，症多喜按、喜温，进热食更易缓解或痛止，方用桂姜自更易见功。

考中焦虚寒胃脘痛之空腹时饥饿样痛，多因空腹时胃酸量较多，胃酸pH也较低，刺激胃黏膜或已有炎症、糜烂、溃疡后而发生疼痛，进汤、饮、食物后稀释胃酸，降低了其对胃黏膜的刺激而可缓解或止痛。

据此理，笔者在门诊对凡是中焦虚寒之空腹胃脘痛患者，在用黄芪建中汤时，再加用煅瓦楞中和胃酸而止痛更显奇功，体现出张石顽之"瓦楞子火煅赤，治积年胃脘痛"经验之可贵。

（二）小青龙汤加味治疗慢性支气管炎的探讨

小青龙汤本属《伤寒论》解表化饮之经典方，历两千年而不衰，现笔者仍用于急性变应喘息性支气管炎、慢性单纯性支气管炎、慢性喘息性支气管炎属风寒、寒痰、寒饮型者，均有较好疗效。对外感寒邪引起的咳喘也很有效。均因方中有麻黄止咳平喘之君药，桂枝散肺卫之寒，助麻黄辛温解表，合白芍调和营卫，干姜、细辛、半夏则温肺胃而和中降逆化痰饮，配五味子收敛防麻桂辛散之过，况其素有嗽神之称，诸药共用，配伍确当，相得益彰，故多有良效。

小青龙汤治咳喘痰饮之功，首在麻黄君药，因其有拟肾上腺素功能，解除支气管平滑肌痉挛扩张支气管，使气道通畅，所以就有止咳平喘之功，而知其所以然，其他温肺散寒止咳化痰之药，皆臣佐使之品。在应用麻黄时既宜对症，也要注意其量,更要对有高血压、肺源性心脏病及其他心脏病患者,据其病情轻重而慎用,减量、禁用,避免其引发血压增高而中风,心率加快而心衰,导致休克、汗出亡阳。关于麻黄研究,详见医论篇。

临床药物应用研究

(一)胖大海有容积性通便功能

胖大海常用于老弱孕产妇幼儿童便秘。用胖大海3~5颗,或7~8颗加适量冰糖后用开水适量冲泡,待其涨大后去皮、核,连汤及肉质服下,即有温和通便作用。胖大海本来是加冰糖开水冲泡饮汤,利咽润喉,疗咽痛声音嘶哑的常用药。因其肉质主要成分是琼脂,故胖大海服下不被消化,原物原量排出,所以只要服一定量已涨大去皮核的胖大海肉质后,增加直肠粪便容积,加强对直肠壁的压力感受器,激发肠壁蠕动,引起排便意识,达到通便作用,故可作为容积性通便药,药力温和,没有刺激,不会引起肠壁充血,腹痛、腹泻,或引起盆腔充血促使流产、小产等副反应,老弱儿童也能耐受。

附:将肥皂削成小指粗细3~5 cm长,浸于温开水后,即取出塞入肛门,就多有立即通便作用,较开塞露方便,也不会损伤肛门。

(二)煅瓦楞中和胃酸治泛酸、灼热、嘈杂、胃脘痛

煅瓦楞常用于治疗泛酸、嘈杂、灼热、嗳气、上腹痛之胃炎、胃十二指肠球部溃疡等胃病。张石顽论瓦楞子曰:"治积年胃脘瘀血疼痛,火煅赤,出火毒后应用"。究其机制:瓦楞子主要成分是碳酸钙,有制酸的作用,可以治疗高酸性胃炎、胃及十二指肠球部溃疡等胃痛。但生用因其不溶于水,和中药同煎后服,也就起不到中和胃酸作用,当然也就没有治疗功用了。又因其质硬,难以加工成粉剂,也就未能发现其治胃酸、胃痛功用。直到张石顽发现须经火煅赤就有治疗卒心痛的效果,这就体验到中医经验的可贵!因将瓦楞子火煅赤后,就发生了化学反应,成为氧化钙,研粉定量或煎服(溶于水成氢氧化钙)后,与胃酸均能发生化学反应,胃酸被中和、减少、消除、缓和了胃酸对胃黏膜的刺激而达到止痛等治胃炎、上消化道溃疡的作用。但要注意用量,少了效小,大了有可能灼伤胃黏膜。更不可直接吞服其单味粉末。石灰石经石灰窑高温煅炼成石灰后溶于水一样,也有中和胃酸作用,但可因其溶水时沸而起泡,热性太大,氢氧化钙浓度高,有一定的腐蚀作用,而未能内服,用于治胃酸多的胃炎、胃十二指肠溃疡。笔者用煅瓦楞30 g入中药复方煎服,浓度较低,与用量比,仅1%左右,20年来,治多种胃炎、溃疡等胃病,有较好疗效,未发现有不适或其他副反应者。

（三）桔梗是上焦药的补充

为什么认定桔梗是上焦药呢？众所周知：桔梗是止咳化痰要药，疗咽喉疼痛。咳、痰均来自肺，包括气管，咽喉皆为肺系，属于上焦，因此桔梗当然是上焦药了。但桔梗常用量，即有可能引起恶心、呕吐，因而就认定桔梗性升，有升发的作用了，知之者偏少，早年有时我每剂用量 10 g，或超过 10 g，就更易引起恶心、呕吐，正是由于借轻度或尚未太感觉的恶心这个副反应，反射性的诱发气管咽喉分泌清稀液体增加，稀释黏结在气管、咽喉部的黏痰，使痰液一咳即出，或易于咳出，而达到减少或止咳目的。所以西医药理将桔梗列入恶心祛痰药。这更可说明桔梗是上焦药而有升发之性。除了传统的认识，因其可宣肺化痰治咳嗽，清理咽喉治咽痛，肺为生痰之源、主咳嗽，均属上焦，故把桔梗列入上焦药。又可因其引起恶心或呕吐，而定其性偏升，这就是桔梗可宣肺化痰治咳的机理。也是属上焦药，有升发的作用了。超量引起恶心、呕吐就是副反应了。

（四）麻黄治疗儿童遗尿及成人功能性尿频

儿童遗尿，除因脑脊髓神经发育尚欠成熟之因，也或因儿童睡眠较深，夜间虽有尿意，未能有效传到大脑作出反应醒后撒尿，待膀胱尿液积多了，刺激膀胱有了尿意，但大脑还未觉醒几无自主尿意主动排尿而遗尿。故常发现遗尿儿童睡眠较深，不易唤醒。麻黄原本只有辛温解表，止咳平喘、利尿之功。但考近代研究，其有拟肾上腺素能药理作用，能松弛膀胱平滑肌、紧缩膀胱括约肌作用，起到膀胱可多容纳些尿液，同时降低尿液对膀胱壁的胀力刺激，也就降低了膀胱排尿意念的敏感度，夜间延长尿液在膀胱内停留时间，从而延长排尿间隔时间，达到夜间少排尿意念，而减少或无遗尿发生。再则麻黄因含有麻黄碱，有兴奋大脑中枢神经引起失眠，降低睡眠深度，使排尿意念较易传达到大脑而觉醒，产生有排尿意念自主小便，避免遗尿。同理用于成人功能性尿频，也有减少尿次的效果。但要注意有高血压、眼压高、青光眼、交感神经处于兴奋状态患者，慎用、少用或不用！

此外麻黄也并无直接利尿作用，而是增高血压，肾脏血压相应增高后，肾脏滤过率加快，因而尿量增加，从而显示了麻黄的利尿作用。

（五）煅牡蛎有敛汗、中和胃酸作用药理

书载煅牡蛎有敛汗作用，可治自汗、盗汗。现代研究小儿缺钙易多汗、夜汗，多服钙片也有效。因牡蛎含有钙元素，故也有治自汗、疗盗汗之功。又有中和胃酸，可治高酸性胃炎，胃十二指肠球部溃疡。因其含有碳酸钙，煅后成氧化钙，溶于水成氢氧化钙，均能与盐酸中和之故，与煅瓦楞同功。

（六）地榆用生的好

临床常用地榆收敛之性止泻止血，因其含有鞣酸，故应该用生地榆。但临床常用地榆炭，这时鞣酸已被高温成炭破坏，入汤剂煎煮内服，就失去或降低了收敛止泻作用，故止泻应该用生地榆。用炭剂研成粉末内服，或可有些许作用，因粉末炭剂也有止泻作用，止血作用则甚微。如用其粉末外敷治表皮外伤出血，不问生、炭倒是有一定效果的，因其是粉末，空隙多，血小板易于凝聚，促进血液凝固达到止血目的。生地榆粉末尚保留鞣酸，兼具粉末及收敛作用，故其止血效果较之炭剂更胜一筹。同时炭剂也有吸附毒素作用，用其吸附进入胃肠道的毒素可起到一定作用。

笔者认为：凡其他中药烧制成炭剂作为止血药的，同样的机制，入汤剂煎服是不会有太多效果的。我对消化道出血、腹泻、便溏患者均用生地榆而有一定疗效。

凡用所有止血治血证的某些中药炭剂入煎剂，治疗内脏等各种脏器出血，按理都是无效的，一因其无止血成分，二因其是炭剂，仅在肌表起物理止血作用，更不能被吸收到其他脏器而起止血作用，其理不言而喻。

（七）山楂消肉积理论的商榷及其副反应

传统中医界据本草载其有开胃、消肉积之功而广为应用。考其山楂并不含有胃蛋白酶、胰脂肪酶，当然也就没有能把进入胃内的肉食蛋白质消化为蛋白胨最后成氨基酸，也就没有消肉积的作用了。开胃口可能缘其很强的酸味，一来刺激胃黏膜，可产生嘈杂似饥的饥饿感；二来可刺激胃黏膜壁细胞分泌胃酸，因胃酸的分泌，胃酸的量及浓度增加了也就是胃液的pH降低了，刺激胃黏膜，同样可产生嘈杂似饥的感觉。而有要进食的感觉，进食后，胃酸得到缓冲，山楂的酸味亦得以冲淡，似饥的感觉得以缓和或消失了，从表象看来，山楂有开胃，增加食欲的功用。或因油脂肉类能缓和胃酸，相辅相成，就有助消化肉类食糜，而有消肉食功用。实际上山楂多吃了，药量大了，服用的时间长了，可因其过浓烈之酸味而伤胃，故不可不加以注意和慎用！

（八）桃仁、杏仁有润肠通便止呃逆作用

二者含油量均高达70%以上，有润肠通便作用，说桃仁有活血化瘀消癥积、通经功效，尚缺乏可靠详实的理论及实验依据，临床也缺少可靠的有效的明确的案例。但因其含有氢氰酸，与杏仁同有止咳止呃逆功用。

（九）药物作用的双重性

（1）当归可以活血通经治经少、闭经，也可调经疗月经不调，超前、衍期、经少、经多，为妇科要药。实验发现当子宫处于兴奋状态时，当归有抑制缓解子宫收缩作用。当子宫处于抑制状态时，当归有兴奋促进子宫收缩作用，故当归有调

经作用,对经多经少,超前衍期而行皆有效。故同时有安胎、保胎效果,也有堕胎作用。

(2)苦能健胃也可败胃,如黄连等苦寒药,可加在健胃药里用。早年西药房也有苦味健胃药配售。服用长了,因其苦而败胃纳减,因其苦而刺激胃黏膜引发胃炎,故用作健胃药,或其他治疗时,其量不宜大,时间不可长。

(十)柴胡、黄芩退热作用

一般成人外感发热,两药均可用到30 g左右,可有退热作用,壮实肥胖身重者可用到50 g,未见柴胡有升发疏散太过之患。也未体会到引经之据。

(十一)白果、杏仁的毒副反应

白果、杏仁均含有氰苷,经煎煮后成为氰氢酸有剧毒,不能多吃、多用,曾有报道:吃了20多颗白果就有中毒病例。所以吃热炒、煮熟白果不宜超过10颗,杏仁用其毒副反应可止咳止呃逆,药用每日10.0 g以下(含10.0 g)为妥、不宜多用。

(十二)谈秋石代盐问题

水肿臌胀之病,自古以来皆知忌盐,但至今民间仍多有以"咸秋石"代盐,而医者不明其理,好言劝服者,不乏其人,却不识咸秋石即盐也!为欲说明其理而杜其弊,有必要加以论述之。据文献记载,"秋石"有咸、淡之分,其制法和功用均不相同,淡秋石用于虚热,盗汗等病;咸秋石则多用以滋阴泻火,软坚祛瘀。代盐均用咸秋石。咸秋石又名盆秋石,有产于湖北者,多为岩盐煎炼而成;其产于安徽桐城者,乃是食盐煎炼之品。据《中药大辞典》记载其化学成分主要为氯化钠,还含有少量硫酸钠、硫酸钙、硫酸钾、硫酸镁等。用岩盐煎炼者硫酸盐含量较高。《医林纂要》云:"秋石润下作咸之性,大约为盐。"又云:"今人于虚火妄吐血咯血及腹肿臌胀,每戒食盐,而劝服秋石。夫润下作咸,秋石与盐亦复何异欤!《本经逢原》论秋石云:"其咸者可代盐蘸物食之",也只言其味咸,可代盐以食用,并未言及可作浮肿臌胀等病忌盐时之代用品。以咸秋石少许溶入水中,再逐渐滴入1%硝酸银溶液,过后不久即可见乳白色之混浊产生,此乃硝酸银与氯化钠之化学反应产生新的生成物——氯化银之故,据此也证明咸秋石之主要成分为氯化钠(食盐)。笔者于临床观察50例浮肿臌胀病人,用健脾利水之药,同时病人自服咸秋石,小便不多,而浮肿难消,但当停服咸秋石后,加上饮水适当限制,大都均见小便增多,浮肿减轻。故从临床出发,亦说明咸秋石不能在忌盐患者中用作代盐之品,咸秋石是盐,服之,钠即逐渐滞留于体内而增加,连带水分蓄积于组织间隙之中,非但不能防肿,相反能引起水肿加剧。加上咸秋石除咸味外,尚有苦涩之味,常须加量,而超过限定食盐量则更为有害。

综上所述,"咸秋石"实乃与食盐类同之品,且其用量不易正确掌握,而食盐则能较精确定量,故笔者认为不宜用作浮肿鼓胀等病之代盐品,冀能对咸秋石明其性,了其质,识其效,从而达到正确应用,杜其代盐之弊耳!

(十三)枳壳、枳实有胃肠动力药样作用

枳壳和胃,理中焦之气,消痞除胀,止呃逆,相当胃动力药,枳实破气,兼通大便,消积滞,偏重于下焦,相当于胃肠动力药,两药应用于临床,早于多潘立酮、莫沙必利问世,至少已有千百余年。是中医常用的有效药,笔者也常用之,对脘腹痞满、饱胀气滞,或腹气攻窜而痛有矢气者确有疗效。

(十四)草果的温涩止泻作用

草果不但燥湿利气,且有治疗胃肠寒湿气滞型之便溏、腹泻,有温涩、实便作用。笔者常在治疗肠易激综合征胃肠寒湿型腹泻时与生地榆、辣蓼合痛泻要方加温中散寒药有更好效果。因其有温涩作用。

(十五)薄荷的兴奋呼吸中枢作用治胸闷太息有效

薄荷有辛凉解表,醒脑,疗咽喉肿痛,常内服外治,也有疗暑气,解胸闷等功用。考薄荷现代实验:有兴奋呼吸中枢作用,笔者常用以治疗胸闷太息气短的患者,特别在梅雨夏暑,暑湿当令,气温高、湿度重、气压低时,多有较好的疗效,合藿香、佩兰效更好。外用也有一定作用。对情志不畅引起的胸闷太息也有一定效果,特述此明其宽胸解郁疗胸闷太息之理,供参考。另详述于第4部分煎服方法(1)薄荷,可互参阅。

(十六)要注意经常被忽视复方中药同用时的矛盾和处理

(1)容易引起便溏、腹泻副反应的常用中药:当归、生地、玄参、麦冬、何首乌、决明子、肉苁蓉、桃仁、杏仁等,如便溏患者要注意少用不用。

(2)容易引起便秘副反应的常用中药:煅瓦楞、煅牡蛎、煅龙骨等。因其主成分是碳酸钙。遇有便秘患者要注意少用不用。

(3)容易引起脘痞、纳少的几种常用中药:熟地、黄精、桂圆、甘草等。因其甜腻而壅中。遇有纳少脘痞苔腻患者要注意少用不用。

(4)容易引起胃脘疼痛、嘈杂、泛酸等不适副反应的几种常用中药:生山楂、五味子、乌梅、诃子等。因其味浓太酸之故。如遇泛酸、嘈杂、灼热、空腹脘痛患者要注意少用不用。

处理方法:遇到主证以外尚有(1)(2)(3)(4)等次症时,能避则避之,能代则代之,能减量则减量。

（十七）半夏有镇咳作用及其他用途和禁忌

法半夏本是中医常用的止咳化痰药。考半夏有可待因样镇咳作用，故而止咳作用好。由于其是镇咳，对咳嗽少痰者适用，对咳嗽痰多者，以及老人、儿童，应注意少用、减量应用。避免对痰多者用半夏后因咳减少，痰蓄积在内易加重感染，或导致发热，使咳嗽加重。老人、儿童用之易有可待因样副反应。生半夏有一定的表面麻醉作用能引起口腔、咽喉黏膜高度不适及呛咳，故禁忌内服。我曾与其他有表面麻醉作用的生草乌、蟾酥等制成酊剂外用，治局限性神经性皮炎有一定效果。

（十八）对冬虫夏草的新药理及其评价

冬虫夏草常用于痨嗽等虚证。考近年因对冬虫夏草及其成分和药理研究，因有促进内生干扰素，用于一些对干扰素能治疗有效的病例有一些辅助作用，这本是一种好事，就像从青蒿中提取到青蒿素能治疗疟疾，名震中外医坛，结束了中药治疟疾疗效欠确切，要依赖疗较好的奎宁、氯奎、阿的平年代。但冬虫夏草却给商业炒作者，炒到可治百病的神药，愚昧者趋之若鹜，互相传告，少数医者，也因逢迎患者，成了人人可服的祛病延年仙丹，价格从普通药价，急速上升，与黄金比高低，性价比远远脱离了实际！一般百姓已在嫌医药费高，看不起病成为热门话题时，我们应注意尽量少用、不用。但其中也不乏有人也要花血本试试，实在可叹可悲！

（十九）动物及虫类药煎煮后疗效问题的认识

考动物、虫类药治病的有效成分，多数与蛋白质结合，经入汤药高温共同煎煮，蛋白质凝固，有效成分大都即失去效能，或剩下微量也难溶于水。如有人用猪胰煮食可治糖尿病等是无效的。故最好应改为低温烘焙研粉装胶囊服用，或用科学方法提取有效成分——胰岛素之制剂应用。其他动物蛋白质药类，也应采取此法，才比较合理，才会有疗效。但服后很大一部分经胃液消化破坏而失去作用。是否用肠溶胶囊等制剂，改变剂型和给药途径，才可起到作用。

（二十）经煅、炒、炙后成炭中药的止血及其疗效问题的认识

凡有止血作用的药物，一经煅、炒、炙后，部分或全部成炭，即丧失了止血活性，入煎剂共煎煮，或单味独煎煮，其炭化部分，也就无止血活性成分溶入煎液中，当然就全部失去止血作用。其鞣酸收敛止泻作用，也因此消失。如以炭化粉末口服，疗效也不明显，只有体表皮肤等处，用炭粉直接撒在出血处加压包扎，可起到物理止血作用，也可因炭粉孔隙多，血液渗入其中，血小板易破裂，释放出凝血素，促成血液凝结，达到止血作用，但也要加入压迫才能达到更好更快的止血功用。

（二十一）再提甘遂海藻与甘草相反问题

甘遂、海藻与甘草同用皆属十八反，乃古训，不能同用，医药人员都知道。遵古训，视为禁区。古往今来，仍有犯禁违训者。

不知有多少医、药、患者因此而纠结不清，医患纠缠者有之，医药纷争不断，医者认识亦常不一，莫衷一是。我也曾用甘遂、甘草同用，治疗过多例臌胀、腹水、大便燥结实证，起到不同程度的缓解作用，未见有什么相反毒副反应。考《金匮要略》甘遂半夏汤就是甘遂、甘草同用。因而挺相反说者：一说是与白蜜、白芍相合用，有生津和中解毒之妙，同用不反以释疑；又有甘遂、甘草用量多少比例不同有相反、不反之说而辩解，皆无有力论证。甘草历来视作和中解毒药，不亦同用有益无害而不反乎！

关于海藻与甘草同用相反问题。考中药大辞典就有合用不反条目，我亦海藻与甘草合用病例，治疗多例单纯性甲状腺肿大，既有一定效果，也未见有相反毒副反应。

为特记此，供参考、商榷、研究。

（二十二）甘遂散剂吞服与入煎剂饮用致泻作用轻重不同

我曾用甘遂治疗臌胀、腹水，大便燥结实证，其泻下作用：粉剂口服明显强于入水煎煮之药液！十枣汤也是用大枣煮汤送服甘遂粉末，历代医家很多均用其散剂，生用较煮熟者强，并叮嘱生者须慎用。考实验，其泻下成分可能是一种树脂，只溶于酒精，难溶于水，少量溶于煎煮水中，故生用散剂泻下作用明显强于煎剂汤液。

（二十三）延胡索有镇静安神治不寐功效

历来用作活血止痛药。考延胡索经药理研究实验含有四氢帕马汀，即市场所售之罗痛定。有镇静安眠止痛作用，我据此应用于临床确有镇静安神止痛治失眠效果，且好于传统安眠中药酸枣仁、合欢皮、花，茯神等。

中药新应用及剂型改良及煎服方法

（一）动物脏器药用效果的新认识

动物脏器主要是蛋白质，在活体脏器中其生理作用大多与蛋白质结合存在，如作为药用入汤药煎煮后，蛋白质及其有药效成分，大多被高温所凝固和破坏，失去其原有生理、药效作用而少效、无效，或进入胃内又被胃酸、胃蛋白酶等消化液所破坏，更丧失了其药理作用。曾有用猪胰腺治疗糖尿病，因其生鲜尚遗留部分胰岛素，但经煎煮后，蛋白质及其有效成分均被凝固、破坏，就丧失了其药效。即使低温烘干研成粉剂内服,也被胃酸、蛋白酶等胃液所破坏,就要灌装肠溶胶囊吞服,让其到肠内溶化吸收,或许会有些轻微降糖作用。要研究改变剂型及给药途径。胎盘在体内仅是起到将母体血液中氧气及各种营养、矿物质和微量元素、生长发育激素、氧气等输送给胎儿以利胎儿发育成长,同时起着排出经过新陈代谢后的废物及二氧化碳等经母体排泄的中介作用,成分主要是蛋白,并无太多、太大特殊补益作用。至于或须还含有一些其他物质,在经高温蒸煮、烘烤后,蛋白质凝固,有效物被破坏,只有蛋白质被人体吸收利用,就没有特别的补益功效了。至于以脏补脏功用,同样,仅是蛋白质的营养,也就没有太大或重要特殊意义了。如经低温烘干研粉灌装胶囊服用,或能保存一些有效成分提高其补益作用。

(二) 几种止咳药的机理

我通过多年防治急慢性支气管炎的文献知识积累及防治经验,将部分有止咳祛痰作用的中药撰述如下。

(1) 镇咳药半夏:考半夏可减少咳嗽频率、程度,因其有可待因样抑制咳嗽中枢作用。前有专论,兹从略。

(2) 祛痰药硇砂:是含氯化铵的天然矿物质,用后可稀释痰液易于咳出,而有止咳减少咳嗽的目的,因其对胃刺激作用,较少入汤剂煎服,只能少量并应在饭后服用为好。曾多溶于止咳糖浆药水中应用。

(3) 恶心祛痰药如桔梗:因桔梗有恶心作用,因其恶心而反射性的气管液体分泌物增加,痰液得到稀释易于咳出,达到祛痰止咳作用,剂量应控制在 10 g 以下,多用了会引起恶心呕吐。

(4) 平喘止咳药麻黄:因其有扩张支气管作用,使气道通畅,既能平喘,又减少了气流因原先气管炎症,黏膜水肿,分泌物增加,气管通道狭窄了,因压力、敏感度增加,呼吸气流急速通过对黏膜的刺激,从而达到减少咳嗽的目的。

(5) 镇静止咳药杏仁:入煎剂口服经水解后,成氢氰酸,极毒,因量少而有镇静作用,达到止咳目的。因其镇静作用,而能降逆平呃。又因其含油量高而有润肠通便疗便秘功能,故有便溏的患者应少用、不用。

(6) 解痉止咳药贝母:因其有解痉扩张支气管平滑肌作用,可降低因气管黏膜炎症水肿及因分泌物造成之气管相对狭窄,使支气管气道通畅,从而缓解呼吸气流急速通过之刺激引发的咳嗽。

(三) 中药煎煮服用改良方法

老的煎服方法:头煎归头煎服,二煎归二煎服。应改为:头煎 1 碗、二煎半碗,头二煎和匀分成 3 份,即 3 个半碗,每次半碗于饭后 1~2 小时服为好,每天煎药最好安排在晚饭后,有充足时间,煎好即服,因此第一次服药时尚温热,翌日早中饭后1~2小时服第2~3次时,将药液温热后服,每天服药时间间隔既均匀,也比较方便,避免饭前饭后即服,也要避免服药后即进餐,或进餐后即服药,影响食欲或胃脘痞满等不适,这样药量既不太多,药力及浓度也均匀,不至于因头煎浓而多、药力猛,易有不适感或毒副反应,也可避免因二煎淡而药力弱,达不到有效剂量充分发挥药效,特殊情况另行服法。夏天应将余二份放冷藏箱内,服用时取出加温后服,免馊坏。此服药方法笔者已用了10余年。达到我预期设想和效果,患者也认可。

(四)部分药物的煎服方法和用法

1. 薄荷:经现代药理研究,其一,薄荷有兴奋呼吸中枢作用,常用于情志不畅、慢性气血虚弱疾病,以及老年心肺功能差等各种胸闷太息,取其有增加呼吸幅度作用,对多种原因的胸闷有较好效果,如心源性、肺源性、情志性等神经功能性皆有一定疗效。考复方丹参片、救心丸等治疗冠心病药中均含有薄荷或冰片等成分,可兴奋呼吸,加大呼吸幅度,也可改善心源性胸闷太息。老年性肺气肿、慢性气管炎的肺纤维化、阻塞性肺气肿,及因气管炎性黏膜肿胀,夹有痰液气道呼吸不畅造成的胸闷也均有一定疗效。其二,薄荷因含有挥发性较强的薄荷油,不问冬夏在自然环境常温下皆能挥发,温度越高越容易挥发,涂于皮肤表面时,因热而挥发带走表皮温度,因而就感到表皮凉爽冷感,据其机理,古今皆用以治疗皮肤热痛、痒疹、湿疹、蚊、虫叮咬之红、肿热痛、瘙痒等皮肤病有效,又可治疗咽喉红肿疼痛,也可治疗外感咽痒咳嗽少痰。加上薄荷油滴在水面,迅速弥散扩大,有辛散之性,因此就定它为辛凉之性,有辛凉解表、清利咽喉、治风热皮肤瘙痒之功。因其煎煮高温易挥发,虽后下可避免,但时间不易掌握,药效难以控制,最好用其制成的薄荷油,按滴数滴在已煎好的汤液中即服,既好掌握,剂量也较准确,疗效也好,同时也减少了煎煮挥发掉的浪费。

2. 砂仁、白豆蔻、草果等:均是辛温芳香之品,含有挥发油等成分,需避免同时煎煮,挥发油挥发而少效、失效,故后下,仍因高温煎煮挥发掉不少,其温散芳香理气止痛作用就降低或丧失。而且因后下煎煮时间不同,难以掌控,效果也就不一样,其理与薄荷同。一般是将砂仁、豆蔻仁等研成粉末装胶囊,每次1~3粒,与中药汤剂同服,或将胶囊拆开倒入汤药中同服,理气、除胀、消痞效更快更好。生大黄入药共同煎煮,其通便作用的成分就被高温破坏,通便作用就减弱或丧失,煎煮时间越长,通便、泻下作用就越弱。况且通便效果也因人而异,有人用生大黄2~3 g后下就能通便,也有人用到3 g后就有腹痛,腹泻。继续服用,腹痛加重腹泻次数增多,患者难以接受,也难以调节掌控。现在通便笔者多用生大黄粉胶囊只要每天服1粒(0.5 g),多数人的便秘,就会通便。如仍未通畅,可每次1粒,每日2次就能通便,可视疗效增、减或停服,少数患者须每次1粒(每粒0.5),每日3次,与煎药同服,如有腹痛腹泻者,可隔日或隔2日服1粒或停服,以后根据便情因人而异掌控应用,可自主调节药量服用,既可达到较好疗效,避免、减少腹痛、腹泻副反应,又可减少药量,节约药物,医患均可易于掌控、调节药量,运用自如,得心应手。

3. 甘草: 甘草常用量久服容易引起浮肿,更多见于贫血、心肺功能不全及虚弱之体。用量5~10 g偏大时,即易诱发浮肿,甚至诱发血压升高。其因多缘于甘草有盐代谢激素样作用,处方使药时应注意。近10余年,我用甘草多在1~3 g,未发现有浮肿者。

4. 中药剂型改进: 中药传统剂型和给药途径,除常用中药饮片煎煮汤剂外,丸散膏丹也是常用的剂型,另外还有锭、涂、酒浸等剂型,多是口服外用,或有从鼻腔肛门阴道腔道给药者,也有熏、蒸、擦洗、涂搽、药浴、雾化吸入等方法。煎剂既麻烦也不方便,虽已有颗粒剂可即配即服,方便了不少,但对急病则仍缓不济急。更有某些药物经煎煮高温而破坏,也有某些药物经口服进入胃肠被消化酶、无机酸等降解破坏失去药效。也有某些中药成分复杂,有其有效的作用,也有其产生副反应的一面。现在已有研制出肌肉注射、静脉输入的剂型,但前者又因其有效成分含量不足,后者制剂不纯,常有过敏等副反应,均难以推广,故必须进一步加强研究改进。也要把传统给药、方法加以改进应用起来,减少某些口服药给消化道造成的刺激和伤害,又可提高疗效。

（五）部分中药最高安全用量体会

以下25种中药分别或多种用在复方汤剂与多种中药同煎,已用了10余年,有的已用了20~30年,未发生过毒副反应或不适,列此供参考使用。

（1）煅瓦楞 30 g/日　　　　　（14）柴胡 30 g/日
（2）黄芩 30~50 g/日　　　　　（15）生石膏 30~100 g/日
（3）鱼腥草 30~50 g/日　　　　（16）延胡索 15 g/日
（4）蒲公英 50~100 g/日　　　（17）板蓝根 30 g/日
（5）紫地丁 30~60 g/日　　　　（18）桑白皮 20 g/日
（6）银花 30~50 g/日　　　　　（19）黄芪 50 g/日
（7）煅牡蛎 30 g/日　　　　　（20）秦皮 30 g/日
（8）丹参 30 g/日　　　　　　（21）制诃子 20~30 g/日
（9）大青叶 30 g/日（含鞣酸有碍消化不宜长服）
（10）仙鹤草 30 g/日　　　　　（22）龙葵 30 g/日
（11）白头翁 30 g/日　　　　　（23）金钱草 30 g/日
（12）茵陈蒿 30 g/日　　　　　（24）淫羊藿 30 g/日
（13）生地榆 30 g/日　　　　　（25）白花蛇舌草 30 g/日

（六）部分伤胃败胃中药应用体会

笔者从事消化科诊疗工作,发现五味太酸、苦、辣、咸、甜的中药品种分别用在其他复方汤剂中共煎煮时,均会伤胃败胃,如多种五味杂陈,与其他复方汤剂共煎时,更易伤胃败胃。如用在上消化道疾病,会影响消化道疾病的痊愈,特别是食管炎,胃炎,胃十二指肠球部溃疡之有泛酸、嘈杂、灼热、空腹痛者更易引起不适或伤害,加重病情。

在"医论篇"其他章节已附带讲了一些,现将笔者用于上消化道常涉及下列一些药物有伤胃败胃不良反应的,及其注意可使用剂量开列如下,以便遣方使药时注意。如泛酸、嘈杂、灼热、疼痛等症状常发或较重者,能避用则避用,须减量则减量或安排在饭后服。

乌梅 5 g/ 日　诃子 10 g/ 日　五味子 3 g/ 日　黄柏 5 g/ 日

黄连 3 g/ 日　苦参 5~10 g/ 日　咸秋石 3 g/ 日　甘草 2 g/ 日

石榴皮 5 g/ 日

医学教学科普讲稿

浅谈胃脘痛

胃脘痛,就是指胃脘部的疼痛,处于心口下,故又曾谓之胃痛、心痛、心口痛、心下痛等。《灵枢》曰:"中脘穴属胃,隐隐痛者,胃脘痛也"与《灵枢·厥阴篇》"真心痛,手足青至节,心痛甚,旦发夕死"者有别。

病因:李东垣在《脾胃论》中提及"饮食不节、劳役过度、七情郁结"是内伤脾胃的原因。以后各家均以此作为胃脘痛的病因,又增加了寒暖失调(外因)、脾胃虚寒(内因),有一因即可成病,有数因合而成疾者,有一因为主,兼有他因者。

辨证:有以因而知证,有审证而求因。

中焦虚寒:证见胃脘隐痛绵绵,局部有冷感或嗳冷气,或四肢不温,或泛吐清水,喜暖喜按,受凉进冷易发,进热食而缓解,或痛在空腹,伴有嘈杂,泛酸,得食则舒,舌苔多薄白,舌质常偏淡,脉或见虚软沉迟。

脾胃实热:证见胃脘疼痛如刺,或如火灼,有热感,常有拒按,多喜冷饮,口有秽气,或有嘈杂灼热泛酸,或大便燥结,口舌生疮,或小便黄赤,舌苔多黄或黄腻,舌质常偏红,脉多弦数。

肝胃不和:证见胃脘胀痛,常涉及两胁,情志不畅易发,嗳气矢气则缓解,或嗳气频繁,愈嗳愈胀者,常伴有胸闷太息,或时有夜寐不酣,舌苔多薄白,脉象常示弦。

食滞内停:胃脘胀痛,多有纳呆,恶心欲吐,嗳气酸腐,或呕吐酸腐,矢气秽臭,或伴有大便溏泄,偶有不消化食物,舌苔常厚腻,脉象多弦滑。

气血瘀结:证见胃脘疼痛,痛有定处,拒按不移,或有癥积,或呕吐紫血,或大便溏,或伴有嗳气,或带紫气及瘀斑,脉象偶示涩。

以上是常见的证型和分类,可以单独出现,也可二、三个证型同见,或以一个证型为主,兼见其它证型者,其中大便色黯,多是肠道出血后排出之瘀血,须引起重视,要及时检验大便(RT+OB),采取相应措施。

治则:按证型采用相应治疗法则。

中焦虚寒型:治当健脾温中益气散寒为原则,常用方药,如香砂六君子汤,良附丸、理中汤,建中汤或黄芪建中汤,吴茱萸汤等,均可随证选用,或加减化裁之。

脾胃实热证:治当清泻脾胃实热为原则,常用方药,如泻黄散,泻心汤、白虎汤,承气汤,凉膈散等方,均可随证选用或加减化裁之。

肝胃不和型:治当疏肝和胃理气为主,据证选用金铃子散、柴胡疏肝散、沉香降气散等方药,兼寒者,加良附丸;肝郁化火者,左金丸、化肝煎,此治肝所以安胃也。病久伤阴者,滋水清肝饮,一贯煎等均可随证选用或加减化裁之。

食滞内停型,应以和中消食为法则,方选保和丸、越鞠丸等随证加减遣方使药。

气血瘀结型:治当以活血化瘀为主,理气辅助之,可选用失笑散、《医林改错》诸逐瘀汤方药等随证加减化裁之。

寒热错杂型:法当温清同用,甘草泻心汤等加减应用。

寒热虚实夹杂型:法当温清补泻并用,可选用乌梅汤等加减化裁之。

兼证:如有湿象加化湿药,如有失眠加安神药,如有纳少加健脾醒胃助运药,如有大便秘结加润肠通便药。呕血、便殷、又当列血证辨证治施。

个人体会

(1)凡胃脘痛伴有嘈杂、灼热、泛酸,或空腹似饥非饥、易嗳气,易疼痛者,在辨证施治方药中加用煅瓦楞30 g,其效更好。

(2)《素问·逆调论》:"胃不和则卧不安"。《灵枢·邪客》"目不瞑,饮以半夏秫米汤","一剂阴阳已通,其卧立至",迄今仍在应用。笔者经验:"寐不安则胃不和",临床更是多见,文献未之见也。兹创此说,在治胃脘痛的同时,有寐不安而胃脘痛者,在疗胃脘痛方药中加用安神剂,则效更好。

(3)治疗胃脘痛时,对有寒热错杂,虚实同见者则宜温清同用,攻补兼施,补清同方,或权衡证情寒热虚实之偏胜,而用温多清少,攻补相当,补少清多等多种不同配互,则更符合病情,疗效更加明显。

(4)对胃脘痛的辨证施治,既要有四诊合参也应按脉证从舍法则,因胃脘痛常示平脉,或证实见虚脉,或证虚见实脉,不可偏废。笔者除对脉证相符者外,常从证而舍脉。

(5)药物治疗胃脘痛,是一个方面,同时应针对各种不同病因及证情,采用非药物等综合治疗措施,既能补药物治疗之不足,又可防止或减少胃脘痛之复发,健康者用之,也可预防胃脘痛之发生。

(6)医患均知烟酒辣为刺激性食物,胃脘痛患者不宜吸食。殊不知过咸过甜过酸食物亦具有相同之刺激性,对胃脘痛患者亦极非所宜。

(7)胃脘痛有很多胃外因素,如心源性、胰源性、胆源性、药物性、中毒性等,亦宜一一鉴别,分别辨证论治。

(8)对胃脘痛遣方用药时,应注意少用、不用五味太酸、甜、苦、辣、咸的药物,避免对胃黏膜的刺激,引起胃脘更加不适或疼痛。

论 医 德

医德，是指医学道德而言，也就是医学职业道德问题，因此是医务人员在对病人诊疗过程中应具有的道德品质。凡高尚的品德，正直的作风，一心一意，为患者服务的言行，称为有德。反之，态度不好，作风恶劣，见死不救者，则称之为少德，或缺德。我们中华民族以高度文明和高尚道德著称于世。我国医学道德，也有着悠久的历史，优良的传统，如我国最早的一部医书，《黄帝内经》有"书五过论，征四失论"等篇章的记载。历代也有不少著作都论述了有关医德的问题，将医德作为从业医生重要的一课。在我国医学界出现了不少具有高超技术，优秀医德的良医、名医，如汉代张仲景，唐代孙思邈，金元时期朱丹溪等。继承了古代医家的，传统医德。近代有冒着枪林弹雨，出生入死，抢救广大战士和老百姓，为革命战争的胜利，作出了重要的贡献的国际主义战士白求恩大夫的伟大形象更是光辉照人，白求恩精神就是共产主义医德的结晶。中华人民共和国成立后，又涌现出了许多如吕世才那样的英雄模范。他们的光辉业绩，为广大人民所传诵。因此医德不是今天才提出来的。

由于医院工作，遭受十年动乱的流毒影响，社会风气遭到败坏，医疗工作中的不正之风和道德品质，也同样存在很大问题，影响医疗质量的提高和医院工作的管理，在社会上，也产生了不良影响，互为因果。南齐《诸家遗书》中说：夫医者，非仁爱之士不可托也，非聪明理达，不可任也，非廉洁淳良不可信也。因此，无论社会上的舆论，或是医学界自己的认识，都认为有必要加强医学道德的宣传教育和研究。并针对当前医院存在的问题，加以改进和提高，是我们医院建设的一个重要方面，也是当前医院管理工作，迫切需要解决的重要问题之一。医德素质提高了，医院管理也就比较容易了，为此从我国传统医德的典范和教育相结合，就目前社会制度和医院情况，谈谈有关医德的问题。

医德，是指医疗行为道德医生在替病人诊疗过程中，就会涉及医德问题，如技术高低，服务态度，认真与否，直接影响到病人的康复。医生的道德品质好坏，会影响病人的精神，情绪，心理变化，对疾病良、恶性刺激，也会间接影响病人康复，医生之间由于医德问题也不可避免地会发生一些问题，如两位医生先后看一个病人，由于技术高低不一，道德品质不同，相互诋毁者有之。除对病人会产生不同的影响外，在医生之间，也会产生好与坏的两种不同影响，从而引起医患纠纷造成医生之间的矛盾，这也是医德，和一般人的品德有关系。医德和社会上的道德有关联，也互有影响，我们既要发扬优良的民族道德文化传统，继承历史上正确的医学道德观，树立巩固改进我们良好的传统医疗作风。

（一）高尚的医疗道德情操

在社会主义社会中，大部分医务人员，有继承和超越前人的美德，高尚的医疗道德情操。如常州市中医院有的医师为一长期卧床不起的病人治疗褥疮，有的如碗口大，小的如铜钱大，为了方便病人，把医药送上门，不问晴天雨天，风雨无阻，上门换药数十次，不厌其烦，褥疮逐渐痊愈。还有一例Ⅲ°烫伤后感染患者，久治不愈，为了减少病人活动，方便病人，经过3个多星期上门治疗，换药而获得了痊愈。其情操是何等高尚。

但社会上有少数医生与高尚的医德唱反调，名利熏心或"看人"用药，或假公济私，或以开贵重补药、开病假条作交易，或为关系户大开方便之门，哪怕违法乱纪，也在所不惜，把神圣的医术变为商品，是何等的卑鄙和可耻。

汉代张仲景在伤寒论序言中："感往昔之沦丧，伤横夭之莫救"的救死扶伤感慨下，精研医术，著《伤寒杂病论》医学价值很高，成为我国医学之鼻祖。《医镜》载："朱丹溪弃举子业，而致力于医，迎侯者无虚日，无不即往，虽雨雪载道，亦不为止，仆夫告痛，谕之曰："疾者度刻如岁，而自逸耶？"这种不畏艰险，不避辛苦，一心为病人的精神，是心灵美的表现，是值得我们学习和提倡的。那种怕苦厌烦，粗枝大叶，草率从事，都是与高尚情操格格不入的。是违反医学人道主义的，则心灵就是丑恶和肮脏的。唐代孙思邈说"人命至重贵于千金，一方济之德谕于此"又"凡大医治病，必当安神定志，无欲无求，先发大慈恻隐之心，誓愿普救含灵之苦。若有疾危来求救者，不得问其贵贱贫富，长幼妍媸，普同一等，皆如至亲之想。亦不得瞻前顾后，自虑吉凶，护惜生命。见彼苦恼，若己有之，深心悽怆，勿避崄巇昼夜寒暑，饥渴疲劳，一心赴救。无作功夫形迹之心，如此者可为苍生大医。指出做医生，必须达到上面标准，而违背这些原则的，孙思邈就称他为："含灵巨贼。"用现在的标准和话来说，就是要对病人重视，一视同仁，不分职业和职位，要把病人当亲人，特别对急重病人，要勇于负责，同心协力，尽力抢救。我们有很多同志都能做到其中有医生，有护士，有电工，有行政人员等不分昼夜，日夜抢救危重病人，不计个人得失辛苦。是值得称赞和学习的，但有些同志对病人漠不关心，给患者造成不应有的痛苦和损失，使病者失去抢救之机，这既是医务人员的失职行为，也是严重医德缺失的表现。

（二）正派的医疗作风

医疗作风有好坏之分，可从多方面表现出来。诊疗认真负责，不为名利，全心全意为病人服务，是一种好的医疗作风。如《小儿卫生总微论·医工论》："凡为医者，性存温雅，志必谦恭；动须礼节，举乃和柔；无自妄尊，不可矫饰，广收方论，博通义理，明运气，晓阴阳，善诊切，精察视辨真伪，分寒热，审标本、识轻重，疾不可言大，事易不可云难，贫富用心皆一，贵贱使药无别，苟能如此，于道几希，反是者，为生灵之巨寇"。说明做一个医生要勤学习，精于业，不能骄傲，要谦虚谨慎，诊疗时要认真负责，态度和蔼，举止端正，讲文明，讲礼貌，交待病情实事求是，对待不同阶层和职业者都要一视同仁。这种高尚的医疗作风是多么可贵。孙思邈在《备急千金方·论大医精诚》："凡到病家，纵绮罗满目，勿左右盼顾，丝竹凑耳，无得似有所娱，珍羞迭荐，食如无味，醽醁兼陈，看有若无。所以尔者，夫一人向隅，满堂不乐，而况病人苦楚不离斯须，而医者安然欢娱，傲然自得，兹乃人神之所共耻，至人之所不为，斯盖医之本意也。夫为医之法，不得多语调笑，谈谑喧哗道说是非，议论物，炫耀声名，訾毁诸医，自矜己德，偶然治瘥一病，则昂头戴面，而有自许之貌，谓天下无双，此医之膏肓也……所以医人不得持己所长，专心经略财物，但作救苦之心，于冥冥道中，自感多福者耳。又不得以彼富贵，处以珍贵之药，令彼难求，自炫功能，谅非忠恕之道。"归纳起来，除了更深入详细的阐述上面一些论点外，更进一步的要医生不能唯利是图，不能抬高自己，打击别人，更要注意对病人要有同情心，我们必须遵守以上优良医德——正派的医疗作风及有益的名言，就能成为有良好医德的医生。如常州市中医院有的医生看病认真负责，治愈了一例疑难病例，病人感谢医生送了一件皮背心，但这位医生坚决不受，好容易设法找到了那个病人的住址，把这件皮背心又寄了回去。这种一心为病人不谋私利的好作风是学习的好榜样。但有的医生不是这样，而是通过开补药，开假条，收住院等，与病人拉关系，慷国家之慨，互利互惠。与先贤教导及上面同道中好的医疗作风相比，是要脸面发红，无容身之地。我们如能再采取陈实功所讲的："凡乡井同道之士，不可生轻侮傲慢之心，切要谦和谨慎，年尊者恭敬之，有学者师事之，骄傲者逊让之，不及者荐拔之。"就能更好地团结同道者，搞好工作，处处从大局出发，维护集体利益和荣誉，做到团结新老中西医药卫生工作人员共同建设社会主义，为四化作贡献。

（三）精辟的医学技术

医务人员不仅要有全心全意为人民服务的愿望和良好的服务态度，还必须要有精辟的医学技术，才能有正确的诊断，良好的疗效，这就必须在学习上好学不倦，在技术上精益求精，这也属于医德范畴。孙思邈说："凡欲为大医，必熟谙素问、甲乙、黄帝针经、明堂流注、十二经脉、三部九候、五脏六腑、表里孔穴、本草药对、张仲景、王叔和等诸部经方，又须妙解阴阳……如此乃得为大医，若不尔者，如无目夜游，动致颠殒。"他告诉我们，凡是要做一个好医生，必须认真学习经典著作及多家医学精华，通过实践，才能逐步达到精辟的技术。常州市中医院有一老中医，他自幼好学，孜孜不倦，白天忙业务，晚上勤学习，他们的个人爱好就是学习医学知识，不仅博古，而且通今，但仍不满足现状，精益求精，而达到高超的医学技术，在病人中有很高威望，在同道中备受推崇，因而名闻遐迩，誉满海内，如果没有那样的好学精神和精益求精的毅力，是不能达到那样高超造诣的。

古代对于不学无术的庸医，是深恶痛绝的，如张仲景说"观今之医，不求思念经旨，以质其所知，各承"家技"，始终顺旧，省疾问病，务在口给，相对斯须，便处汤药，按寸不及尺，握手不及足，人迎趺阳三部不参，动数发息，不满五十，短期未知决诊，九侯曾无仿佛，明堂阙庭，尽不见察，所谓窥管而已，夫欲视死别生，实为难矣"。这样的医生，诊疗草率从事，还是马马虎虎不负责任，草菅人命，是不能做好医疗工作的，现在社会上也并不是没有这样的医生，我们必须引以为戒，加强教育。

医学科学在不断前进，目前我国有中医西医两种不同理论体系的医学存在，近年来又有中西医结合的一支医学力量崛起，我们既要保持中医特色，在继承下求发展，在整理中讲提高，也要接受新的科学知识，如气象、天文、地理、化学、物理、生物、免疫、遗传工程分子生物学等和新的医学知识。将更有益于医疗实践及人民健康事业的发展需要。

（四）必要的注意事项

（1）在对女病人检查，特别是检查生殖系统等隐私部位时，要有女性第三者在旁，避免引起不必要的误会，特别不应该戏弄调笑妇女。如陈实功在《外科正宗·医家五戒十要》中说："凡视妇女媚尼僧人等，必有侍者在旁，然后入房诊视，倘傍无伴，不可自看，假有不便之患，更宜真诚窥睹，虽对内人不可谈，此因闺间故也。"有的医生由于没有注意下意识的行为，而犯错误的也不乏其人，所以，对此特别应该引起注意。

（2）在给病人说病情交代和医疗嘱咐时，要注意病小不可言大，事易不可云难的实事求是作风，更要注意保护性医疗制度，避免对病人造成不良刺激，引起医源性疾病，除了要加强医德的修养和素质外，还要学习一些心理学的知识。所谓心病，还需心药医，也不是没有道理的。中医学就很讲究七情致病因素，现在把致癌因素、冠心病的发作，以及胃病的成因等很多疾病均归因于精神心理因素有关，与神经衰弱，精神病等，更有密切关系，所以医务人员的一言一行，对病人是有很大影响的，不能不引起注意。

（3）药房配方制剂工作，在给病人配药时，应本着有就是有，没有就是没有的实事求是精神，要跟患者交待清楚，对缺药者好让其到别处设法配全，否则就会影响疗效，这不是缺少医德，至少也是不负责的表现，更不能将病人拿来请求配制的药物，以假换真，从次充好。如陈实功在《外科正宗·医家五戒十要》中说："不得出脱病家珠珀珍贵等送家合药，以虚存假换，如果该用，令彼自制入之，倘服不效，自无疑谤，亦不得称赞彼家物色之好，凡此等非君子也。"可见古人早就注意这方面的事了，做到了，就是优良医德的医生，反之，就是缺少医德，不齿于人类。

综上所述，医学道德问题，不仅是医生个人的事，他与医疗质量的提高，医院管理的有序，均有密切关系，与社会作风，更有直接的关联，互有影响。就然论医德，首先我们医生要向先贤良好的医德学习,更要学习他们的教诲,付诸行动,成为真正的白衣天使,把我们的医院办成具有社会主义精神文明的医院。做到使患者放心,家属放心,社会放心,我们本身也放心!让我们共同努力,身体力行,互相帮助,为早日达到这一目标而共同努力。医、患、社会、国家均受益。预祝我们一定会取得成功。

胃肠病饮食宜忌和生活须知

主要为发给门诊初诊胃肠病患者的防治科普材料,对胃病防治、防复发、防漏诊大有裨益,深受广大患者欢迎!治疗范围包括食管、胃、肠、肝、胆、胰等脏器的疾病。

(1)饮食要按时,食量应适度。如经常忍饥挨饿、不吃早饭,或暴饮暴食,对好吃喜欢吃的食物就多吃,即使刚吃好饭,也要再吃个够。或进食频繁,杂食零食过多,均易伤胃,也就是饮食有节的道理。

(2)进食须细嚼慢咽,不吃或少吃生冷、坚硬、多纤维和粗糙不易消化的食物,如棒冰等各种生冷饮、食及冰冻饮料冰啤酒和水果(冬季更不相宜),还有黄豆、蚕豆、赤豆、绿豆等豆类及豆制品,山芋、大栗、烧饼、油炸煎饼、油条、麻团等油炸类食品,韭菜、毛笋、竹笋、芹菜等均不宜多吃,糯米粉糕团等都要少吃。如能做到,就可预防胃病的发生,也可减轻胃病的症状,达到加快痊愈及预防复发,或可望有根治的希望。

(3)不吃或少吃刺激性食物,如酒类(尤其高度白酒)、酸醋、辣椒、生大蒜头及糖醋大蒜头等。不可多食用蔗糖、葡萄糖、巧克力、糖果、红枣以及月饼、糖饼、条糕等含糖高的甜食,不吃或少吃酱菜、咸菜、腐乳、咸鱼、咸肉、咸鸭蛋等腌制过咸食物。以上食物对胃黏膜均有较大刺激和损害。不可过多过快进食高温沸烫食物和饮料,否则口腔、食管、胃之黏膜均易烫伤。茶水等各类饮料不能饮用过多,高浓度饮料更有害处(如茶叶过多,茶水太苦、太涩、太浓,以及可口可乐等)均能刺激胃黏膜、促使胃酸分泌增加,故胃酸多而有醋心感者极不相宜。总之,凡过辣、过酸、过烫、过冷、过甜、过咸等味过浓(快速面调料、话梅等也是)者均不相宜。

(4)慢性腹泻患者,亦忌生冷及油腻、刺激性(如酒、辣),及不易消化的饮食。不能随意进食外购之熟食熟菜等,若要进食,应再经高温蒸煮透彻灭菌后食用,或经微波炉、烤箱加温消毒后再食用。因进食某些食品发生过敏而致腹泻的病人,应留心观察体会,避免进食这些食物。如进食牛奶易致腹胀、腹泻者,则不宜进食。

(5)慢性胃肠病患者,特别是脘腹冷感及怕冷等阳虚、胃寒体质者,均要注意脘腹部的保暖,避免外寒内侵,损伤阳气而导致胃肠病的发作或加重。

（6）慢性胃肠病患者及服药期间，不忌鱼腥等所谓发物，但要注意不能多吃，也不忌萝卜等"解药性"的食物，可根据各人个体差异进食。若进食牛奶易致腹胀、腹泻者，则不宜进食；若进甜食等无不适者，亦可酌量。总之，凡对以上食物食后感觉并无不舒适者，即可酌情少量进食，并非一概禁忌。

（7）入睡应按时（一般不要超过晚上11点），睡眠要充足（青壮年不要少于8小时），否则均易形成胃病或引起胃病的发作，或加重胃病的程度，故均当注意。如患失眠症，应及时治疗，否则寐不安则也易胃不和。

（8）不宜过度疲劳、用脑过度、长期处于紧张状态，否则易诱发胃病，或使胃病症状加重，亦或使腹泻病人发作或加重。

（9）心情要舒畅，工作应愉快，不宜经常发怒或忧郁，不违悲思惊恐等七情之忌，否则也是胃病发生之诱因。

（10）服药方法：① 胃病患者，中药汤剂一般应煎两次，头煎一碗分别在早中两餐之后1~2小时各服半碗，二煎半碗在晚饭后1~2小时服用为宜，不宜过烫；或头煎1碗，第二煎半碗，和匀分3份即3个半碗，仍按以上饭后1~2小时分3次加温服用。② 腹泻患者的服药时间以在饭后1小时左右为宜。禁忌在饭前饥饿时服。

（11）凡服中、西药丸、片（糖衣片、肠溶片、易崩解和较苦或不可研碎服用的药品除外）最好研碎后或用开水化服，避免因质地过硬对胃造成物理性损害。

（12）吸烟不仅对急慢性气管炎等呼吸道疾病及冠心病患者不利，对胃黏膜同样有损害作用，常易引起胃部不适疼痛和恶心，当戒烟，空腹吸烟危害更大，应绝对禁忌。

补充说明

（1）药物的作用，有因人而异，也有个体差别，也有药物对疾病效果的敏感程度不一，故用同一剂量的药物，其疗效就会有好有差，也有人因饮食、嗜好、生活习惯等不同，也会影响疗效。如我们吃饭，有人一碗已饱，有人两碗尚不够；又如饮酒，有人一小杯已有醉意，二、三小杯已酩酊大醉，有人一、二大碗仍若无其事。药物对人的过敏反应也是如此，绝大部分人服药没有过敏反应，极个别人就会有轻、重不同程度的过敏反应，更会有极个别的人会有很严重的过敏反应！故如诊后服药有不适或发生过敏反应，希随时电告，或先在当地诊所、医院就诊。

（2）病人就诊时疾病有轻有重、有早有迟，也有早期、中期、后期之不同。也有不典型病例等，常给诊断治疗带来困难！如阑尾炎：在早期，很多先出现上腹痛，既不发热也无恶心，诊后回家才感觉到右下腹阑尾处疼痛，才提示有阑尾炎可能。又如肝炎：可先感觉有感冒样发热或上腹胀痛，像感冒，像胃痛，两三天，或三四天后才有右胁（肝区）痛，或黄疸出现（眼白黄，小便黄），才会考虑到有肝炎可能，经抽血检查肝功能异常，才能明确诊断，所以就诊后如病情有变化或加重者，应随时再就诊,以明确诊断,及时治疗。

慢性支气管炎预防措施

从1973年开始发给初诊慢性支气管炎患者预防科普材料。对慢性支气管炎有预防、协治、防复发作用,受到患者欢迎。

（1）发病原因及其各阶段的症状：要预防慢性气管炎的发生,就必须先要知道它的发生原因及其机制。凡阳虚怕冷体质、卫气不固、先天禀赋不足的人,容易患感冒、急性气管炎、喘息性支气管炎、哮喘。不加注意预防和及时治疗,逐渐加重,引起肺气肿、肺纤维化,影响肺的通气功能,从而影响心肺的氧气及二氧化碳吸收、排放交换功能,最后就成了肺源性心脏病,就会心慌气短,走路快了些、或因稍事轻微劳动等活动,或上楼爬楼梯时,心跳呼吸加快,就会更加心慌气短,也就逐渐丧生了劳动能力,治愈就更加困难了。但通过及时积极治疗,注意预防,增强耐寒能力,使之少发生感冒,少发生咳嗽,就可达到减少慢性支气管炎的急性发作次数,减轻症状,延缓病情发展,甚至咳嗽不再发作,心肺功能改善,健康状况好转,寿命就可延长,否则病情继续加重、恶化,寿命就会缩短。

（2）咳喘防治：应积极防治,避免发展为肺气肿、肺组织轻重不同程度纤维化,进一步加重通气功能障碍,诱发慢性心力衰竭,下肢、眼睑浮肿、肝脏肿大、甚至产生腹水、胸腔积液,就更增加了治疗难度,而必须卧床休息。

急慢性支气管炎也有很多是由吸烟,吸入各种烟雾、化学刺激性气体及粉尘而发生,也有因胃酸反流进入气管刺激气管黏膜而发,尤以夜间平卧时发生较多,以夜间咳嗽较多较重为特点。更容易发生在贲门括约肌松弛及胃癌等贲门手术以后的病人,夜间平卧胃酸更容易反流到达咽喉,呛入气管。光靠药物治疗是难以有效的。要按上面所讲的将头部床脚抬高25 cm,胃反流物就不易上逆到咽喉、进入气管引起咳嗽。

只要注意冷暖,预防感冒后的反复咳嗽,戒烟,避免吸入各种烟雾、刺激性气体、粉尘及胃酸反流到咽喉进入气管,也就可以避免急慢性气管炎的发生,绝大部分已发病例就会有不同程度的好转或痊愈。否则咳嗽反复发作由急性支气管炎发展到慢性支气管炎；由单纯性慢性支气管炎反复急性发作,加重恶化,大概3~5年后,就可能发展为喘息性慢性支气管炎。同时肺气肿、肺组织轻重不同程度纤维化,进一步加重通气功能障碍,诱发慢性心力衰竭,成为难治之病。

（3）具体预防措施

1）体能锻炼：根据体质,平时要适度锻炼,也就是量力而行,分为散步、快走、小跑、慢跑、快跑、呼吸锻炼等各种轻重不同程度的活动,但以不感到心慌气短为度,如感到心慌气短,休息后较长时间仍不能恢复正常者,即为活动量过大,已不适应患者的体质,或时间已较长,或已有不同程度的肺气肿、心脏已受到牵累的患者,更应注意适度,就不能跑步、不能过度活动或劳动。更应注意到户外锻炼活动的时间:以上午7~8点太阳出来后寒气已渐消散为好。避免越早空气越"新鲜"的误解。

2)呼吸锻炼:就是端坐或盘膝而坐,两手捧腹,意守丹田,慢慢吸足气,然后慢慢呼尽气为一次,可根据各人的心肺功能,每回10~30次不等,呼吸幅度加大了,也可改善通气状况及心肺功能,如有头晕眼花,不能耐受时即应停止,次日再重复锻炼,可减少呼吸次数或深度。

3)增强耐寒能力

A. 冷水洗脸:一年四季逐步养成冷水洗脸的习惯,如冬天实在不能忍受冷水的寒冷,可适当稍加些热水,逐步养成能耐受的习惯,达到能耐受寒冷气候的体质。就可以有不同程度预防感冒、咳嗽及过敏性鼻炎的作用。

B. 面浴:早晨起床后不宜马上走出大门,特别是秋冬室内外温差较大时,应在起床后在室内稍事活动或休息,先适应室内小环境的气温,然后在出门前用双手掌捂住面部,稍加压力,由上向下摩擦,反复多次,增加面部血液循环,以面部感到温热后,才能出门,这也是增强耐寒能力,预防感冒、咳嗽、急性气管炎、慢性气管炎急性发作的方法,也可预防过敏性鼻炎的发作。

C. 擦鼻:用两手食指前端压在眉心处,适当加重压力,分别擦向鼻部两侧直达鼻翼迎香穴,反复多次,以感到温热为度,可以改善鼻腔黏膜的血液循环,这也是增强鼻部耐寒能力,增加进入鼻腔上呼吸道气体的温度减少缓和冷空气对其黏膜的刺激。

经常用两食指一松一紧反复按压迎香穴反复多次,与擦鼻同功,特别在晚秋、冬季更可多用,功效将更好。

严冬腊月,为减少或降低寒冷气流对气道的刺激,在出门时可戴口罩,可望减少或达到预防感冒、咳嗽、过敏性鼻炎的目的。但当进入室内后,就应将口罩取下,否则戴久了,上呼吸道反而失去了御寒能力,成了温室里的花朵,更易鼻塞流涕打喷嚏感冒。

通过多年大量慢性支气管炎患者诊疗经验验证:药物可控制、缓解临床症状,对慢性喘息性支气管炎、肺纤维化、肺心病患者,较难彻底治愈。而经药物及非药物综合防治,疗效、治愈率都有了明显提高。发给患者的科普印刷宣传资料,也都倍受患者欢迎!

医学科学研究

浅谈四诊与脉证从舍用于慢性支气管炎电脑中医辨证施治

四诊，即望闻问切，通过它，可以从病人身上搜集到疾病的征象和变化的客观信息，是中医辨证论治基础，脉证从舍，即舍脉从证，舍证从脉，因脉证不符，辨证有困难或矛盾时，根据脉证全面综合分析，决断病之主要矛盾所在，而应从证或从脉的另一种特殊辨证方法。前者是常，后者是变。不知其常，也就无从识其变。是中医传统"知常达变"的具体应用。

四诊是每个医生诊察疾病和赖以辨证施治必不可少的手段。是我们经常应用和熟悉的方法，而脉证从舍，有时却被部分医生所忽视，或被四诊合参思想所禁锢。似乎必须四诊相符。才能据以辨证。才会产生正确的诊断和治法。当遇到脉证不符的病例，不是按脉证从舍，而在书写病案时，却往往不是以证推脉，就是以脉凑证，务求四诊相符，免遭物议耳。初学者，有些对脉证从舍认识不足，还误认为中医理论与实践不一致，而产生对中医药学有"不足之议"或"欠妥之慨"，所以持必须四诊相符才能辨证论者，无疑自缚手足，固未必妥当。而单凭切脉，能知百病，乃言过其实，故弄玄虚，也实属可恶。《伤寒论》中就有有证无脉，有脉无证者，前者是据证而辨证。后者是从脉以定病，因此，四诊，既不可全凭一诊而下决断，合参也不等于四诊必须全部相符。二是要综合分析，所以两者不可或缺的，脉证从舍也很重要，两者结合，相辅相成，就能相得益彰。

脉证从舍所以重要，是有它一定道理和规律可循的，一是符合辨证观点，有其科学性，逻辑性的，如慢支在中医辨证论治时，一般说来，其脉证是相符的，但慢支老年患者较多，人也多消瘦，脉常显露而表浅，轻按即得而示"浮"，又由于老年，常因动脉硬化及高血压等病理生理之变化，或阳亢上扰，痰湿，燥火素体之不同，脉多迂曲而较硬，按之"如张弓弦，如盘走珠"，而多弦劲滑动，前者"浮脉"表证，后者"弦滑"若见痰实，辨证自易，但前者常多见太阴虚寒，而后者如呈现肺肾两亏，脉证就大相径庭，如要求四诊相符，辨证就难，这里证示亏虚是病之实质，脉象虽实，多是动脉硬化、高血压之故，或由素体阳亢等因。就不能反映病位真情，如不知素体之因之脉，就应按脉证从舍法则辨证论治，不因浮脉而应温肺化饮，不因弦滑而须益肺补肾，就能得到比较正确的病机，诊断和治法，才能取得较好效果。而已知其素体之因之脉，当可结合标本先后法则温肺化饮或益肺补肾（实际上也是按标本缓急先后治疗需要，舍脉从证的另一种说理）。但对有咳喘见证。而用止咳平喘药时。如有助阳亢，血压升高之麻黄等药，就须注意之，慎用减量或禁用。再如慢支稳定期，同时由于年高肺气不足而喘息，甚则肺虚及肾，肾气亦亏，动则更甚（相当于重度阻塞性肺气肿），进一步肺心相佐失调。心气亦亏虚而心悸，则脉之至数增加而常数（相当慢支通气换气功能障碍，而有不同程度的慢支缺氧，二氧化碳潴留，形成失代偿性肺心病时，导致喘的加重及心率增速）则脉除呈弦劲滑动外，又兼数脉，均是实热之脉。但证见肺肾两虚，心气不足，脉证极不相符。如慢支伴重度肺气肿，失代偿性肺心病而急性发作伴发感染性时，证见心悸喘息，动则更甚，发热或痰吐色黄，脉示弦滑数，四诊合参辨为肾气下虚，痰热上实时，弦滑可解。数脉难通，脉证亦不符合而难辨，如按舍脉（数脉）从证，就比较合于理法。反之，也就舍证从脉，例证较少，故不举例，

　　舌象也和脉象一样，常受到多种因素影响，如慢支病人有吸烟嗜好者，苔常黄腻，有如肺气肿通气换气功能障碍，慢性缺氧，为代偿而红细胞、血红蛋白较正常值偏高，故舌质多偏红，但慢支多见太阴虚寒，肺肾两虚，心气不足之证，舌质与证向背，故也应按脉证从舍法则，而舍舌从证，不因苔黄而温肺化饮，不因舌红而补肾益肺、养心，就比较合理，当然也就会收到较好疗效。

　　笔者在临床中观察到，尤其是慢支，舍证从脉者少，而舍脉从证者多，且比较有据。如慢支发热、咳嗽、痰黄为热痰，形寒肢冷、不渴、咳痰清稀或如泡沫为寒痰，而痰的黄白，黏稠清稀之分，又有其一定的客观指标。对辨证、确立证型尤有帮助。一般讲来，黄痰为热，痰的镜检脓细胞（+++～++++），多表示感染较重，白痰为寒，镜检脓细胞（+－）左右，多提示感染较轻，或多过敏原性，痰中可检出较多嗜酸性粒细胞，痰可黄白相间，也可以先白后黄，更可以晨黄夕白，错综复杂，遵辨证施治法则，热者寒之，寒者热之，实则泻之，脉舌为参考指标，所以古人云：上工望而知之，中工问而知之，下工切脉而知之，是有一定道理的，这也是笔者认为辨证施治变法-脉证从舍、尤其是舍脉（舌）从证在临床中的重要性，故四诊是基础，合参乃常法，脉证从舍是变法，都是重要而不可偏废的。

慢性支气管炎电脑中医分型辨证施治
暨设计之探讨

　　中医是我国的传统医学，历来都是人在诊治疾病，它是通过望、闻、问、切四诊，

把收集的症、征,经人脑,用脏腑、八纲、脉诊从舍等辨证法则进行分析,然后得出一个较为合理的理法方药,达到治病的目的。

慢性支气管炎中医电脑医生,则是在电子计算机发展的基础上把我们中医治疗慢性支气管炎的一整套辨证施治方案,通过概率论和数理统计方法,变成数学形式的型号代码,存储在电子计算机里,然后再由人操作机器,将病人的症、征信息,输入电子计算机,经过电子计算机按存储方案进行分析,开出有证候、病机、治则、药物和医疗嘱咐的处方来,这就是不同于人医的慢支中医"电脑医生",因此,其治疗正确与否,效果好坏如何,直接和中医对慢支的分型辨证施治方案优劣有关,与按概率论,数理统计进行设计正确与否有关,所以我们就必须要有一个慢支中医分型辨证施治的最佳方案,是研究出慢支中医"电脑医生"的第一步,也就是关键所在。以下是我们为研究慢支中医"电脑医生"程序设计提供的23个证型辨证施治方案,以及随证加减药物处理要点和医学设计探讨。

一、"慢支"的辨证分型和治法

分型要求:① 必须符合"慢支"病因病机和中医辨证论治要求,能概括此病机及并发症的全貌。② 所分证型、概念明确,各有特征,互有区别。③ 能够指导临床和提高临床疗效。

(一) 慢支缓解期常见证型

本期咳、痰、喘处于缓解状态,无外感表实证,临床以肺、脾,肾虚之本证为主,故治法应着重固本,可概括分成七型。

1. 肺虚型

主症:久咳,咳声低怯,日重夜轻,痰稀少,面萎白,气短,自汗易感,舌质淡,苔薄白,脉濡细。

次症:形寒,口不渴。

治法:补肺益气,方用补肺汤加减。(确诊:应具主症四项以上,次症一项以上,下同)

2. 脾虚型

主症:久咳,咳声重,痰白量较多,便溏乏力,舌质淡或淡胖,苔白腻或滑腻,脉濡。

次症:肢体困重,食少腹胀。

治法:补脾益气,方用六君子汤加减。

3. 肾阳虚

主症:久咳,痰清稀,动则气短,喜热饮,面浮白,形寒喜暖,舌淡胖或有齿印,苔白滑或滑腻,脉沉弦或沉细。

次症：头昏目眩耳鸣，腰背酸冷，小便清长。

治法：温补肾阳，方用金匮肾气丸或平喘固本汤加减。

4. 肺肾阴虚

主症：久咳，口燥咽痛，干咳阵作，潮热盗汗，气短，舌质红，苔滑或薄黄，脉细数。

次症：小便黄赤，大便秘，痰中带血。

治法：壮水生金，培育肺肾，方用生脉地黄汤加减。

5. 肺脾两虚

具有肺虚、脾虚主症各一项以上即可确诊。

治法：温补肺脾，方用新定玉屏参术汤加减。

6. 脾肾阳虚

具有脾虚、肾虚主症各三项以上者，次症各一项以上者即可确诊。

治法：温补脾肾，方用仙桂参术汤加减。

7. 肺肾阳虚

具有肺气虚，肾阳虚主症各三项以上，次症各一项以上者即可确诊。

治法：温补肺肾，方用新定玉屏仙桂汤加减。

（二）慢支急性发作期常见证型

外邪触动伏痰、咳、喘骤然加剧，常伴恶寒发热，头痛体楚等表证，急则治标，宜解表达邪为主，辅以祛痰化饮平喘。（确诊：主症六项以上，次症一项以上才可确诊，下同）

1. 热痰型

（1）痰热壅肺，外感风热，肺失清肃

有喘型主症：久咳重，痰黄稠脓，喘急痰鸣，发热重，恶寒轻，鼻塞流涕，咽喉红痛，有汗，舌红，苔黄腻，脉浮数或滑数。

次症：胸闷胸痛，痰中带血，口渴欲饮。

治法：疏风清热，化痰平喘，方用麻杏石甘汤和贝母瓜蒌散加减。

无喘型：上症去喘急痰鸣。

治法：疏风清热，化痰止咳。方用桑菊饮加减。

（2）痰热蕴肺，外感风寒，肺失宣降

有喘型主症：久咳重，痰黄白相兼或挟清稀痰，喘急痰鸣，恶寒重发热轻，鼻塞流涕，咽喉红痛，无汗或少汗，舌红苔黄腻罩白，脉浮紧或浮数。

次症：胸闷，渴不欲饮，肢体酸楚。

治法：解表化饮，止咳平喘。方用定喘汤加减。

无喘型：上症去喘急痰鸣。

治法：疏风散寒，清肺化痰。方用大青龙汤加减。

2. 寒饮型

（1）内有伏饮，外感风寒，寒饮相搏，肺失宣降

有喘型主症：久咳转重，痰清稀量多，喘急痰鸣或有哮鸣音，恶寒重发热轻，头疼体楚，无汗或少汗，舌质淡或淡胖，苔白或白滑，脉浮紧或浮滑。

次症：胸闷、口不渴喜热饮。

治法：解表化饮平喘，方用小青龙汤加减。

无喘型：去喘急痰鸣症。

治法：解表化饮，用方同上。

（2）内有伏饮，外感风热，热饮相搏，肺失肃降

饮重于热者：久咳转剧，痰清稀而多，喘急痰鸣，头痛鼻塞，发热，恶寒，咽赤痛，舌淡胖，苔滑腻而黄，脉浮数或弦滑。

主症：胸闷，心下有水气，渴不欲饮。

治法：化饮清热平喘，方用小青龙汤加石膏汤加减。

热重于饮：久咳转剧，痰清稀，喘急痰鸣，头痛鼻塞，发热重，恶寒轻，神烦面赤，咽赤痛舌红胖，苔黄腻，脉浮大或滑数。

次症：胸闷，口渴。

治法：宣肺化饮，清热平喘。方用越婢加半夏汤加减。

（3）内有伏饮，外感风邪，风饮相搏（风挟饮）

症见：哮喘，咳嗽，喉中有水鸣声，用射干麻黄汤加减。

3. 痰湿型

痰浊内阻，外感风热，热痰相搏，肺失宣降

有喘型主症：久咳加剧，痰白黏或黄白相兼，喘急痰鸣，发热重，恶寒轻，头疼身楚，无汗，舌淡或淡胖，脉浮紧或浮滑。

次症：食少腹胀，恶心欲吐，大便稀溏，胸闷。

治法：宣肺散寒，化痰平喘，方用三拗汤合二陈汤加减。

无喘者：去喘急痰鸣症。

治法：通宣理肺，泄浊化痰。方用通宣理肺汤加减。

4. 肺燥型

（1）外感凉燥

主症：久咳加剧，痰清稀白黏，量少，恶寒发热轻，头痛鼻塞，口鼻干燥，苔薄白而干，脉浮紧。

次症：口渴，无汗，少汗，渴欲热饮。

治法：温肺解表，方用杏苏散加减。

（2）外感温燥

主症：久咳加剧，痰或黄黏咯不爽量少，发热重恶寒轻，头疼鼻塞，口鼻干燥，

咽喉赤痛,舌质红,苔薄黄而燥。脉浮数或滑数。

次症:有汗,渴欲饮冷,胸闷,胸痛,痰中带血。

治法:清肺润燥。方用桑杏汤加减。

（3）肝火犯肺

主症:久咳转剧,咳阵作,痰黏少或黄黏,口鼻干燥,心烦易怒,胸胁胀痛,舌红,苔黄,脉弦数或弦滑。

治法:泻肝清肺。方用泻白散和黛蛤散加减。原有湿痰肝火犯肺,临床常表现为痰热型,肺肾阴虚或肝火犯肺者则属燥咳型。

（三）慢支迁延期常见证型

因急性发作失治而来,表证已解,痰饮停伏,肺失清肃,咳痰,迁延不愈,有少数患者发病后即表现为迁延不愈者,本期治则一面治痰饮,一面理肺脾肾,标本兼顾。

1. 寒饮伏肺,宣降失司

由肺气虚寒,寒饮伏肺而致。

主症:久咳迁延不愈,痰清稀量较多,形寒喜热饮,舌淡或淡胖,脉弦滑或弦细。

次症:胸闷气短,易感风寒。

治则:温肺化饮,方用苓甘五味姜辛汤加减。

2. 痰湿蕴肺,肺失宣达

由脾虚失运,湿痰内阻而致。

主症:久咳迁延不愈,咳嗽阵作,痰白黏而多,便溏乏力,舌淡或胖,苔白腻脉多弦滑。

次症:胸闷,口腻不渴。

治则:燥湿化痰,方用平胃二陈汤加减。痰浊黏难咯者合三子养亲汤加减。

3. 痰热蕴肺,肺失清肃

由外感热邪,肺失清肃,痰热久蕴而致,亦可因寒郁化热,由寒型转化而来。

主症:久咳迁延不愈,咳声重浊,痰黄黏或胶黏,咯出不爽,口干舌红苔黄腻,脉滑数或弦数。

次症:胸闷,尿赤。

治则:清肺化痰。方用清热化痰汤加减。

上述各型燥咳发生在急发期,亦有部分病人迁延不愈进入迁延期,治法基本同于急发期,药物去解表药即可。

（四）慢支并发肺气肿,肺心病证型

1. 肾虚喘促

由肺胀痰阻血瘀,肾不纳气而致。

主症：久咳，咳嗽无力，痰稀黏相杂，面浮气上，动则喘促，舌淡胖或紫胖，苔滑腻，脉弦数或沉弦。

次症：头昏目眩，腰膝酸软，唇色紫黯。

治则：补肾纳气，消痰化瘀，方用宝鉴参蛤汤或平喘固本汤加减。

2. 肾阳下竭，寒痰上实证

肺损及肾，肾阳下竭，外感风寒，寒痰阻肺所致。

主症：久咳近剧，动则气喘，喘急痰鸣，痰白量多，稀黏相杂，咯痰不爽，面白而浮，声形如肿舌紫胖，苔滑腻或浊腻，脉弦细或沉滑。

次症：形寒肢冷，腰膝酸软，紫绀。

治则：温阳化痰，方用温阳化痰汤。如出现痰浊蒙心，神识昏糊者，用苏合香丸。

3. 肾气虚损，痰火上盛

主症：久咳近剧，动则气喘，喘急痰鸣，痰多黄黏，咯出艰难，身热面赤，舌紫胖，苔滑腻或黄腻，脉弦细或滑数。

次症：自汗口干，头昏，腰膝酸软。

治法：培肾清肺，方用补肺清肺汤加减。如出现痰热蒙心，神志昏迷者，用安宫牛黄丸。

4. 喘肿证

由肺肾两虚，痰阻血瘀，肾不纳气，阳不化水，水饮支乘于心而起。

主症：久咳，动则气喘，面浮，身形如肿，膈下肿满，咳逆倚息，不得卧，舌紫胖滑腻，脉沉弦或沉滑。

次症：唇紫绀，面黧黑，尿少。

治则：温阳化水，消痰降气，结合活血化瘀，方分别选用真武汤、葶苈大枣汤、泽泻汤、木防己汤、桃红四物汤等加减。

二、随证加减药物的处理要点

上述辨证分型，逻辑性很强，但是由于病人体质之差异，病情之复杂，其他疾病之干扰，临床的实际病例，往往可能遇到证情轻重不一，症状信息有多有少，甚至须要跨型等情况，需要电脑作出相应的变化。随证加减，提高临床诊疗水平，在同一有外感风寒的寒饮型中，其咳嗽有轻有重，头痛或有或无等差异，要求电脑能作区别对待，开出不同的处方，因此，一个证型，不能仅用一个处方来全面适应，往往需要七八张或十多张处方才能满足临床的需要，按主症所分23个病型有300余个处方，这是第一步，在处理"慢支"患者兼杂症的问题上，慢支患者常伴有消化系统循环系统，情志方面等二三十种全身各种不同症状，电脑辨证论治将给予随证处理。因此，在原病的基础上随证加减处理1~3项杂症，加减药物时要求电脑能与原方相吻合，因此，有既加又减不加不减四种情况，这是第二步随证处理，当然为了突出治疗重点,我们主张对一个随机病人不超过3个兼杂症,以免形成方剂学上的矛盾。

至于个体差异和高血压等特殊情况,我们建立了特殊信息,要求电脑用药时有所选择及作出灵活处理,对不同病情和个体特征的患者开出不同的处方。

由于对患者个体差异、是否患有别的疾病作出不同的用药处理,以及对兼症作动态的药物加减处理,因此,在按主症所定的三百余方基础上,可以变化出上亿个适合于各种患者开出不同的处方。

三、慢支中医电脑医生医学设计探讨

慢支中医分型辨证施治的最佳方案及随证加减药物的处理办法,是医学设计的基础部分,证型多了则繁杂,证型少了又不够应用,随证加减药物的兼证多了也是繁杂,少了同样是不够应用。而设计得正确与否,又直接关系到慢支中医"电脑医生"对随机的慢支病人能否百分之一百地开出处方和是否正确,尤为重要。因此,某一慢支证型的症候群的数理统计,既要有高度的概括性,从某一组症候群确定一个证型,有时有明显的鉴别性,使各证型之间的证候不致混淆。或要组合下23个证型即足以概括。巧妙地、有机地和数学统计方法(① 互相共存,出现甲必须出现乙;② 互不相容,出现甲即不能出现乙,反之出现乙,即不能出现甲;③ 可能出现甲或者乙,反之也就有可能不出现甲或乙等)相结合,进行设计,是技术性很高的一个内容,与此相适应的,就是要有四诊表的科学设计,是操作慢支中医"电脑医生"人员所必需的关键表格(四诊表附后)。

在慢支辨证施治设计的过程中,我们遇到了脉证不符的情况,如:老年慢支患者较多,而老年由于高血压,动脉粥样硬化,肺功能代谢不全等,脉多弦滑数而见寒饮伏肺或肺肾两虚证候,其病位证候,前者属本,后者乃虚,是病之实质,脉象虽实,是素体之因,或为阳亢,属他脏之病,不是本病之真情,故可按标本缓急,"舍脉从证"之辨证法则,诊断之治疗之。

我们从慢支中医"电脑医生"设计过程中,遇到脉证不符时,就应用了"舍脉从证"的辨证法则,既解决了医学辨证方面的"矛盾",有顺利地处理了设计中的困难,使设计达到了既简化又精炼,这也是完成慢支中医"电脑医生"研究至关重要的关键一环。

四、"慢支"中医"电脑医生"临诊100例小结

"慢支"中医"电脑医生"按上述分型辨证论治方案和医学设计研制成功后,在笔者医院慢支中医"电脑医生"门诊验证了800多例,又经过公开实践表演,还有名老中医的考核,都认为"慢支"中医"电脑医生"对慢支病人的辨证施治结果,符合中医辨证施治思想,又有一定灵活性,是我国当今现代的新事物,通过深入研究完善和提高,对诊疗和教学是有前途的。

　　今将记录比较齐全100例小结，又有代表性的典型病例介绍如下表1，为避重复占本书版面，兹从略。

　　通过一年多来的慢支中医电脑医生门诊100例验证分析，基本符合设计要求，疗效也达到了一定水平，有临床实用价值和发展意义，但在应用过程中，还存在一些缺点和不足之处，如分型用药尚有不够合理之处，灵活性也欠理想，因此，还未能完全满足诊疗要求，在诊疗时，尚须医师通过望闻问切四诊搜集慢支病人症、征信息输入电子计算机（表2），所以慢支中医"电脑医生"的研究，还在初级阶段，有待在实践和研究中继续完善和提高。

表1　典型病例相关症状与体征

	症状与体征	信息号	
咳嗽	久咳重	A1	
	久咳轻	A2	
痰	无痰或极少痰	B1	
	白痰	B2	
	黄黏稠痰或白黏痰	B3	
	清稀或泡沫痰	B4	
	黄白相兼痰	B5	
G症	喘急痰鸣	G1	
	心烦易怒或胸胁肿痛	G2	
	气短	G3	
H症	潮热颧红盗汗	H1	
	渴不欲饮	H2	
I症	自汗易感	I1	
	鼻塞流涕	I2	
J症	动则气喘	J1	
	口鼻干燥	J2	
K症	便溏乏力	K1	
	咽喉红痛	K2	
L症	发热或热重寒轻	L1	
	恶寒或寒重热轻	L2	
脉象	滑数或弦数或数	C1	

（续表）

	症状与体征	信息号	
	浮数或浮紧或弦滑或滑	C2	
	弦紧或弦迟或沉弦	C3	
	细弦或细数	C4	
	濡缓或濡滑	C5	
	沉细或细弱	C6	
	其他	C0	
舌质	红或少津	E1	
	淡	E2	
	其他	E0	
舌苔	薄黄或黄	D1	
	薄白或白	D2	
	苔剥或少苔	D3	
	黄腻或黄糙	D4	
	白腻或白滑或滑腻	D5	
	其他	D0	
舌体	胖有齿痕	F1	
	胖或紫胖	F2	
	其他	F0	

表2　"慢支"症状信息登记表

症状与体征	信息号	
老弱	W0	
孕妇	X0	
高血压或心脏病者	X1	
头痛	X2	
头晕目眩	X3	
喉中水鸡声	X4	
喉痒	X5	
口渴	X6	

（续表）

症状与体征	信息号	
痰中夹血	X7	
胸闷	X8	
近有食少或便溏	X9	
饱胀	Y0	
便秘	Y1	
小便黄赤	Y2	
高热	Y3	
小便清长	Y4	
胸痛	Y5	
腰背酸冷或形寒喜暖	Y6	
项背牵强	Y7	
心悸怔忡	Y8	
痰热或痰浊蒙心	Y9	
咳引呕吐	Z0	
面浮足肿	Z1	
膈下肿痛	Z2	
失眠	Z3	
伤风鼻渊	Z4	
紫绀	Z5	

说明：本文医学部分参照医学组共同研讨资料，软件部分承软件人员指导整理。

100例慢性支气管炎电脑中医辨证施治

中医是我国的传统医学，历来都是医生人脑通过四诊，把所有得到的症状，也就是信息，在用脏腑、阴阳、八纲、标本缓急、脉诊从舍等辨证法则进行分析，然后得出一个较为合理的理法方药，达到给病人治病的目的

目前，由于电子工业的蓬勃发展，计算机软件技术的不断提高，使我们的工业进步走向自动化、现代化。中医事业也不例外。同时北京、湖北、上海等地都陆续开展了有关中医电脑辨证论治的研究工作，取得了不少成果。

常州市中医院在电子计算机人员及临床医师组成了中医研制工程小组,通过双方的努力和合作,也研制成功了诊疗"慢支"的中医辨证论治的"电脑医生",通过多年来对外正式门诊,共诊治了800多人次,反映较好,今特将记录比较完整的100例小结如下。

总病例数100例,男62例,女38例,男女比例为3∶2,符合临床辨证要求有97例,占97%,复诊数50例,其中24例好转24例,占48%,显效12例,占24%,近控3例,占6%,近期痊愈2例,占4%,总有效数41例,占82%,如表1。

表1 慢支中医电脑辨证论治100例小结

总例数	其中		临床符合数	复诊数	总有效数	其中				无效数	备注
	男	女				好转数	显效	近效	近愈		诊断、治愈均参照防治慢性支气管炎的标准
100	62	38	97	50	41	24	12	3	2	9	
100%	62%	38%	97%	50%	82%	48%	24%	6%	4%	18%	

今将记录比较齐全,又有代表性的典型病例介绍如下。

案例1:汪某,男,11岁,住红梅公社前卫大队。

主诉:2岁时因感寒邪而发咳喘,10年来自汗易感,经常发作,就必须住院治疗,经各处中西医治疗和脱敏治疗等都无效,花钱很多,全家不安,平时咳喘虽时有轻重,但从未间断(据患者家属讲,10年来非常痛苦),经3次慢支中医电脑门诊诊治后,症情逐渐缓解,半月后,诸症悉平,随访5月,从未发作而告愈,面色亦转红润,体重增加,自汗易感冒消失,达到近期治愈标准。

案例2:张某,男,37岁,轻工电大辅导教师。

患者咳嗽20余年,经常因受寒感冒,反复发作,近年来咳而且喘,入冬即发,发重时夜难入眠,活动时则喘息,经西医药治疗无效,于1980年10月21日来我院慢支电脑专科门诊,经慢支中医电脑医生诊治5次后,咳喘即平,经过一冬,虽经寒潮或稍受凉后,也未发作,稳定时间也较长,达到近期缓解,稳定。

案例3:徐某,女,56岁,奔牛生活用品厂退休工人。

经常咳喘30多年,近年来加剧,发作时喘急痰鸣,经西医治疗无效,病情时轻时重,1980年7~8月间病情又见加重,于11月15日来我院慢支中医电脑门诊,初诊服药后,咳喘即有所好转,诊治五次后,咳喘明显好转,现在仅偶有轻微咳嗽,达到近控。

[体会]

中医控制工程是中医学和控制论有机结合的一门新兴科学,它是把中医辨证论治,运用控制论的原理及方法,编制成软件输入计算机储存,然后借助医生的掌握(搜集病人有关四诊资料)和操纵(把四诊症状信息输入计算机),计算机即能自动按辨证论治方法分析,开出一份理法方药齐全的病历处方来,变人脑分析为电脑分析,变老传统的诊疗方法为自动化、现代化。虽然目前还处于初级阶段,但还是有它一定的价值和较好的前途的,如:

(1)由于"电脑医生"是预先将较高水平的中医辨证论治的方案输入计算机储存起来的,因此只要一般医生掌握和操纵,就能达到较高的诊治水平。

(2)由于输入的医疗方案比较严格规范化。打出来的病历处方,理法方药齐全,毫不马虎,又能随证加减,灵活自如,既保证了临床医疗质量,又适用于临床教学。

(3)中医控制工程适用于中医学的广泛领域,从而为开创了中医学与现代科学技术计算机相结合的良好前途,它又对中医辨证论治提出更高的要求,促进中医学向高度科学性、逻辑性发展,向现代化迈进!

(4)可将名老中医的经验,整理储存在"电脑医生"里,一般医生用它来看病,就可以代替名老中医,利于继承,可供较长时期为人类服务。

(5)将病人有关症状信息输入"电脑"后,在1分钟内即可开出处方来,速度较快,也极少有差错,提高了工作效率。

(6)我们慢支"电脑医生"开出来的处方,临床辨证论治符合率较高,疗效也达到国内一定水平,确有临床实用价值和推广发展意义。

中医控制工程科研工作还处于初级阶段,尚有待于在实践中不断研究和继续完善提高。

自拟胃痛灵治疗慢性胃炎、胃十二指肠球部溃疡病及其药理研究

(一)胃痛灵散剂

治疗慢性胃炎、胃十二指肠球部溃疡临床应用的研究

摘要:为效、简、便、廉治疗上述胃病之有胃脘痛、嘈杂、受凉、进冷易发,或伴脘痞、嗳气、灼热、泛酸,喜按、喜热食。用散剂疗效快,效果好,价格廉。经研究方药组成:煅瓦楞1 000 g,延胡索500 g,砂仁200 g,吴茱萸100 g,川黄连200 g,干姜50 g,重碳酸氢钠200 g,共碾成粉末,每次2~3 g,分别于9 am、3 pm、8 pm温开水过服。很多患者服后数分钟即逐渐缓解,比单用西药中和胃酸药疗效明显。因有中医辨证施治之中药温中理气,辛开苦泄,活血止痛,加上煅瓦楞中和胃酸,及适量有中和胃酸较快之碳酸氢钠,既速效又治本。

（二）胃痛灵胶囊

治疗慢性胃炎、胃十二指肠球部溃疡252例临床研究

摘要：为从效、简、便、廉考虑，研究合理服用方便有效的剂型。

药物，组成方药如1散剂，装胶囊方便患者服用，每次4粒，分别于9 am、3 pm、8 pm温开水过服。有效率82%，取得了好效果。

自拟胃舒汤治疗慢性胃炎、胃十二指肠球部溃疡病临床应用研究

（一）汤剂

治疗慢性胃炎、胃十二指肠球部溃疡临床应用研究

摘要：在黄芪建中汤（黄芪20 g，桂枝10 g，白芍10 g，甘草2 g，干姜2 g）合左金（川黄连3 g，吴茱萸2 g）的基础上加煅瓦楞子30 g，延胡索15 g，砂仁（后下）5 g，陈皮10 g，姜半夏10 g。7剂。每日1剂，头煎1碗，约300 mL，二煎半碗，约150 mL，和匀分3份，每次半碗，约150 mL加温，分别于9 am、3 pm、8 pm服下。对胃脘痛属中虚、胃寒者有良效，较单用黄芪建中汤效果明显，有效率87%。因有理气和胃之砂仁、陈皮、姜半夏，活血化瘀之延胡索，更有中和胃酸之煅瓦楞，还有辛开苦泄兼具杀灭幽门螺杆菌之作用，故有相得益彰之疗效。

（二）胃舒合剂治疗慢性胃炎、胃十二指肠球溃疡临床应用研究

摘要：为方便患者服用，汤剂改为合剂的一种剂型改良。

即对中焦虚寒胃脘痛之CSG、CAG、CS-AG GU、DU及糜烂性胃炎等胃病，用黄芪20 g，桂枝10 g，白芍10 g，干姜3 g，延胡索15 g，煅瓦楞30 g，吴茱萸3 g，砂仁（后下）5 g，陈皮10 g，姜半夏10 g，甘草3 g等（同胃舒汤）。每日量乘以7，按制剂规范制成合剂525 mL，每次25 mL，于9 am、3 pm、8 pm开水冲服，验证有效率86%。制剂量的多少，可按上方比例配制。

本科研题是江苏省卫生所科教处下达项目，我任课题负责人。由于多种原因，完成了阶段小结上报，4种剂型对慢性胃炎、胃十二指肠溃疡均取得了较好疗效，近30年来我在临床仍继续应用，疗效都很好，效简便廉。

浅谈中医药理论与发展

医学方面的矛盾与中庸之道

中庸之道与矛盾广泛存在于医学里,在医论篇多个章节中也谈到,由于其广泛性、重要性以及医疗思维涉及的必然性,再立专章讨论之。

(一)望闻问切四诊的收集

对四诊应合参,要抓住重点进行分析,才能切中要害得到一个诊断印象,再取其对诊断有佐证的进行分析得出一个初步诊断,不能泛泛没有重点,议而不决,决而不行,既得不到对病的印象和初步诊断,也就无从作出进一步的检查和确诊,影响及时治疗。因病有先后,或一身多病,在四诊合参难统一,必要时可按病证先后轻重缓急,脉证从合辨证处理。

(二)用药量及时间的过与不及

用药治病,涉及药物功效的强弱,剂量的大小、用药时间早与晚和长短,以及药物的毒副反应和效果利弊的矛盾,都必须全面考虑,才能取得最佳效果。如用药中病即止,与用药巩固,防止不彻底而易复发等,就是两种不同医疗思维的考虑,都有一定道理,应根据当时病情,权衡利弊及时作出决断。疾病的症状本来是人对疾病的一种自身抗病能量的反应。如症状轻,不一定早早用药物等抑制,很多疾病是可以通过自己的免疫力而自愈的,如一般性感冒、临时胃病,前者只要注意适当休息,多饮温开水,多数在3~5天即能自愈,后者也只需饮食注意,不吃生冷辛辣味浓粗硬食物及饮料,大部分胃病症状也就不药而愈了,就不一定要服药治疗。不要极早治疗的自限病种很多,举一反三而已。急重病例须抢救手术治疗的,就要及时、迅速,不能等待。

(三)医疗嘱咐的过与不及

过了会引起患者对病的恐惧,诱发医源性疾病;不及就达不到引起患者对病的重视,影响患者对疾病治疗及时与否的态度,以及对衣食住行等防治的注意,影响疾病的疗效和及早治愈。

(四)治疗与用药矛盾

苦能健胃也能败胃的矛盾。如黄连泻心汤治心下痞。李东垣就说过:心下痛即胃痛也,因而心下痞实即是胃病。所以黄连泻心汤,并不是疗心病的,它既能厚肠胃,治疗消化不良胃脘痞满,痞满缓解了,食欲就可增加。西医药理、药物学上也有苦味健胃药,作为开胃口、助消化用于临床,因其苦可以刺激胃分泌有消化作用的胃酸、胃蛋白酶。但苦药吃多了、时间吃长了,也能败胃倒胃口,影响食欲,减少饭量。如中药除黄连、黄柏等苦寒药外,很多中药都有不同程度的苦味,吃长了就会影响食欲减少饭量,甚至因多分泌的盐酸刺激胃黏膜诱发胃炎等胃病。所以用药的量和用药时间都要注意。

(五)医疗仪器检查的必要与检查时不适或痛苦与患者拒检的矛盾

如胃镜、肠镜检查是目前诊断胃炎、胃癌肠癌等胃肠病最佳措施,由于检查时的不适难忍,拒检者有之,拖延者有之,以致延误病情延误诊断、治疗,错失及时手术治疗最佳时机。近年就逐渐有了检查痛苦少、不痛苦的检查仪器和微创手术、麻醉检查等方法,但也有存在麻醉药的风险和副反应,应权衡利弊采用。

(六)治疗措施与手术时的不适与痛苦的矛盾

因其不适、痛苦而拒检、拒治者有之,拖延者亦有之,都会丧失治疗、手术机会,影响治疗及后果。为此,近年在医院也逐渐引进和开创了无痛、微创手术,为患者欢迎。但微创手术视野欠广,对手术的方便、彻底与否也有一定影响,就要全面考虑术式,既要彻底,又要少损伤少痛苦。

(七)退热药应用的矛盾

发热本来是人对病菌、病毒、病邪致病的一种抗病能力的反应,一般发热在38℃左右,是不一定需要马上用退热药的。因为发热也是一种自身抗病能力的反应,说明自身有抗病能力,很多一些自限(自愈)性疾病,按其规律,不用退热药而能热退自愈。如果发热39℃左右,或高达40℃或以上,而有全身明显不适者,在初步明确病因的情况下,可适当临时用些退热药,可减轻全身不适症状,特别是小儿高热,易发生高热惊厥,就要及时用药物、物理退热。防止惊厥发生,伤害心脑,或危及生命。但也要注意剂量,不能过量,以免发生汗出过多而亡阳,体温降得太快而出现过低体温,身凉四肢厥冷,厥回者生,厥不回者亡之险象。有些老年体衰,气血两亏,免疫力缺乏,感染性疾病而不发热,白细胞或粒细胞不增加者,就应警惕多加注意和积极治疗,不能因其不发热,白细胞不高,感染不重认为病轻而忽视。

(八)止痛药应用的矛盾

人们身上有疼痛而用止痛药,是很普通而且是普遍的情况,能止痛消除痛苦,是受到患者欢迎的。疼痛本来是人们身上疾病正常防御反应,起着警示作用引起患者的注意和重视及时防治或就医。但疼痛又使人痛苦难忍,这就是一种矛盾。但医生也不是无论什么疼痛,不弄清原因,都可以随便用止痛药的。因为疼痛原因很多,一般疾病如感冒头痛、胃炎上腹痛、关节炎、肌肉风湿痛、外伤软组织痛等,可酌情用些止痛药,解除患者疼痛的痛苦,但如果是急腹症、心肌梗死等须外科手术等抢救处理的急症,在未弄清病因前贸然应用止痛药,疼痛减轻或渐时停止了,误认为用药有效,病情缓解了,延误诊断、耽误抢救、手术时间,失去了抢救、手术机会,造成难以挽救的伤害或死亡。故必须诊断清楚,病因明白后,为了减轻患者痛苦,在积极组织准备抢救或手术的同时,才可适当用些止痛药。

(九)抗生素的应用时间和用量的矛盾

对一般感染性明确的疾病,以针对性较强的为好,尽量少用广谱的,用量不宜过大,时间不宜太长。对诊断明确的病毒性感冒发热患者,尽量不要用一般抗生素,因为对病毒无效。总之避免滥用,造成细菌的耐药力而失去药效,甚致滋生出毒力很强的菌种,到了无药可治的地步。但也要避免缩手缩脚,不用少用,失去治疗时机,所以用抗生素既要全面考虑,也要慎重选用。对重症感染,做细菌培养、药敏试验,有针对性的,要大胆坚决,用足够彻底,尽快彻底治愈但也要注意超量超期,造成药物性伤害。

为人之道与健康

人生活在社会上,凡举止、言行、待人接物,得到家庭成员、亲朋好友,及周边人们的尊敬称道是非常重要且愉快的事,也是每个人本应该有的品德和操行,由此得到愉快则神清、气爽,气血顺,阴阳调,精神佳,饭香、寐安,病痛少,免疫力就会加强,从而减少、避免疾病的发生,缓解全身违和和不适等亚健康,对健康是大有益处的,反之则会损害健康。同理,一个人的善恶也会影响人的健康。善有善报,恶有恶报,虽是唯心、迷信之说,但也有其因果关系。由于做了好事,人人称赞,心情愉快;做了坏事,大家吐弃,背后指指点点,情绪沮丧。前者气血顺畅,阴阳调和,免疫力增强,少生病,对健康有益;后者则相反,对健康有害。如一个人做到了谨言慎行,上敬老孝顺父母,下爱幼关爱子女,广施博爱,"老吾老以及人之老,幼吾幼以及人之幼",爱己爱家爱国,广施博爱,受人尊敬,个人愉快健康了,社会最小的单元—人健康了,全家的人做到了,则家庭和睦愉快,对全家的人的健康都更有好处,大家做到了、做好了,社会上的人都和谐,都健康起来了,就将成为礼仪之邦,健康之国,身体健康,劳动力充足,生产力旺盛,经济发达,人民收入增加,福利提高,生活条件改善,安居乐业,社会稳定。由此人们将更愉快,身体更健康。要做到这点:就必须先正心、修身、而后齐家。社会最基本单元健康了、和睦了,快乐了,则人民富余,民族兴旺,国家强盛,社会安定,天下太平。政府就有经济、有条件考虑改善、提高人民的生活、居住、环境等问题,人民也得到休养生息,有经济、有时间、有条件改善、提高自己的生活条件及考虑关心自己的养生保健防病,改善提高健康水平,成为良性循环,是与己与国与民皆有益的行为。所以这既是个人保健康的大事,也是为治国平天下作出了贡献。要做到和达到上述目的,就必须从以下多方面做起。

(一)正心

就是心术要正,端正好自己的思想,要使自己的意念真诚,不能有邪念。历来就有人对正心督信有兴趣和研究,如黄山某堂联:"寿本乎仁乐生于智,勤能补拙,俭可养廉"。上联语本《论语·雍也》:"智者乐水,仁者乐山。知者动,仁者静。知者乐,仁者寿"。又引用《春秋繁露·循天之道》:"仁人之所以多寿者,外无贪而内清净,心平和而不失中正,取天地之美以养其身",下联首句语本宋代邵雍《弄笔吟》:"人生所贵有精神,既有精神却不纯。弄假像真终是假,将勤补拙总输勤"。下句语本唐代司台图《大尉琅琊公河中生祠碑》:"均能劝勇,俭足养廉。所谓廉就是不苟取、不贪财货,立身清白有节操。养廉就是培养并保持廉洁的美德。而要养廉则要以俭素为美"。

(二)修身

就是要修养好自己的品性、德行,人必自尊而后人尊之,尊人者人尊之,人必自爱而后人爱之,爱人者人爱之,敬人者人敬之,人必自正而后正人,人必自卑,而后人卑之等,都是修身。要做到这些,平时要多学习、多阅报,三人行,必有我师焉!多向别人学习,就可以长知识、明事理,多懂得些待人接物做人的道理,认真做好工作,克己为人,助人为乐,恰当地处理好人际关系,则受人称道、尊敬、帮助,工作也容易做好,烦恼、棘手、不顺的事少了,心情舒畅,气血调顺,免疫力就加强,就可达到正气存内,邪不可干的目的,对健康长寿是有很大好处的。如能做到常谦让,能宽容时则宽容,将更有裨益。记得弥勒佛前有一联:大意是"笑口常开,笑天下可笑之事;大肚能容,容世上难容之事"。虽属佛界劝世文章,但也不无哲理,可供借鉴。

（三）齐家

齐家就是要整治好自己的家庭、家族。大则遵纪守法，小则家人互敬互爱互助，亲善相处，家族和谐。

前两条正心、修身做到了，第三条齐家也就做好了，对健康利莫大焉。但也要注意：不能忍耐、谦让过度，也要坚持原则，这也是人在生活上的中庸之道，否则就成了"老好人"、"好好先生"，反而常把事做坏，把好事做成坏事，对心情健康也是不利的。

再补充几点为人之道也很重要。

1. 健康箴言　"世事让三分天地宽；心田培一点子种孙收"。清末享年八十高龄的郑观应曾说："常视天下之人，气之温和者寿，质之慈善者寿，量之宽宏者寿"。这说明心胸宽宏的人会健康长寿。否则性格暴躁易怒者，遇事动辄骂人，打人，既伤害了他人，也伤害了自己的身体、精神，前者是皮肉，后者指精神、心理、感情。所谓怒则伤肝，两败俱伤，"敌伤一千，我伤八百"，千古名言，所以古贤有"慎独"、"制怒"、"自控"，要身体力行。

2. 要正确科学对待生活、医学　生活方面的，如求仙烧香拜佛、算命问卦等迷信活动，把身家性命、财富、婚姻、生儿育女、出行安危、工作前途等悉数付出，千百年来铸成很多不可弥补的悲剧和灾难。如延误治疗，丢了性命，留下后遗证的有之。

3. 为人要有正确的荣辱感　不可缺廉少耻，做损人利己、损人损己的事。古有损人损己、损人利己不为也。

4. 要正确对待财富　个人或家庭缺少金钱就没有饭吃，吃不好饭，缺少营养，生活拮据，没有好的生存条件和环境，也会带来营养不够，心情不愉快，影响气血不足，气血不和，阴阳不调，对健康也是很不利的。所以个人、家庭是不能没有金钱财富的。但还是要按君子爱财，应取之有道，过上正常的、愉快的生活。不做亏心事，夜半敲门不吃惊，过上寐安饭香的安定生活，则营养充足，环境舒适，气血顺畅，阴阳调和，身体就会健康。对金钱的获得，财富的拥有，如果是从贪婪、掠夺、侵吞、非法占有，就会受到道德谴责、弊视、唾弃和法律制裁，精神受到刺激和打击，而抑郁，同样造成更重的气血失和，阴阳不调，免疫力下降，导致"邪之所凑，其气必虚"而生病，对健康造成更大的伤害。这也就是善有善报，恶有恶报吧。

5. 要善于处理审美、爱美　爱美之心人皆有之，如美的环境、美的山水、美的人物，美的居室、美的书画、美的物品等，都能令人赏心悦目，使人产生愉快、欢乐、轻松的良好感觉，气血顺畅、阴阳调和，免疫力提高，身体健康就不容易生病。

6. 不可有害人伤人之心　经常会算计别人，做伤害别人事的人，总会有些歉意或担惊受怕，但又恐别人算计伤害自己，处心积虑，劳心伤神，过着诚惶诚恐的日子，而思虑伤神，神失所养，就常有失眠、心悸、食欲少、饭量减、乏力等亚健康，为自己种下了易患病、不健康、少长寿的根源。

7. **人的性格行为与健康长寿**　性格不急不慢、不躁不烦,则气血顺畅。多读书、常看报。可长知识、明事理、讲道理,能忍耐、能宽容。则心平气和。也要多学习处世哲学:尊人者人尊之,敬人者人敬之,爱人者人爱之,助人者也是助己,乐于助人,而勤于工作,心态好,有满足感的温和人,常与人能和谐相处,人际关系好,烦劳少、睡眠好、吃饭香,精神好、心情好、常愉快,就有助健康。以上待人接物的处世哲学,受喜怒忧思悲恐惊七情的精神刺激也少,免疫力好,就不易生病,因此也就多健康、多长寿,这也是中医未病时防病、已病时可治的科学的整体观长处。如果进入老年,既没有高血压、心脑血管病及高血脂、糖尿病等老年疾病,癌病也不易发生,多能健康高寿,在目前社会稳定、经济、卫生、环境、生活、居住等良好条件下,百岁是可期的。据现在统计,平均寿命已达73岁,已不是过去70古来稀,80、90、100岁以上的健康的老人也逐渐多起来了。但光长寿而不健康,生活不能自理,则少乐趣增烦恼,忧郁成病,生不如死,自戕、寻短者有之。所以长寿,要有一个生活能自理的健康身体,愉快的生活着,就必须坚决做好为人之道,然后须注意研究如何实行适合自己的养生、保健、预防方式、方法,持之以恒。也要学习对一些常见病、老年病、小毛小病的非药物防治知识和方法,改正平时不良生活习惯,就会有一个好的健康身体,尚能完成青壮年时期或在职时未竟之心愿,或仍能从事一些力所能及的工作、生产、劳动,在社会上发挥余热,平平安安地进入健康的老年,颐养天年,安度健康愉快的晚年。

8. **交际品行**　人生活在社会和人际交往中,就必然要涉及行为、品行道德、素养、人格、诚信、情感等问题,有人高傲自大,不尊敬他人,得来对方的鄙视,敬而远之,不合作、不配合,工作难开展,次数多了、时间长了,知其人者多了,朋友少了,志同道合者也少了,成为孤家寡人,事业难成,精神就会受到创伤,有人忧郁成病,影响健康。所以必须养成谦虚谨慎,尊重他人,帮助别人就是帮助自己的道理,以及一些处世哲学、做人之道,就会得到相互理解、相互尊重,彼此亲善友好,就容易得到帮助和合作,事业就易有成,心情宽畅,气血调和,健康也就有了基础。这一正一反的起因和结局,对健康的影响是有很大区别和不同结果的,必须加以注意和重视纠正。人也要有自尊自重,不能自卑,首先要自己刻苦学习知识技术,有向上的积极行动,为社会为人类做出成绩,有所贡献,才会有自尊自重。如果在工作中遇到挫折,必须克服困难,再接再厉,不能泄气自卑,一而再,再而三的,人家就看不起你了,所谓人必自卑而后人卑之,人必自重而后人重之。如果再不振作精神,发奋图强,奋起直追,将是事业一事无所成,越发自卑而人卑之,可导致精神变化成忧郁症!防治办法,找出上述成病之因用上述预防之法,加上心理疏导之,克服之,就有预防治疗作用。

另外如果行为怪异、品行不端、道德沦丧、素养低下、人格缺乏、没有诚信、情感淡薄等有其一或兼而有之,或兼而有其三、四或更多者,则更易被亲朋同事及周边的人鄙视远离而孤立，社会活动空间越来越小、越来越窄，还误认为别人对自己的歧视，精神更易受到创伤，忧郁者有之，精神变异者有之，由此忧郁成病者有之。所以人生活在社会上，处世之道：就是要心正、行为正、品行端、素养高、诚信好、道德高尚、情感热心、人格正派，就能赢得亲朋好友邻居同事及周围和社会上的人好感及尊重，对健康是大有裨益的。

为医之道与健康及治病疗效关系

不为良相，便为良医。良医者医道高明也。光有高明、高超、精湛的医道还不能算是一个完全的好医生。还必须要有正确的做好医生的方法—道，就是道无术不行，既要有道，也要有术。这里所说道是医道，术是方法，有正术、邪术之分。我们要的是正道正术。社会上有一些医生名利当头，忽悠患者有之、诈骗患者也有之，不学无术误诊、误治、误导者屡见不鲜，古往今来皆有，这就是邪道邪术。所以医界一直有良医们提出为医之道，医德医技医风问题。从病人感谢医生医好病后送的表扬锦旗，从中看到患者也对医生有高尚医德、有精湛医技医风的赞颂和愿望。当今不良医风随着经济社会风气有所扩大和不良趋势，成为医患关系不协调、失和谐、质疑多、纠纷频，而成为诉诸法律因素之一，甚至对医生动粗、殴打者有之。为此有必要根据目前情况再谈为医之道及医德、医技、医风问题，希冀对医患关系是同一目的认同有所帮助，创造和谐医患关系气氛，对社会稳定也是有益的、必要的。也有部分医生缺少一些科学的、唯物辨证思想，误信没有科学依据、不符合唯物辨证的医疗思想的所谓医学理论、知识、技术，跟着保守、复古、崇古唱赞歌，阻碍了中医药学向现代化的发展和前进，既误了自己，也是误诊、误治、误导患者的根源，既误了病人，也伤了自己，害莫大焉。本资料很多与心理学、社会学、哲学、理化等自然科学等多方面相关。其中也体现出矛盾统一、中庸之道、一分为二等哲学在医学领域的存在、体现和应用。医务工作者，不仅要学好医药专业，精益求精，同时要尽量多学些相关边缘学科，知识渊博些，才能及时比较正确理解医药学，触类旁通，应用自如，更有效发挥医药学在临床的应用，提高效能。也才能有理有据、有说服力，应对患者对病情所提疑虑和质疑，缓解其焦急心情；也要有大医精诚的医德，既注重专业治疗，也不忘或轻视养生、预防、非药物防治知识的学习积累，全心全意为病人疾苦着想，将更有效和更方便为病人服务。在诊疗的同时，尽可能告知患者一些在生活起居、饮食习惯、嗜好等方面对疾病的影响、伤害和切实可行的一些防治方法，加以指导，这样才算是一个全面的好医生，使病人对医生有信任感、安全感，从而减轻、消除病人的疑虑，病情也容易得到缓解、痊愈，是有很大帮助的。加上服务态度好，有问必答，则患者始则因疑虑痛苦而来，诊后大多疑虑缓和或消除高兴而归,对病情的缓解、痊愈是有益的,有的病人当时就感到自觉症状减轻了不少,否则即使诊断准确、治疗及时,用药确当,疗效也会逊色,不如前者,所以这样的医生也只能说尽到半个医生的责任。如果再态度不好,粗略草率诊疗,有时可能疗效甚微,或因此更增加了疑虑,还带了很多疑虑及一肚皮气回去,反而病情加重者有之,特别是那些药物难以获近效和治愈的慢性病。还有那些精神、神经功能性疾病,或兼有情感敏感的患者,有时或因解释、医疗嘱咐不当,把病情、危害说过了头、说重了,就会形成医源性疾病。把病情说得太轻了,耽误了病人。所以既要着重医生的务实作风,认真积极诊疗,又应适度进行医疗嘱咐,也必须强调预防保健非药物防治的重要性,包括良好的服务态度。所以在资料中也谈了一些如何做好一个医生的为人之道与健康,为医之道与影响疗效关系的重要性。药物、手术等治病是重要的,而医生在治病中做好为医之道,对促进疾病的痊愈也是至关重要的。重点编撰了预防保健非药物防治章。内容看似简单,虽多普通,但很重要,其中也有少为人未知的内容、特色、观点、诊疗技术思维及特殊性,简明通俗易领会,一般群众也或能看懂,有科普意义,也有一定学术价值。

除要遵循大医精诚等所倡导的医德、医风、医术为医之道古训外,还必须做到以下几点。

(1)必须学好学精医药诊疗技术:学好学精医药,才能有早诊断、早治疗、早痊愈的基础。还要掌握广博的防治知识,做好对就诊患者的防治知识宣传和医疗嘱咐,就能如虎添翼使疾病好得更快、好得更彻底,今后少复发不复发,甚至对药物难以见效的病例也起到治疗作用。

(2)必须有良好的服务态度:待病人如亲人,不问其职务高低,经济好坏,而厚此薄彼,要一视同仁。孙思邈在大医精诚中也就早已说过:"凡大医治病,必当安神定志,无欲无求,先发大慈恻隐之心,誓愿普救含灵之苦。若有疾厄来求救者,不得问其贵贱贫富,长幼妍蚩,怨亲善友,华夷愚智,普同一等,皆如至亲之想"。

(3)必须在诊疗用药过程中为患者着想:要一切为患者设想,遵循医疗原则为患者检查、诊疗,要多快好省,诊疗就要本着效、简、便、廉精神治好病,杜绝大处方及非必要检查等过度检查、过度治疗,就必须学好、练好、用好望闻问切四诊,视触叩听等物理检查及熟练掌握一般和特殊阳性体征等基本功,同时熟习、掌握每种疾病症状的特点,用症状诊断学得到初步诊断,提供进一步有目的的检查,提供诊疗依据,就可减少不必要的地毯式的繁琐检查或昂贵的检查费用,为患者所欢迎。

(4)必须对患者详问细察:在诊疗全过程对患者要详问细查,不能分心,要兢兢业业,集中思想考虑周全,尽量做到少误诊、少误治、不误诊、不误治。

(5)医生必须一专多能:只有良好、精辟的专业知识和技能,好是好了,但尚不能说是一位"好医生",所谓一专多能:就是要有一科、一病的精湛专业知识和技能,还要有全科医学知识,才能全面分析病情、鉴别诊断,得到确诊,是本专科、专病的,悉心治疗,就会有好的治疗效果。不是本科的病种,诊断明确,有把握力所能及治疗的,即给予治疗,否则应及时准确转到相关科室或专科、专病诊疗,患者即能得到及时治疗,又不致转来转去耽误诊疗时间,延误病情,影响治疗效果,也可赢得患者的好感,事后或会感谢你,这对医风医患关系也是有益的。

（6）医生要有良好的医学知识和技术:接诊患者时的方法、态度、谈吐、医嘱等,也要有一定的分寸策略。否则诊断虽准确,用药很确当,疗效也会逊色,所谓道无术不行,就是这个意思。前者是道,后者乃术。所谓道者:医学知识、技能也,所谓术者:方法策略也,术有正、邪之分,这里所说的是正术,全心全意为患者服务的方法、方式的术,还有一种就是邪术,专为名利考虑,诈骗忽悠病人的术,是要不得的。

除做好以上几点外,还要注意:对患者如亲人,面带和善,谈吐温和,态度诚恳,初步得到患者好感,有利在望闻问切、视触叩听及必要的理化仪器检查,是在共同目的基础上进行的,为了治好病而合作配合是必要的。在闻诊中,细心耐心倾听患者诉述病情,加上必要的问诊初步确定主诉症状及其轻、中、重不同程度,再选择进一步检查的方法、项目,以利明确诊断,为正确治疗提供方案及合理用药。就能在很大程度上得到预期效果。对患者诊疗程序将结束时,医疗嘱咐也是重要诊疗的内容,即告知患者在衣、食、住、行等与疾病有关方面对疾病有协同治疗作用,加快痊愈,也可预防、减少复发的方法、措施,注意事项,将可得到更佳的疗效,最终也能赢得患者的信任和安全感。就可达到心理、药物治疗及非药物防治三合一的综合治疗好效果。

医疗事业改进设想

（一）医学院校教学改进

要有培养全科医生的观念,着重在症状诊断学上多下功夫,使培养出来的医生,对大量的一般门诊患者能充分利用症状诊断学,效、简、便、廉诊治好一般常见病、多发病。这对今后发展成为专科、专家一专多能,也有很多帮助,避免只专不全,其专也是不全和欠缺的。这也是解决看病难、看病贵、看不起病的患者及群众呼声的敏感问题。

（二）临床医院诊疗制度改进

现在门诊分科越来越多,专科、专病越分越细,既是优点,也有不足之处。患者对疾病知识、诊疗认识尚不够清楚,挂错号,排错队者时有发生,以致转诊转科者多,影响、延误诊疗时间。虽有服务台,也难以满足和解决患者就诊难。这就显得全科医生的重要性了,因此要多培养些全科医师在门诊第一线。

（三）综合门诊医疗机构改进

第一线医生应是全科医生，对未能明确挂号科别或专家诊疗的患者，应予挂全科医生号，因此就应多培养一些全科医生，充实到门诊。对毕业后录取到医院的医生，对拟培养的这些医生到各科实习时间要加以延长，多掌握一些各科的临床知识和经验，才能充实全科医生门诊的力量和需要，就能解决大量的一般疾病诊疗问题，既满足患者的需求，又可减少挂错号、转诊、转科多的情况。

对一般患者，全科医生即能诊疗处理，对诊疗有困难的患者，本着对患者负责精神，应及时转科，或转专科、专家诊疗，予方便患者，免得患者东跑、西闯。初诊即挂专科、专家号，今天看了内科，明天再看外科，后天再到其他科室就诊，耽误了时间，耽误了及时治疗，多耗费诊疗费用，加重了患者看病难看病贵的敏感问题和质疑，也浪费了医疗资源。应尽到对患者准确就诊，指导就诊尽到责任，及时得到有效诊疗，加快疾病痊愈。既是医德的表现，也是当今改善医患关系不可或缺的重要环节。医疗机构要认识到全科医生在门诊诊疗工作中的重要性、合理性，真正做到初诊的及时性，同时也真正做到了准确分诊、合理分诊，减少了重复挂号、多次排队的拥挤现象，对解决挂号排队难，看专科、专家难的看病难的问题也是有帮助的。同时可避免某些专科、专家医生离开医院及检验看病就有困难的尴尬局面，对患者提出多方面的一些诊疗等问题和质疑，也可较完满解答、释疑，既满足患者需要，也提高了患者对医生的满意、信任度及安全感。更是今后发展成为专科专家的基础，一专多能，临床知识全面些，对鉴别诊断的准确及时有帮助。也可以培养一些专病专科医生，解决高难度的病例诊疗及手术是必须也是必要的。

（四）临床医生以人为本的教育改进

诊疗当然就离不开药物、理疗及手术等治疗。同时更要注意服务、心理、情感、整体等人性化，可起到药物手术等所起不到的效果。同时也体现医患一家同一个目的——医好病。也是与医患和谐密切相关的问题。因此教学院校要有专门教导内容，临床单位对新报到医生当即加以教育，平素再教育时也要列入上述教育内容。这对单位、医生、患者三者都是有益的。

中医现代化之路暨中西医结合

毛泽东同志讲过："中医有精华，有糟粕，要取其精华，去其糟粕；要中西医结合两条腿走路"，切中要害。笔者认为：这仅是在继承中整理优化提高。周恩来则讲："中医失之笼统"，也就是缺少细节化、量化、标准化，所以曾有只可意会，不能言传的情况，对传承、掌控、临床应用不利。因此还必须改进提高，须要细化、标准化的,尽可能量化,因此发展中医药学,就要吸取现代科学、现代医药科学,努力再努力,才能达到提高发扬中医现代化目的。周恩来同时又讲:"西医失之过细"。细也就是详细具体标准化、数字化,可以言传身教,利于掌控、利于传承,也是好事,问题就在于因着力研发注重局部细微,忽略了中医整体观及全面考虑联系,等于只见树木,不见森林,也是其不足、欠全面,少整体观。中医必须克服受千百年来条件限制,探索深化细化做得不够的自身的短处。如只能依靠疾病症状证候及天象、地理、自然、环境、人文等诸多因素,形成经验,用抽象、推理、类比等方法总结,再借助哲学及五行等形成一套中医理论。所以只能是原则的、笼统的。但也有其整体全面分析法的优点,及有高屋建瓴,归纳逻辑性较强,有指导作用的哲学理论,从而形成一套有经验、有理论、有实践的中医药学。所以中医学应发挥自身的精华优势,吸收现代科学及西医的现代化的长处,中医才能现代化,赶超时代,具有独特的我国的医药学,置身世界医林先进行列,或超越领先,为人类作出贡献。毛泽东早就讲过"要中西医结合,两条腿走路"这仅是第一步。

要改进发展提高中医药学,首先要研究中医药学,要认识中医药的形成、起源、发展、当时条件及成长过程和兴盛、辉煌及不足。也要看到西学东进后中医的相对滞后状况!提出一套如何继承整理提高发扬的科学思路和方法。整理出精华与糟粕,取其精华,去其糟粕,就必须借助现代科学、现代医学,才能更精准地达到整理目的,使精华更有现代医学实验基础及科学理论依据,使精华更精华,有所创新、提高,为我所用,才能振兴中医,成为现代化的中医。

(一)中医药的起源发展辉煌文献复习谈创新

1. 中药方面　中药发展与中医的发展是相辅相成,相互联系,互为因果。几千年前神农时代就先有"神农尝百草,一日遇七十二毒"的记载,实际应该是神农时代的百姓为生存,寻找可充饥食用、疗疾的野草、树皮、草根等而口服尝试,既找到了很多性味甘淡可食用充饥的野草野菜、植物根茎叶片、蕈菰、瓜果、种子等,也发现了一些有疗疾作用的树皮草根种子等品种,有的服后可充饥使精神倍增,有提神益精补气生血的补益功能,味多甘淡,就成为上品补益药了,如人参、茯苓、山药、地黄、当归、何首乌以及各种果品等。同时也经常找到因其味辛辣麻苦酸涩等的物种,服后产生食少、脘胀、胃痛、呕吐、腹胀、腹痛、腹泻、昏迷、抽搐,甚至死亡等毒副反应的品种,如大黄、闹羊花、番木必、乌梅、藜芦、半夏、乌头、甘遂等。其中从大黄的腹痛、腹泻毒副反应,而用其有通便腹泻的作用以通便治便秘,变毒副反应成为有治疗便秘泻火的良药,其中很多都是变毒副成治病良药,经后人整理成籍,分门别类,味辛辣而有灼热感者定为辛温,有温散寒气者定为温药,如生姜肉桂等。对有辛凉感而有清热功能者,味多辛凉而苦,定为辛凉或苦寒药,如薄荷、黄连、黄柏等。再通过长期诊疗实践经验,发现有治疗发热、怕冷、受寒邪成病有疗效作用的,从而定出四性五味，定出功效，共360种，借神农之名，载入本草，名之谓《神农本草经》。在当时已是一本较全面的药物经典著作，指导对患者规范用药。《实用中药学》著者叶桔泉也这样认识。经过若干年几十代人的寻找品嗜可供食用、治病的物种，发现了更多的可食用和治病的野草、树皮草根、植物种子果品及虫类等，同时也找到了很多有毒副反应的野草植物根茎种子等，避其毒性不可充饥食用，利用其毒、副反应，作为治疗药，年数越多，时间越长，可食用的品种多了，有毒植物也不少，可治疗疾病的种类也越来越多，积累用药经验也更丰富了。并加以炮制，减其毒、增其效。从此就逐渐有了更多治病药物，及更多用药经验。一直到近代，不断发现新品种，对老的积累了更多的治疗经验，不断深化、丰富，形成了由简略初始的理论，到近代较完整的中药理论而成为中药学。据多种本草记载：已有六千多种，还有各地区的、少数民族的诊疗用药以及民间的单方验方草药等，加起来就有万余种，就把神农尝百草奉为中药始祖。实际神农后时代的广大从事中医药工作者的发现、研究、经验、总结、贡献也很多，从各家所著作大量的本草书籍就可知道，从神农本草到李时珍的本草等，即集中药之大成，大都是以口感而知其辛辣苦甘咸等而定其味，结合其在人体上的应用反应及效果而归属寒凉温热补泻等之性。共归纳为四性五味指导用药。到现代各家编著的《中药学》，及集体编著的《中药大辞典》等，又吸收了用现代医药科学实验方法对中药研究、提取分离出有效成分及实验之成果，改进、改变了仅凭人们的口尝、用药反应及粗略的疗效经验定性味、决作用，就大大充实丰富了中医药学的现代化，可控易传，打破了只可以意会，不能言传的老经验。

在整理中首先要用科学的态度肯定精华，用现代科学、现代医学技术知识完善精华，提高精华，发展精华，推广宣传应用精华，如通过化学分析，从有发汗止咳平喘利尿作用的麻黄中发现一种生物碱，经过动物实验，有扩张支气管平滑肌、升高血压作用，对咳嗽哮喘有治疗效果，就取名为麻黄碱，现已能化学合成，大批量生产用于临床，但在实验中并无发汗作用，并说明在热环境中才会汗出。即使在伤寒论中，麻黄与桂枝同用，也要覆杯而卧，才可有汗，是符合实际的。但因又发现其有收缩小动脉、升高血压，可使原有高血压患者血压更高，诱发中风，重者可有休克、脉微细数而汗出。对心脏病患者本身因病虚弱，就容易自汗，尤其心力衰竭心率快者，更易导致出汗，咳喘病重者，脉多细数而弱，稍事活动即出汗，用麻黄治咳喘，可使心率更快，加重心衰，而休克。两者在休克中均可有大汗出、肢冷身凉，示汗出亡阳征。又因心率过快，有效输出量少而脉示细数弱，甚至汗出亡阳继续加重，厥逆更甚，而成厥回者生，厥不回者亡的医疗风险，不可不慎。因而《伤寒论》就出现了用麻黄时的很多禁忌：汗者、疮家、虚人，阳亢等虚实证候皆属禁用范围。是即所谓汗者、心悸虚人（皆因肺气肿心脏病心肺功能差之肺肾两虚，心气亏损）、阳亢、脉弦劲洪大而滑者（多是动脉硬化、高血压患者）禁用之例，皆是可贵的发现、详实的经验记录，不可多得的实践总结。已详述于医论篇临床经验论麻黄汗出亡阳中。

又如麻黄,就是取其精华,可以举一反三。因其在千百年实践中有明显的、确实的止咳平喘效果,经过整理提高,再用现代科学提取出麻黄碱,经现代医药化学分析、实验,明确了其止咳平喘药理,阐明了其毒副反应的机制,从而指导在临床上更正确掌握用麻黄的适应证,更正确的注意麻黄应用的禁忌证及精确用量,对有禁用者要减量慎用,避免了其毒副反应,从只知其然提高到知其所以然。从经验到量化细化标准化,是一大进步,可从中举一反三。很多中药经整理提高,经过用现代科学技术及现代药化、医学实验等手段,均取得了与麻黄相似的成果。它如从青蒿中提取出治疟疾较好的青蒿素。经过对半夏的实验,发现半夏有可待因样镇咳作用等不可胜数,是否可作为取其精华整理提高现代化比较成功的案例,而继续发掘扩大研究,取得更多在中药方面的成果。

2. 中医方面 从温病中整理出:如先夏至为病温,后夏至为病暑。更进一步详述到:夏暑小儿高热昏迷惊厥为暑温,是多么精辟。从论述温病发病的时间季节,有春温、冬温、秋燥、暑温、伤寒等各种温病证候不同的特征,已涉及发热性传染病的流行病学。也有了诊疗和处置发生在不同季节各种流行性传染病的方药。尤其对暑温有了更详尽的认识和叙述及诊疗治则和方药。寥寥九个字,即把现代医学对流行于夏暑的乙型脑炎的流行季节、发病年龄、发热程度、证候特点说得清清楚楚明明白白,实是难能可贵,可说是中医学之瑰宝、精华,这仅是举例,像这样的瑰宝还很多很多,举不胜举。但从中医学发展提高来看,暑温的真正病因,现代医学电子显微镜查到了比细菌还要小一种的滤过性病毒,而定名为流行性乙型脑炎病毒。所以中医的发展,比起现代医学,就显得有些滞后了,有必要再深入学习研究,再认识再提高。但中医学的经验、学说、哲理、整体观点、指导思想等,对现代医学也有很多可供借鉴、指导、应用、研究之处,反过来,其所出成果,可更加为中医药所用,丰富了中医药学、互有借鉴和助益。

(二)从中西医结合走向中医现代化

从流行性乙型脑炎说起。由于中医学是直观的经验医学多,当时条件不可能找到其病原体是乙型脑炎病毒,是从繁殖于夏暑中间宿主蚊虫传播的。但已能总结出夏暑发生的一种特定温病-暑温:"小儿高热昏迷惊厥为暑温",已是一种智慧,对当时中医学的贡献是伟大的,从而为辨证施治提出了有一定疗效的治则、方药。鉴于现代医学虽发现了其病因病机,但还缺少有效治疗,还须仰仗中医药配合治疗,因而就形成了一种辨病辨证施治的中西医结合治疗方法,在20世纪60、70年代十多年间,笔者运用治暑温的方药治疗两千多例流行性乙型脑炎,既提高了疗效、降低病死率,也进一步为中西医结合治疗乙型脑炎与同道们共同创出了范例。引起对中西医结合多方的关注及研究成就,促进中西医结合的认可和步伐及必要性。

又如一些腹痛病例，常见的急性阑尾炎，常有化脓病例，或局限性化脓性腹膜炎，有的甚至从腹壁破溃，流出脓液而逐渐痊愈。千百年来中医统称为肠痈，分别按证用大黄牡丹皮汤、薏苡附子败酱汤治疗，也可谓诊断得当，在当时条件下，对部分单纯性阑尾炎、有局限倾向的化脓性阑尾炎等病例，也起过一定治疗作用，对部分病例也有一定治疗效果。因急性阑尾炎有单纯性的卡他性阑尾炎、有坏疽性、梗阻性、化脓性阑尾炎等，前者经抗菌素、中药保守治疗也有部分病例可治愈，后者必须及时外科手术治疗，否则就易穿孔引起腹膜炎，甚至危及生命。因而也就提出了先辨病后辨证的辨病辨证的中西医结合治疗方案，既可得到及时有效治疗，又可避免风险耽误病情。

认识中医药中的糟粕以及不正确、欠正确、缺乏科学的内容，要有科学慧眼，识别糟粕等内容，坚决去之，要有勇气，不能护短、自圆其说，故步自封。由于中医在发展过程中，既有封建迷信的阻碍和影响，也有佛、道教的教理医法参与，唯心的、糟粕的医学就难以避免。由于中医受封建迷信制约："身体是父母所给，不能妄加触损"，就谈不上人体解剖，仅有少数有志于此的，在动物宰杀、无主犯人处决、无主乱葬坟等死者身上观察到一些，后来也有了《医林改错》，纠正了一些错误，但仍难免有改错仍错之处。中医虽拥有很好、很多的经验，及整体观、哲学观，但在细微处发展过程中仍显得滞后了。

如中药方剂学中有十八反、十九畏之说：藻戟芫遂具战草，就是说甘草不能与藻戟芫遂同用，否则就会有毒副反应，流传甚广，在医药界也奉为圭臬，医生的处方中，凡有相反、相畏者，药房可以不配或拒配，造成医、药矛盾，医患矛盾。如服用相反的药有病情变化，就会造成医患矛盾和纠纷，增添麻烦，减弱医患本一家的和谐关系。但《金匮要略》甘遂半夏汤方中就有甘草和甘遂同用，未见有毒副反应，千百年来也未见医界有人提出质疑，或因其是医圣乎。但近代已有学者对十八反、十九畏提出质疑，说甘遂、甘草同用，未见有毒副反应而被同道质疑者已屡见不鲜。有的为此而涉及医疗纠纷，造成医生无所适从，遗患无穷。其中也有人出来释疑：说其相反毒性是二者用量比例有关，又说其中白芍、蜂蜜有制约作用云，试图自圆其说。但有学者经过实验未发现有异常反应。笔者也按《金匮要略》甘遂半夏汤证甘遂甘草同用（未用白芍、蜂蜜），也未曾发生有毒副反应。因此进一步认识到对中医药整理的必要性，尊重科学实验，该纠正就纠正，列入药典，以正视听，可避免不少矛盾和麻烦。

精华与糟粕已分散叙述于医论篇相关章节，如预防为主治未病、中庸之道、一分为二及矛盾等哲学整体观等，用于指导医学的实施仍很有用，现代科学、医药学也逐渐在借鉴应用，到目前放之四海而皆准。由于儒佛道的教理派等医学参与，糟粕、准糟粕的东西加入中医学中就难以避免。兹再撰述数则如下，以示取其精华去其糟粕的重要性。

精华：是长期的生活、生产、与自然斗争及医学经验的积累，是宝贵的。如：

多吃煎炒炙煿油腻食物易伤胃肠,可诱发多种胃肠病,虽治且难痊而易发。注意清淡不忘营养。牢记三分治疗七分调养。

外伤(软组织损伤)避免活动,先冷敷,后用止血止痛消肿伤药,及时缓解阻止局部皮下肌肉出血、血清渗出,就容易消肿止痛。3~5天后再用热敷,用祛瘀消肿止痛,促进软组织中的血液渗液消散吸收而消肿止痛。

糟粕:中医的发展多元性,难免泥沙俱下,鱼龙混杂。

民间偏方单方中有用鹅血可治食管癌的方法,或因其鹅颈长而通畅未见膈阻乎? 唯心观的医者意也,不可信。

不信治未病,而拜佛消灾、除病者有之,服丹药治病求长寿者有之,服有毒单方、验方后病未愈而身亡,如用川草乌浸酒方等中毒、身亡者屡有报道,不亦悲乎。仅提两则以惊示,可各自据所具学识体验、分析、辨别、批判取舍。

(三)中西医结合

1. 我国中医药与西医　中医中药是我国传统瑰宝,当时有它独特完整防病诊疾疗恙的实践经验、理论体系。如"心主血脉,肺主气,心血上注于肺,肺朝百脉,循环往复,以至无穷",在当时条件下能把循环、呼吸系统及其相关性简单扼要说得清楚无误,是难能可贵的。"先夏至为病温,后夏至为病暑,小儿高热、昏迷、惊厥为暑温",这把暑温发病季节、年龄、症状、流行病学及其在温病中暑温的特点,仅寥寥数语,说得一清二楚,是十分精辟的。还有"胆为中精之府,藏胆汁,乃肝之余气,溢入于胆,积聚而成",可见在当时条件其洞察力之强之细,事例很多,仅举此说明。因此中医、中药所以有它辉煌的过去,当前仍在发挥预防、养生、保健、诊疗重要作用,与西医共同担负起对人民预防保健诊疗任务。由于现代科学及先进医药科学的发展,中医、中药学的发展在细化、标准化、组织、细菌病原学方面就显得有些滞后了! 原先的传统中医在检查搜集病情资料时,只有简单的望闻问切四诊,况且切诊如按胸腹以及解剖等,也受当年封建社会男女授受不亲、人身是父母所给,死后身体不能侵犯的限制,难以充分深入全面了解,对人身的生理、解剖深层次的探索研究就无从或难以进行,检查手段就显得更加不足,仅能凭直观、推理等经验了。影响了诊断的准确性和及时性,以及有效的预防和诊疗,甚至延误诊断和治疗,所以现实要求中医"双精通"。鉴于传统的中医药学发展的滞后,检测手段不足,政府也曾举办过中医学习西医,促进传统中医掌握现代医药学,补充完善中医在临床上的需要,社会上的中医也认识到掌握现代医药的重要性、必要性,也纷纷自学起来,弥补不足。在教学方面:全国各中医院校,都安排设置增加了现代医药课程,因而现在从医学院校毕业的中医生,均学习到了中西医两种医学基础理论、相关临床科目等技能,在临床上已应用中西医学两种检查、诊疗手段,已具备了中西医结合的基础条件,为赶上现代医学的步伐打下了基础,创造了良好的环境,逐渐形成了我国独特的中西医结合医学。就很少或较少再会发生如下误诊误治案例。如一32岁王姓女病例，经某医生诊疗，便溏腹痛月余，有时便略呈灰黑色，仅望闻问切，形瘦贫血虚弱貌，未按腹部，未查验大便，经多次门诊治疗无效，后经笔者诊疗，鉴于其病史，即进行腹部检查，查到少腹包块如拳大，有压痛，经彩超检查为一9 cm×6 cm实质包块，住院进一步检查确诊为乙状结肠癌。虽是个案，仅举此一例，也说明有其代表性，必须掌握现代医学知识、技术及化验、医疗检测器械的临床应用等。另有一位燥实痞满大承汤证病人，首诊用大承气汤无效，二诊，原方继续进取，以后证情加重不治而亡。从中医角度讲，此乃疏误于未详问病情有无矢气，更疏误于缺少现代医学知识及检查手段，未听、查腹部，有无肠型、肠鸣音亢进，或肠鸣音减少、消失等机械性、麻痹性肠梗阻的急重症病例的急重性，就不至于误诊误治而死亡。已详述于医话中。

2. 中医现代化　中医要继承整理提高，就要吸取现代科学、现代医药学，有了我们眼睛看不到，耳朵听不到，鼻子闻不到，手摸不到的阳性体征有利诊疗等重要措施。加上通过显微镜、X射线、化学分析等检测方法发现病之真正原因，得出确切诊断，提出有效治疗方、药和抢救措施，或外科手术，避免漏诊、误诊，失去手术机会，甚至影响生命。所以中医既要巩固提高自己老祖宗留下来的精华瑰宝，提高它，发扬它，就必须学习现代科学、现代医药学才能做到，所以中医必须现代化，而且要精通它。

早年即有医界先进提出衷中参西，近代政府领导也提出中西医两条腿走路，现在各中医学院也设置西医基础及临床课，有的中医药大学也开设了中西医结合学院，社会上自中央到地方，也都成立了中西医结合学会、研究会。医界团体也办起了中西医结合杂志，使中医现代化、西医也逐渐学会了中医，中西医结合有了活动平台。将更有利于中西医结合、加快了中医现代化。

（四）临床中西医结合疗效更好举例

（1）我自拟的黄芪建中汤合剂中有煅瓦楞子，可中和胃酸药治疗高酸性慢性胃炎、胃十二指肠球部溃疡，有上腹疼痛、嘈杂不适中虚胃寒者有良效。经常有因用抑酸、中和胃酸西药治疗上述病例疗效不明显病例转由笔者诊疗，经详细闻、问这些病例后，发现部分病例是胃寒，部分病例是气滞，部分病例是寒热夹杂，也有一小部分病例属胃热者。对胃寒者同时胃痛发生在空腹，进食后其痛即缓解者，显示中焦虚寒，则在抑酸、中和胃酸药的同时，加用黄芪建中汤，益气补中，温中散寒，则有明显疗效而胃脘痛止，溃疡易愈；对兼有脘痞或嗳气矢气缓解者，则在黄芪建中汤中加理气之品，也可有药到病除之功，对兼有嘈杂灼热者，加用左金辛开苦泄，则嘈杂灼热易平，显示出寒者温之，热者寒之，气滞者理气治则，是中医辨证论治的特点，也是异病同治同病异治法则的优越性，更是中西医结合的优越性。其中也有煅瓦楞可中和胃酸，则其效相得益彰。

（2）目前从医院对中西医结合的实际情况分析，也看到了中西医结合是势在必行。如很多中医单纯用四诊来搜集观察病情的少了，西医单纯用视触叩听的也不多了，都在应用比较先进现代化的检验、仪器等帮助分析病症明确诊断。但中医的望闻问切、西医的视触叩听，也都各有其特点和优点，对搜集观察分析病情，也有其独到之处和很大帮助的，不能偏废。所以必须练好基本功，特别是中医的四诊，还要加深研究现代化，对症状诊断仍然有很大用处的。当前即使在正规的中医院的中医师，单纯用中药治病的也不如以前了，不是同时加用一些西药，或干脆就只用西药。但西药也有很多毒副反应的弊病，引发很多药源性疾病。究其原因：不是服用方便，就是有的疗效较好，虽政策、指标三令五申推行中医要用中药，并曾规定应用指标推行，虽短暂应用中药百分比有所提高，但未几何时，仍然是有令不行，有禁不止，中药应用率又滑了下去，政策、指标也就销声匿迹。对此就必须实事求是，详加分析其因，采取积极处施：一方面整理研究提高发展中医药学，改良剂型，也要为中西医结合政策助推加力，使中医药学更快现代化。另一方面，西医也要学习中医的精华，既要帮助中医整理提高，也要求西医从中医取长补短，发展提高提供理论和实践方面的精华。20世纪50、60、70年代，政府也曾多次号召西医要学习中医，也办过多次西医学习中医班，为中西医结合打基础、创条件。以后就有经过学习中医的专家教授及有志于研究中医学、中西医结合的学者们，纷纷投入研究、著书立说、发表论文推进提高中医现代化、加速中西医结合。魏尔箫的局部组织、细胞、病理学说，当时倍受关注和推崇，起过推进、提高现代医药的重要作用。现在仍有其重要性。但只重点注意了局部，而忘记、疏漏了人的整体性、完整性，是欠完备的理论，随着时间的推移，发现其很不完备而受到质疑。很多医学科学家逐渐受中医的整体理论影响，重视研究起中医的整体观，如心理因素、人文因素、天人相应等四时气象以及环境条件和哲学等，均被广泛重视和研究，屡见于报刊健康等专篇及医学杂志报道。如中医对很多种疾病均与精神、情感、喜怒忧思悲恐惊有关，与天时地利气象生活环境经济等均有关。如癌症发病与忧郁有关，它的症状轻重、健康状况、生存期长短等均与忧郁恐病有关，这些也已逐渐为西医所认同接受应用和研究。所以应该中西医融会贯通，吸收长处，互补不足，相互促进提高，共同走中西医结合道路，则我国医学将会更现代化、更科学化，更有中国医学的特色化，这才是我国医学发展的正确道路。

这也就是20世纪30~40年代所倡导的融会中西医的学术观点，当年笔者在上海求学的中国医学院，就已安排有西医药学等基础、内、外、妇、儿科临床教学内容。近代提出中西医结合已为绝大多数中西医所接受、，更是学术发展的需要。现在已是对中西医要如何结合的方法加以研讨了，就有了如雨后春笋，百花齐放、百家争鸣的态势，笔者在60余年从医经历中，早年也就确立了中西医结合的思想和观点，应用中西医辨病辨证方法诊疗疾病，总结经验。

医案篇

古有诊籍,所诊各病之记录簿也,供后学者学习、研讨、诊疗、借鉴之用,即后世医案之嚆矢。是对患者诊疗的具体文字记录,多是单张个案处方,有脉案方药,给患者带走配药,亦是给患者的病情说明及用药情况,也用于复诊参考或备查之用。近世对患者诊疗,已改记在门诊或病房病历中保存,既全面且贯始终,复诊时可供全局考量,有利作出是否须修改、调整治则、处方用药,得到更及时更正确的诊断和疗效。复诊时对门诊患者常只给无脉案,仅有只供配药的处方。医生将多年积累的很多病种有效经验脉证方药另行记录,达到一定案例,编辑成书,成为专篇、专辑、专著,即古称之医籍,既可供自己研究、总结,也可以示后学,供诊疗借鉴、依据、学习、研究。

现将我数十年所诊疗各系统、各病种有效的或效果较好的,或可研究的案例撰述如下,以供后学研习、借鉴、诊疗时应用,对提高疗效、学术水平,当有裨益。

门 诊 医 案

(一) 消化系统疾病

凡初诊胃肠病患者,我均发一张胃肠病生活饮食宜忌须知,及提醒防变或及时就诊,还有改进的煎服药方法,可促使患者参照注意,使该病更快好转、痊愈,也可减少或防止复发。兹将胃肠病生活、饮食宜忌须知,已编在医疗科普章,作为医疗嘱咐注意事项,以便参照,故不再在医案中重复,对特殊病案须另行嘱咐者例外。

1. 胃肠病

(1) 食管炎

案例1:王某,男,43岁。1988年9月6日初诊。

病史:经常嗳气不爽,偶有泛酸已月余,发于1次饮酒过多。GF(纤维胃镜检查):食管炎—食管中段充血。脉弦,苔薄。

辨证:气滞上逆。

治疗:气以向下为顺,拟制酸理气和胃降逆。

处方:苏梗10 g,枳壳10 g,陈皮10 g,姜半夏10 g,砂仁(后下)5 g,川黄连3 g,吴茱萸2 g,枳实10 g,旋覆花8 g,煅瓦楞30 g,甘草2 g,生姜2片。7剂。煎2次和匀,分3次饭后1~2时温服,不宜太烫,饮食要清淡,避免干而粗糙食物及大口强行吞咽,刺激损伤食管、胃黏膜。

二诊:1988年9月13日。

药后嗳气不爽显效,泛酸未发,苔脉如前,按效不更方,初诊方续服7剂。煎、服药方法及饮食宜忌、注意事项同前。

按语:苏梗、枳壳、枳实、砂仁、陈皮理气,姜半夏、旋覆花、生姜合用可和胃降气,加左金丸共半夏有泻心疗痞满之功,其中煅瓦楞可中和胃酸,可避免胃酸再刺激食道、胃黏膜,不雪上加霜,则相得益彰,其效自佳。

案例2:项某,男,58岁。1989年2月5日初诊。

病史:因平素嗜食辛辣,近又饮酒过多,经常泛酸,胸骨后嘈灼隐痛,延及心窝,伴嗳气频而不爽,已2周,进冷、烫热饮料食物皆易发或加重。脉弦,苔薄。

辨证:气滞不畅化热,寒热夹杂上逆。

治疗:和胃理气降逆,制酸辛开苦泄。

处方:苏梗10 g,枳壳10 g,枳实10 g,薄荷(后下)5 g,砂仁(后下)5 g,川黄连3 g,吴茱萸2 g,煅瓦楞30 g,陈皮10 g,姜半夏10 g,旋覆花8 g,延胡索15 g,甘草2 g,生姜2片。7剂。煎、服药方法、饮食宜忌、注意事项同安案例1。

二诊:1989年2月13日。

服药1周来症情好转,苔脉如前,效不更方,初诊方续服7剂。煎、服方法、饮食宜忌、注意事项同上。

三诊:1989年2月20日。

嘈灼泛酸嗳气隐痛已平,苔脉如前,再从前方药巩固,初诊方续服。7剂。

按语:方解同案例1,增适量薄荷辛凉疗灼热,助煅瓦楞左金疗灼热,延胡索止痛。此3次诊疗处方皆用煅瓦楞,煎溶于汤液中即成NaOH,因其有制酸保护食管、胃黏膜免受刺激作用,对食管炎有较好作用,特别由胃酸形成的反流性食管炎嘈灼患者效较好。笔者从20世纪70年代即开始用于食管炎及高酸性胃炎均有良效。

(2)慢性胃炎

案例1:李某,女,36岁。1973年3月16日初诊。

病史:经常胸闷胃脘痞胀偶痛已月余,常发于饭后,嗳气后好转,脉弦,苔薄白。腹部按诊:无按痛、无包块。GF:慢性浅表性胃炎。

辨证:胃气阻滞,或夹胃寒。

治疗:和胃理气温中。

处方:方选香砂枳术丸、橘皮半夏汤良附丸泻心汤(李东垣说其可治心下痞,心下者胃脘也)诸方化裁。苏梗10 g,藿香10 g,枳壳10 g,陈皮10 g,姜半夏10 g,薄荷(后下)5 g,砂仁(后下)5 g,高良姜3 g,香附10 g,吴茱萸2 g,川黄连3 g,甘草2 g。7剂。头煎1碗、二煎半碗,头两煎和匀,分3份,3个半碗,每次半碗,饭后1~2小时温服,服后温开水漱口。

同时给1张胃肠病生活、饮食宜忌注意须知,可促使胃肠病早愈,减少或防止胃肠病复发。

二诊：1973年4月23日。

胸闷好转，胃脘痞胀减半，脘痛也未再发，苔脉如前，续用初诊方药进取7剂。煎服方法同上。

三诊：1973年4月30日。

胸闷消，胃脘痞满平，脘痛亦未再发，苔脉如前，续用初诊方药7剂。巩固疗效。

按语：香砂枳术丸、橘皮半夏汤、良附丸可和胃理气，气顺则气向下，嗳气可消，胃胀可除，去白术加苏梗、薄荷、藿香等芳香宽胸理气药，则胸闷得宽，再加左金泻心以佐金克木治心下痞，则脘痞更易消除。上述方药，有增加胃张力，促进胃排空作用，使食、气向下为顺。方中苏梗、枳壳、藿香、砂仁、薄荷均能宽胸理气，陈皮、姜半夏理气降逆，高良姜香附温中理气，川黄连、吴茱萸辛开苦泄，治胃脘痞满，考薄荷又有兴奋呼吸中枢作用，增加呼吸频率及幅度，则胃胀痛易除，胸闷易消，诸药合用，则相得益彰。

本篇医案中煎、服药方法，均按医论中药煎服改进法煎服，比较合理有效，凡胃肠病患者，于初诊时，均发1张胃肠病生活、饮食宜忌须知，并择其要者详为解读，谆谆嘱咐，使明白为止。今后在医案中即少重复。

案例2：赵某，男，58岁。1973年5月3日初诊。

病史：胃脘痞满，嗳气好转，经常隐痛已多年，进冷加重，近发半月，伴便溏肠鸣腹隐痛，便后即缓解，便夹不消化物及黏液，每日2~3次，受寒进冷易发，脉弦，苔薄，腹部按诊：腹软无按痛、无包块，大便常规检查：仅有少许黏液，WBC每个视野2~3个，脉弦，苔薄白。

辨证：胃寒气滞血凝，肝脾不调，大肠湿浊。

诊断：慢性胃炎，肠易激综合征—腹泻型。

治疗：温中理气活血止脘痛，调肝脾实大便。

处方：选枳术丸、香砂枳术丸、橘皮半夏汤、良附丸、痛泻要方化裁。

苏梗10 g，枳壳10 g，陈皮10 g，姜半夏10 g，砂仁（后下）5 g，薄荷（后下）5 g，高良姜2 g，香附10 g，川黄连3 g，吴茱萸2 g，延胡索15 g，甘草2 g，防风10 g，白术10 g，草果（后下）10 g，生地榆30 g，辣蓼30 g。7剂。煎服方法同上。

发胃肠病生活、饮食宜忌须知1张，可促进胃病加快痊愈，减少或防止复发。

二诊：1973年5月9日。

胃脘痞满减、隐痛未发，苔脉如前，继用初诊方药进取7剂。煎服方法如上。

三诊：1973年5月16日。

胃脘痞满已平，脘痛未发，腹痛平而便已实，苔脉如前，续用初诊方巩固。7剂。煎服方法同上。

四诊：1973年5月24日。

脘腹疼痛均未发,大便每日1次,已成形,苔脉如前,效不更方。7剂。煎服方法同上忌辛辣、生冷、油腻食物、饮料。

按语: 考延胡索有活血止痛功用外,还有镇静作用,当有更好止痛功能,故用以止痛。本病例患者虽无胸闷,用苏梗、薄荷也因芳香而有理气宽胸作用,仍用之。再加痛泻要方调肝脾,草果温涩,生地榆收敛(含鞣酸,须用生者,不宜用炭),便溏夹黏液或与病毒炎症有关,用辣蓼以清化大肠。

案例3: 王某,女,37岁。1973年5月22日初诊。

病史: 有胃病史多年,GF:慢性浅表性胃炎。B超检查:肝、胆、脾、胰未发现异常。刻诊:胃脘胀痛半月,嗳气好转,伴有嘈杂灼热感,受凉进冷易发,脉弦细,苔薄白。腹部按诊:腹软,上腹轻按痛,未触及癥积。

辨证: 胃寒气滞夹热。

治疗: 治拟温中理气止痛,除嘈杂。

处方: 拟用香砂枳术和胃理气,左金辛开苦泄泻肝火清胃热而消灼热。枳壳10 g、陈皮10 g、砂仁(后下)5 g、白术10 g、川黄连3 g、吴茱萸2 g、香附10 g、干姜2 g、甘草2 g。

二诊: 1973年5月29日。

胃胀痛嗳气等症均有好转,嘈杂灼热如前,或因近食甜食而效差,又有泛酸,苔脉如前,续用初诊方,加煅瓦楞30 g。7剂。煎、服药方法如前,饮食宜忌及生活须知按胃肠病注意事项单履行。

三诊: 1973年6月5日。

脘痛、嘈杂、灼热、泛酸等均平,仍用前方药10剂巩固。7剂。煎服方法同前。继续注意:生活、饮食,忌辛辣、生冷、粗硬食物,不过劳累、熬夜。

按语: 考川黄连有杀灭幽门螺杆菌(Hp)作用,如幽门螺杆菌阳性者,用之则更确当。经常有胃镜检查者,未检测Hp,但因胃病患者考Hp阳性者有70%阳性,用川黄连也是可以的。即便Hp阴性,中医辨证也是确当有效的,加生姜两片或干姜2 g,温中散寒。同时煅瓦楞成分为碳酸钙,煅后成氧化钙,溶于水成氢氧化钙,故煅瓦楞入煎药后之氢氧化钙,就能中和胃酸,从而减少胃酸,降低胃酸对胃黏膜刺激,因而泛酸、嘈杂、灼热即消。因为嘈杂,灼热多是高胃酸刺激胃黏膜造成的。特别对炎性黏膜及伴糜烂性胃炎者,更易发生。故凡泛酸、嘈杂或灼热者均用之皆有效,故每见此证就必用。

(3)胃下垂

案例: 谢某,女,42岁,农民。1974年5月11日初诊。

病史: 患者每于餐后即感胃脘饱胀,站立久后加重,平卧好转,嗳气后亦好转,已多年,形体瘦长。查体:站立时中腹膨隆,卧位时腹平软,无压痛及包块。X线钡餐检查:示中度胃下垂征,苔微腻,脉濡细。

辨证：体质瘦弱，加上曾多胎，腹肌松弛，胃平滑肌胀力降低，蠕动力减弱而缓慢，以致食物排空时间延长，气机阻滞，向下排出无力而上逆嗳气。

治法：胃肠气体以向下通为顺。和胃降逆理气为大法。

处方：从香砂枳术、二陈两方化裁。苏梗 10 g，枳壳 10 g，枳实 10 g，青皮 10 g，砂仁（后下）5 g，陈皮 10 g，白术 10 g，藿香 10 g，薄荷（后下）5 g，姜半夏 10 g，甘草 2 g。7剂。煎、服药方法如前，切忌饭后立即服药。除按上述饮食宜忌等医疗嘱咐外，还要注意：① 少食多餐，不宜过多过饱；② 餐后平卧片刻；③ 晨晚可做仰卧起坐活动，做腹肌锻炼，增强腹肌张力，对提升胃的位置，改善胃下垂有帮助，同时也可减轻、缓解胃脘痞满胀痛等症状。较用补中益气汤提升可靠，见效亦较快。

二诊：1974年5月18日。

服上药第3天，胃脘胀痛即缓解，苔脉如前，按效不更方，再从初诊方续进7剂。煎药、服用方法时间同前，饮食宜忌及医疗嘱咐同前。

按语：胃下垂之有无、轻重因人而异，如人之胖瘦、高矮不一，与体质、体形、身孕、营养、劳动、锻炼等多种因素有关，因此它不是什么严重的疾病，所以不是补中益气就能把胃下垂提升上来的。同样笔者本病案，也只是近期疗效，必须上述综合措施，才能达到长效。补中益气或能通过对改善体质后有些帮助，但缓不济急，必须综合防治才有长效。

（4）食管、胃十二指肠球部溃疡

案例：王某，女，46岁。1983年3月17日初诊。

病史：有胃病史年余，经常中西药治疗，时好时发。近因饮食不节，嗜食生冷又发5天，前天GF：胃溃疡（GU）。刻诊：饥饿空腹时胃脘嘈杂疼，伴嗳气，进温热食物后缓解，喜按喜热，进冷受凉加重，脉濡，苔薄白。空腹疼痛、嘈杂，进食缓解受凉冷易发。

辨证：中焦气虚胃寒气滞证。

治疗：益气温中散寒。

处方：黄芪建中汤加煅瓦楞子制酸，延胡索止痛，砂仁理气。黄芪 20 g，桂枝 10 g，白芍 10 g，延胡索 15 g，吴茱萸 2 g，干姜 2 g，煅瓦楞 30 g，陈皮 10 g，姜半夏 10 g，甘草 2 g，砂仁（后下）5 g。7剂。煎服药方法同前，医疗嘱咐如前慢性胃炎，发给生活饮食注意单带回家细阅参照注意。

二诊：1983年3月23日。

空腹胃脘疼痛、嘈杂均有好转，苔脉如前，按效不更方。7剂。煎服药方法，医疗嘱咐如上。

三诊：1983年3月30日。

空腹饥饿时胃脘疼痛、嘈杂等均显效，偶有嗳气，苔脉如前，按效不更方，14剂，煎服方法医嘱如上。

四诊：1983年4月9日。

胃脘疼病、嘈杂已除，苔脉如前，仍按效不更方，续配服14剂，煎服方法医嘱如上，并嘱14剂服完后，再配服10剂服完后，如脘痛等症未发，2月后仍要GF复查，因GU有少数患者有恶变可能，如GU已愈合，即可停止服药，继续按所发生的饮食注意单适当注意之。2个月后可适当放宽，但仍须适当注意，以免复发。此也是治未病思想，较之再发再治省心省事省费，又少病痛，保健康。

按语：主用黄芪建中汤益气温中散寒，以吴茱萸祛寒，考无酸即无溃疡说，因此空腹时较高胃酸刺激溃疡，而多见饭后2~3时或空腹饥饿时易发生胃脘痛、嘈杂，故用煅瓦楞中和胃酸，刺激GU的酸少了，空腹时似饥似痛及嘈杂就会缓解而消除。用延胡索加重止痛效果。考GU70%以上Hp(+)，用川黄连同样起到杀灭作用，可加快痊愈，减少复发。尚须GF复查，以防未治彻底，或少数病例有病变可能。

案例2：顾某，男，28岁。1989年10月7日初诊。

病史：胃脘绵绵作痛，常发于饭前空腹，似饥非饥嘈杂似灼不适，进热食、热饮即缓解，进冷受凉加重，劳累熬夜皆易发1月，不渴饮。GF：十二指肠溃疡(DU)。脉弦，苔薄微黄。

辨证：中虚胃寒夹热。

治疗：益气温中，辛开苦泄止嘈杂灼热。

处方：黄芪建中汤加味。黄芪20 g，桂枝10 g，白芍10 g，干姜3 g，甘草2 g，煅瓦楞30 g，延胡索15 g，陈皮10 g，姜半夏10 g，川黄连3 g，吴茱萸2 g，甘草2 g。7剂。煎、服方法医嘱同上，发生活饮食注意须知单1张。

二诊：1989年10月15日。

药后脘痛已平，嘈杂灼热亦减，苔脉如前，效不更方，14剂，煎、服药方法及饮食宜忌仍同前。

三诊：1989年10月29日。

诸症已平，苔脉如前，仍按效不更方，初诊方续配14剂，煎、服药方法及饮食宜忌须知如前。

四诊：1989年11月13日。

空腹脘痛、嘈灼均未发，苔脉如前，再服原方14剂，煎、服药方法如前、饮食宜忌及生活须知仍同前。服药2月后复查GF：DU已痊愈，嘱饮食宜忌及生活仍要注意，防止复发。

（5）肠易激综合征—腹泻型

肠易激综合征(IBS)患者常因情绪激动紧张，立即产生便意而大便或腹泻者，甚至来不及如厕而便在裤裆内，属神经功能性腹泻，大致只大便或腹泻1~2次，随着精神紧张、激动减弱、消退，就不再有便意或腹泻，有的受寒贪凉、食寒饮冷而发，肠鸣腹痛便溏或稀或夹不消化物，或表面带有黏液，对寒冷敏感。

案例：王某，男，36岁，1998年3月27日初诊。

肠鸣腹痛便溏每日2~3次，时有少许完谷不化及黏液，已年余。受凉进冷即发或加重，泻后痛即止，多吃油腻食物也易发。大便常规检查：溏稀、见不消化物，粪便隐血检查：OB:(-)，白细胞（WBC)(-)、红细胞（RBC)(-)，肛检（CF)(-)。经多处中西药治疗时好时发，脉弦细，苔薄白。

辨证：肝脾不调，胃寒夹大肠湿热。

治法：调肝脾，温阳助化，清大肠湿热。

处方：以痛泻要方加温阳燥湿及温涩清大肠湿热之药，温涩疏清并用。防风10 g，白芍10 g，白术10 g，陈皮10 g，桂枝10 g，炮姜3 g，草果（打，后下）10 g，秦皮30 g，生地榆30 g，制诃子15 g，辣蓼30 g，甘草3 g。7剂，每日1剂。头二煎各150 mL和匀，分成3份每次100 mL，分别于早、中、晚饭后1~2小时加热后服用。

医疗嘱咐。忌生冷、油腻食物，注意休息及睡眠，不受凉。

二诊：1998年4月4日。

腹痛肠鸣便溏好转，每日1次，未见不消化物，苔脉如前，效不更方。7剂。煎、服方法时间，饮食宜忌生活注意同上。

三诊：1998年4月11日。

药后便成形，每日1次，腹痛亦止，因宿有胃疾，今又发胃脘嘈杂、灼热，偶有泛酸，苔脉如前，加煅瓦楞30 g止酸，吴茱萸2 g，川黄连3 g辛开苦泄，同治泛酸、嘈杂、灼热。7剂。煎服方法时间，饮食宜忌及生活须知同上。

四诊：1998年4月18日。

药后便仍成形，肠鸣腹痛未发，嘈杂灼热泛酸亦止，苔脉同上，原方续进，巩固疗效，14剂煎服方法时间宜忌同前。特别嘱咐患者，饮食宜忌生活须知要长期注意，平时病情稳定少注意些，发时多注意些，否则易复发。

按语：其中痛泻要方如方义，炮姜、桂枝、草果温中散寒燥湿收敛，秦皮、生地榆、制诃子收敛止泻，辣蓼清大肠湿热，可奏全功。因IBS患者胃肠对冷特别敏感，早年曾诊为过敏性结肠炎，除对寒冷敏感外，对精神紧张焦虑者亦易发病，故都必须加倍注意避免，当可缓解、稳定、治愈。

（6）非特异性溃疡性结肠炎

案例：张某，女，43岁。1986年5月13日初诊。

经常腹微痛大便溏，每日2~3次，夹有黯红色血性黏液，已年余，GF检查为降结肠溃疡性结肠炎。苔微黄腻，脉弦。

辨证：大肠湿热。

处方：按白头翁汤化裁治之。白头翁30 g，秦皮30 g，生地榆30 g，辣蓼30 g，黄柏10 g，延胡索15 g，煅瓦楞30 g，川黄连5 g，生甘草3 g。

方中白头翁汤清大肠湿热，辣蓼、黄连、黄柏助长清大肠湿热，延胡索止痛，煅瓦楞可缓解因中药味太浓对胃的刺激,甘草调和诸药。7剂。头二煎各200 mL,分成4份,各100 mL,3份分别于早中晚饭后1时服,余1份用于灌肠,灌肠后平卧片刻,尽量避免大便过早将药液排出,保留在肠内时间越长越好。还须注意避辛辣,慎油腻,不吃腐败、变质、有异味等宿食。

二诊:1986年5月20日。

药后第3天便次即减,黏液血便亦少,腹痛已平,苔脉如前。效不更方,再予初诊方7剂。煎、服、灌肠方法同前,饮食宜忌同前。

三诊:1986年5月27日。

腹痛止、大便每日1次,已成形,未见黏液血便,苔薄脉弦,仍按效不更方,用药巩固。上方14剂煎、服、灌肠方法饮食宜忌如前。因病属慢性,易反复发作,嘱中药汤剂服完后改用上方制成丸剂服用,续服5月,仍须注意饮食宜忌,睡好休息好。

（7）便秘

1）实热型

口干舌颊黏膜糜烂型便秘

案例:徐某,男,61岁。1996年7月28日初诊。

经常大便干硬2~3天1次,便时艰难,脘腹痞满,时发口舌颊黏膜糜烂、炎症已多年,伴口干,脉弦滑,苔黄。

辨证:属便秘肠热胃火。

治法:通便泻胃火清肠热,法从承气汤化裁。

处方:生大黄(后下)3 g,黄芩10 g,山栀10 g,丹皮10 g,知母10 g,生地10 g,枳壳10 g,枳实10 g,生甘草2 g。7剂。如有口腔溃疡或糜烂可用锡类散等药涂于溃疡、糜烂面,每日2~3次,可促进愈合。

头二煎共400 mL混合和匀分3份,分别于早、中、晚饭后1~2小时服下。忌辛辣、干燥、粗糙、太咸、大甜高渗味浓食物对口腔黏膜的刺激损伤。避免收敛酸涩等容易引起大便干结便秘的食物、药物。

按语:方中取承气汤君药生大黄,荡腑通便泻胃肠之火热,生地、知母生津清胃热,丹皮、山栀助其清热之力,枳壳、枳实分别理胃肠之痞满腹胀,枳实还有助通便之功,两药共用,有如莫沙必利样胃肠动力药之作用,生甘草清火调和诸药,以奏全功。

二诊:1996年8月5日。

药后便通,口糜亦好转,苔脉如前,续用前方进取。7剂。煎、服药方法及饮食宜忌如前。

三诊:1996年8月12日。

药后大便仍通畅,口糜基本已消,再予前方巩固。煎、服药方法,饮食宜忌同前,平日仍须注意,以防复发。

2）肠燥型

案例：许某，男，67岁。1998年8月7日初诊。

大便干结，便时艰难，数日1行，已数月，脉弦，苔薄。

辨证：年高，津液不足。

治法：养阴生津增液行舟之法，仿增液承气汤麻仁丸法。

处方：生大黄（后下）3 g，生地10 g，麦冬10 g，玄参10 g，火麻仁10 g，瓜蒌仁10 g，郁李仁10 g，枳实10 g，生甘草3 g。7剂。煎、服药方法、饮食宜忌同前。

二诊：1998年8月14日。

药后大便已通，苔脉无变化，效不更方，再用上方巩固，7剂。煎、服方法、饮食宜忌仍按初诊嘱咐，经常服用有润肠通便作用的食物水果，多活动，常做腹部按摩及仰卧起坐锻炼，有利促进肠蠕动，增加腹肌张力，有利排便。

按语：关于生大黄用量、用法，因泻火通便生大黄较好，必须后下，用量2~3 g即有通便作用，有少数患者服后即有便溏腹痛，如用量大于3 g，则易便溏或稀而腹痛，引发患者不适或疑虑或停服，对疗效将会逊色，故改用大黄研粉装胶囊，每天1粒，多可见效，也方便疗效观察，根据大便溏干随时调整剂量。

3）虚证

A. 血虚津亏型便秘

案例：赵某，女，45岁。1985年10月23日初诊。

大便干结，便时艰难，常2~3日1次，面色苍白，头晕乏力已数月，脉濡细，苔薄，舌质淡。

辨证：血虚津亏。

治法：养血生津。

处方：按四物汤增液承气汤五仁汤化裁。当归身10 g，大熟地10 g，川芎10 g，炒白芍10 g，火麻仁10 g，郁李仁10 g，瓜蒌仁10 g，柏子仁10 g，生大黄（后下）2 g，玄参10 g，麦冬10 g，甘草3 g。7剂。煎、服药方法、饮食宜忌同前，注意营养。

二诊：1985年10月30日。

药后大便已润，苔脉如前，再用初诊方治疗，7剂。煎、服药方法同上，饮食宜忌不变。增加营养。

三诊：1985年11月7日。

大便已润，每日1次，面色好转，头晕亦减，续用初诊方，7剂。煎、服药方法，饮食宜忌同前，继续注意增加营养。今后考虑以初诊方去生大黄，加强补血药，用膏方调治一冬。

B. 气血两虚瘦羸型便秘

案例：吴某，女，66岁，农民。1995年9月13日初诊。

病史：患者经常便秘，数日1行，或便时艰难，无黏液血便，无里急后重已多年，形瘦气短,面色无华少血色,脉濡细,苔薄,舌质偏淡。

辨证:年高气血两虚,正气不足。

治法:当补气养血,正气足,津液丰,体强健,大便时有力,则便就能润而易出。

处方:仿八珍汤黄芪肉苁蓉汤加减。黄芪20 g,生地10 g,白芍10 g,川芎10 g,党参10 g,白术10 g,茯苓10 g,当归10 g,陈皮10 g,肉苁蓉10 g,炙甘草3 g,何首乌10 g。7剂。

按语:其中何首乌既有补益作用,又有润肠通便之功,考其含有大黄苷而起缓和排便作用。煎、服药方法同前,忌辛辣,需营养。加上腹部按摩,适当帮助仰卧起坐活动、锻炼等综合措施,增加体重、体质、增强腹肌张力,促进肠蠕动,有助排便。

二诊:1995年9月20日。

药后便润已通,每日1次,苔脉如前,再从首诊补益气血润肠通便法方药巩固疗效。续用原方7剂。煎、服药方法及饮食宜忌,增加营养及锻炼综合措施同前。

三诊:1995年9月27日。

药已见效,苔脉如前,改用膏方。药物、营养及对症锻炼等综合措施,气血足,营养好,体重增,体质健,慢慢调治,当能长效。

4)容积性便秘

由于进食含纤维性食蔬少,到达直肠的粪便容积就少,激动乙状结肠蠕动力就少而弱,不易引起排便感觉,常须2~3天后乙状结肠,直肠处粪便量增加,激发肠蠕动,才有便意而大便。

案例:赵某,女,46岁。1986年5月23日初诊。

大便经常2~3日1次,第3天尚未大便时即感腹胀,矢气好转,便时粪便干硬稍艰难,便后腹胀即消,经常发作已数月。闻、问得知患者饮食多精细,少粗粮、纤维、果疏,脉苔无异象。考虑系容积性便秘,除嘱咐饮食要增加粗粮、多纤维蔬果外,即遣方使药理气润肠通便。

处方:枳壳10 g,枳实10 g,青皮10 g,大腹皮10 g,陈皮10 g,麻仁10 g,郁李仁10 g,瓜蒌仁10 g,甘草2 g。7剂。煎、服药方:头二煎和匀分3份于饭后1~2小时温服。

另胖大海100 g,每天5~6粒加适量冰糖开水冲泡后,待胖大海胀大去皮、核,服其肉质及汤液,保持原容积进入乙直肠,增加乙结肠直肠容积,容易引发便意而大便。

按语:清代乾隆也曾介绍自己服红薯通便事,这也是其平素膏粱厚味,少吃粗蔬导致易便秘,红薯是多纤维食物之粗粮,所以服之有容积性通便之效。但对常有易泛酸,常嘈杂、脘痛人们不适用红薯通便,因其易诱发泛酸、嘈杂、脘痛。

二诊:1986年5月31日。

药后大便已通畅,每天1次,苔脉如前,仍从初诊方药10剂。煎、服药方法同前。并告知：服药虽已便通有效，但服药是一方面，而更重要的是改变饮食习惯，方有长效，所以三分治疗七分调养是重要的，要牢记。后随诊已知其因改变了饮食习惯，大便基本已正常。

5）动力性便秘

案例： 纪某，女，36岁，职员。2003年11月8日初诊。

病史： 经常大便艰难，3~5日1次，便时肛门疼痛，有时大便表面附有少量鲜血，曾经肛肠科检查为肛裂，服用润肠通便药后便润而软，每日1次，血亦止，停药后便又艰难而痛如前，并伴少量鲜血，而来我处就诊，经望、闻、问、切四诊得知：患者形瘦，坐办公室白领而少动缺锻炼，又是经产妇，有胃下垂史。经查卧位腹壁松弛，立位中少腹膨隆。

辨证： 显系形瘦少活动，腹壁肌肉松弛，张力不强，肠蠕动减少且乏力，协同排便力不够所致。

处方： 当以八珍汤、麻子仁丸、香砂枳术汤化裁，加上多活动，勤锻炼，及针对性的仰卧起坐锻炼腹肌，助以腹部按摩，定当有长效。党参10 g，白术10 g，茯苓10 g，麻仁10 g，何首乌10 g，当归10 g，生地10 g，川芎10 g，枳壳10 g，枳实10 g，砂仁（后下）5 g，甘草3 g。7剂。煎、服药方法同前，忌辛辣、多锻炼，特别要多做针对性的仰卧起坐锻炼。

二诊： 2003年11月14日。

经药物、锻炼综合措施后，大便已润，每日1次，肛门出血疼痛亦止，综合治疗措施已见效，苔脉如前，效不更法，持之以恒，当能有长效。再用初诊方药15剂。

三诊： 2003年11月29日。

大便仍通润，无其他不适，苔脉如前，效不更方，再用初诊方药巩固10剂。煎、服药方法及锻炼等综合措施不变，停药后锻炼仍须长期坚持，方能长效少发不复发。

2. 肝胆病

（1）急性黄疸型肝炎

案例： 黄某，男，37岁，工人。1978年3月16日初诊。

病史： 恶寒头痛发热37.9℃，纳少脘痞乏力2天，脉濡，苔微腻。初步印象外感风邪。后经体检：肝肋下触及，轻触痛，肝区叩击痛，提示有肝炎可能。

辨证： 外感风邪，湿阻中焦，运化失司。

治法： 健运化湿，醒胃祛风邪，嘱明晨空腹肝功能检查，休息、观察。

处方： 荆芥10 g，藿香10 g，苍术10 g，陈皮10 g，砂仁（后下）5 g，焦山楂10 g，焦神曲10 g，茯苓10 g，姜半夏10 g，枳壳10 g，甘草2 g。2剂。头煎1碗，2煎半碗和匀，分成3份每次半碗，分别于早、中、晚饭后1~2小时温服。

医疗嘱咐： 饮食清淡，休息，待肝功能报告。

二诊： 1978年3月18日。

热退，纳少脘痞乏力如前，又诉溲黄，偶有恶心，苔脉如前。查眼巩膜轻度黄染，肝肋下1指、触痛，肝区叩击痛，肝功能ALT160，黄疸指数32，拟诊病毒性黄疸型肝炎（当时医院尚不能检测甲、乙、丙、丁、戊型肝炎）。即予茵陈蒿汤化裁。茵陈30 g，栀子10 g，藿香10 g，生大黄（后下）2 g，板蓝根30 g，陈皮10 g，枳壳10 g，姜半夏、生甘草2 g。7剂。煎服药方法如前，医疗嘱咐：卧床休息，饮食：适当高糖、高蛋白、低脂肪，以清淡为主，收住传染科病房治疗。并告知药后可能有轻微腹痛或便溏腹泻，免因用生大黄服药后对病情有疑虑。

说明：本病例如不及时检查肝脏压痛，肝区叩击痛，及进一步检查肝功能异常，就会当作感冒、胃病治疗，首诊就会给7剂方药，也不嘱咐休息，饮食清淡，很可能病情就会加重。延误诊断和治疗。

（2）急性无黄疸型肝炎

案例：张某，女，19岁。1976年8月20日初诊。

病史：纳少脘痞乏力2天，苔微腻，脉濡。查体：肝区轻叩击痛。

辨证：胃气不和，运化失司。

治法：助运和胃理气。

处方：方选香砂六君3剂，加板蓝根预作抗病毒之用，休息观察。不排除肝炎，嘱明晨空腹肝功能检查。太子参10 g，炒白术10 g，白茯苓10 g，藿香10 g，砂仁（后下）5 g，陈皮10 g，姜半夏10 g，板蓝根30 g，甘草2 g。3剂。煎服药方法时间如前，饮食宜忌休息同前。

复诊：1976年8月23日。

纳少脘痞乏力如前，苔脉同前，肝区仍有叩击痛，肝肋下触及，质中，有轻触痛。肝功能：ALT 132，黄疸指数16，拟诊无黄疸型病毒性肝炎。病机、治则、方药不变，再加枳壳助长消痞之力，用茵陈30 g，利胆排毒。7剂。煎服药方法、医疗嘱咐同前，忌辛辣饮酒。

三诊：1976年8月4日药时休息，药后诸症已减，苔脉如前，肝区叩击痛已平，效不更方药，续进初诊方药巩固疗效。14剂，仍按前医疗嘱咐，酌情继续休息1~3个月，仍按适当高糖、高蛋白、低脂饮食和休息，加快恢复，防复发。

（3）慢性肝炎

案例：孙某，女，55岁，农民。1996年11月7日初诊。

病史：因纳少脘痞乏力面晦2月余，早年有乙型肝炎史，刻诊：肝肋下1 cm，质中，轻压痛，脾右侧卧位触及，脉弦细，苔薄腻，肝功能：HBsAg（+），余大体正常。

辨证：胃失运化，气滞血瘀。

治疗：按王纶"大凡治百病治胃为主"用香砂六君健胃，加养血活血药，益血散瘀消积。

处方：太子参10 g，炒白术10 g，白茯苓10 g，砂仁（后下）5 g，陈皮10 g，姜半夏10g,广木香10g,当归10g,川芎10g,赤芍10g,丹参20g,甘草2g。7剂。煎、服药方法,饮食宜忌同前,也要禁烟酒辛辣。

复诊:1996年11月14日。

纳食增加,脘痞好转,精神改善,苔脉同前,效不更方,续用初诊方药7剂。煎、服方法,饮食宜忌同前不变。

三诊:1996年11月22日。

患者病情续有好转,苔脉等体征同前,再从前方进取10剂。煎、服药方法同前,饮食宜忌同前,继续注意适当休息。方药见效,因病乃慢性,下次复诊时原方药改用丸方,缓图之。冬季用膏方调理。

（4）慢性肝炎急性发作

黄疸型一般按急性黄疸型肝炎治疗,以茵陈蒿汤清肝利胆灭毒为主,兼顾胃气,适当随证加减治疗。无黄疸型一般按急性无黄疸型肝炎治疗,香砂六君治胃为主,兼治其肝排毒利胆,适当随证加减。待急性发作稳定后再按慢性肝炎治疗。

（5）肝硬化

案例:王某,男,57岁,农民。1969年3月21日初诊。

主诉:经常纳少脘痞便溏乏力已多年,早年曾患病毒性黄疸肝炎。刻诊:面晦（肝病面容）,颈胸有数个蜘蛛痣,肝肋下2cm,质偏硬,轻压痛,脾肋下3cm,腹移动性浊音(-),下肢轻度浮肿,当年肝功能锌浊度、麝浊度(+),苔微腻,脉弦细。

辨证:胃虚气滞血瘀。

治法:按李东垣、王纶:大凡治百病治胃为主,治拟健胃理气活血化瘀散积,活血化瘀而不伤正败胃。

处方:方选香砂六君加味。太子参10g,炒白术10g,白茯苓10g,陈皮10g,姜半夏10g,广木香10g,砂仁（后下）5g,紫丹参20g,当归10g,川芎10g,赤芍10g,甘草2g。7剂。煎、服药方法、饮食宜忌同上,忌饮酒,不宜体力过劳,适当注意休息、高糖、高蛋白、低脂肪饮食。

复诊:1969年3月28日。

药后纳增痞减,苔脉如前,效不更方,仍用初诊方药7剂。煎、服方法,饮食宜忌、生活注意同上。

三诊:1969年4月4日。

药后症情续有好转,便实,精神好转,苔脉如前,仍从前方进取,加黄芪20g,补气,加重补益之功,有助康复。15剂。煎、服药方法,饮食宜忌同前。病属慢性,临时用原方继续服用,平时可用原方改做丸剂缓图之,入秋冬用膏方调补。

（6）肝硬化腹水

案例:钱某,女,48岁,工人。1987年4月6日初诊。

患者食欲不馨,食少乏力,餐后脘腹胀满,溺少,大便溏薄,每日2~3次,已半年多,有乙型肝炎史,近经彩超检查:有肝硬化征象,脾脏肋下2 cm,腹腔中等量积液。肝功能检查:ALT60,白蛋白25,球蛋白30,白球蛋白倒置。经查面颈胸背有大小不等蜘蛛痣,面晦,肝病面容,面臂股毛细血管扩大,肝病手掌,腹大如蛙腹而软,腹壁青筋显现,脐平,移动性浊音(+),腹围76 cm,上消化道钡剂检查:食道下段静脉曲张,符合肝硬化腹水,门脉高压。脉弦细,苔薄,舌质淡。

辨证:胃虚络脉瘀阻,水湿停聚而成水臌胀。

治法:健胃和络化瘀利水。

处方:宗香砂六君加五苓散化裁。太子参10 g,炒白术10 g,猪苓10 g,茯苓10 g,泽泻10 g,砂仁(后下)5 g,藿香10 g,桂枝5 g,陈皮10 g,姜半夏10 g,丹参20 g,赤芍10 g,甘草1 g。7剂。煎、服药方法同前,饮食宜忌同前,还须少盐,必要时忌盐,更要注意:须软食,小口进食,切忌进食硬而有棱角、锋利的食物,及狼吞虎咽,造成食管下段曲张V破裂大量出血,不及时抢救,可危及生命。

复诊:1987年4月13日。

小便量增加,脘腹胀满稍减,苔脉如前,效已初显,再进初诊方进取7剂。煎、服药方法及医疗嘱咐同前。

三诊:1987年4月20日。

药后续有好转,纳增,胀减、肿退,小溲增加,精神好转,苔脉如前,仍从初诊方加生黄芪20 g,益气助利水。10剂。

四诊:1987年4月27日。

纳食续有增加,脘腹胀满显减,腹围70 cm,移动性浊音已不明显,苔薄脉弦细,舌质似稍转红,效不更方,再从前方药进取,14剂,煎、服药方法及饮食宜忌和特别医嘱等同前,如继续好转,无特殊变化,续用原方1月,巩固疗效。煎、服药方法及饮食宜忌和特殊医疗嘱咐继续执行和注意,定期检查血液生化指标,注意纳、钾离子值变化加以调整。入秋冬可用丸剂、膏方慢慢调治,巩固疗效,冀肝功能失代偿有所改善。

(7)肝硬化脾肿大功能亢进

案例:周某,男,39岁,农民。1976年5月9日初诊。

患者头昏纳少,脘痞乏力,下肢轻度浮肿,大便溏薄,每日1次,已2年余,皮肤经常出现紫斑,齿龈、鼻腔易出血,有肝炎史10余年,当年在公社医院治疗无效,肝功能:ALT68,白蛋白24,球蛋白25,白球蛋白倒置。WBC2800,RBC320万,PLT12万,B超示肝硬化征象,脾脏肿大,肋下3 cm。刻诊:面色晦暗,肝病面容,肝病手掌,颈背部有蜘蛛痣数个。脉弦细,苔薄腻,舌质淡。

辨证:胃虚,气血亏损,络脉瘀阻成癥积。

治法:治拟健胃益气血,和络化瘀散癥积。

处方:方选香砂六君加益气养血和络化瘀药,胃健气血足,百病易复,络脉和瘀血通,则癥积也易散,齿鼻出血亦易止。潞党参10 g,炒白术10 g,云茯苓10 g,砂仁(后下)5 g,陈皮10 g,姜半夏10 g,藿香10 g,黄芪20 g,当归10 g,丹参20 g,赤芍10 g,川芎10 g,甘草2 g。7剂。煎、服药方法同前,饮食宜忌如上,低盐,待下肢浮肿消退后,低盐限制可适当放宽。

二诊:1976年5月16日食欲已开,饭量亦增,精神有所好转,苔脉如前,效不更方,再予初诊方药7剂。煎、服药方法及饮食宜忌同上。

三诊:1976年5月23日。

上述症状又有好转,下肢浮肿亦减,皮肤青紫斑渐见消退,齿龈、鼻血亦少,苔脉如前,续用前方药进取,7剂。煎、服药方法及饮食宜忌同前。

四诊:1976年5月30日。

上述诸症均续有明显好转,苔微腻,舌质稍转红,脉弦细WBC3200,RBC345万,PLT15万。效不更方,仍用前方进取,20剂,煎、服药方法及饮食宜忌同前随诊:病情稳定。嘱服完汤剂后复诊时,可膏方调治。

(8)急性胆囊炎

案例:吴某,男,33岁,公务员。2005年8月26日初诊。

病史:患者右胁胀痛伴恶寒发热恶心2天,大便秘结,2天未行,尿微黄,T:38.8℃,有时口苦,脉弦数,苔微黄腻。按诊右胁下(胆区)疼痛,吸气时更痛。

处方:按大柴胡汤化裁。柴胡30 g,黄芩30 g,枳壳10 g,枳实10 g,青皮10 g,陈皮10 g,姜半夏10 g,茵陈30 g,郁金10 g,延胡索15 g,生大黄(后下)3 g,金钱草30 g,生甘草3 g。7剂。方中柴胡、黄芩可用至30 g,有退热功能,茵陈、郁金清利胆汁,枳壳、枳实利气除胀痛,陈皮、半夏和胃降逆,延胡索镇静安神止痛。考延胡索含四氢巴马汀,商品名为罗痛定,药理实验有镇静、安神、止痛作用,生大黄苦寒通大便泻火清热,金钱草、茵陈、郁金利胆清肝胆之热,诸药合用,疗急性胆囊炎有良效。

头煎1碗,二煎半碗,头二煎和匀分成3份,每次半碗于三餐饭后1~2小时温服。饮食宜清淡,忌油腻辛辣、暴饮暴食,卧床休息,适当多饮温开水,可退热利胆。

二诊:2005年9月2日。

药后热减,胀痛平,大便亦通脉弦带数,苔微黄,效不更方,去生大黄,续用初诊方药。7剂。煎、服药方法时间,饮食宜忌、注意事项均仍同前。

三诊:2005年9月9日。

发热已退,胁痛也止,胆区按痛亦消,大便日行1次。脉平,苔薄。仍从效不更方,再用二诊方药巩固防复发。7剂。煎、服药方法、时间及饮食宜忌等注意事项仍同前。

(9)慢性胆囊炎

案例:泮某,男,48岁,工人。1977年12月29日初诊。

病史: 右胁胃脘经常胀痛,有时伴嗳气,常发于饭后已多年,进油腻食物更易胀痛,脉弦,苔微腻,查胆区轻触痛,当时B超检查:胆囊炎。

诊断: 拟诊慢性胆囊炎。

辨证: 属气郁胆胃不和。

治法: 理气利胆和胃。

处方: 柴胡枳术化裁。柴胡10 g,枳壳10 g,枳实10 g,青皮10 g,陈皮10 g,姜半夏10 g,砂仁(后下)5 g,金钱草30 g,郁金10 g,甘草3 g。7剂。煎、服药方法同前,饮食宜忌同前。

二诊: 1978年1月5日。

药后脘胁胀痛好转,苔脉如前,原方续进7剂。煎、服药方法和时间及医疗嘱咐饮食宜忌同上。

三诊: 1978年1月12日。

脘胁胀痛已止,胆区压痛(-),苔脉如前原方续进。7剂。煎、服药方法及医疗嘱咐同前。7剂药服完后停服,平时仍须注意饮食宜忌,防止复发。

(10) 胆结石

案例: 陈某,女,47岁,干部。2003年8月12日初诊。

病史: 5年前因经常右胁、胃脘部胀痛,在其他医院就诊,墨菲征(-),曾作胃炎治疗,效不明显,即GF检查:慢性浅表性萎缩性胃炎(CS-AG),再作慢性胃炎治疗,疗效仍不明显,患者到著者门诊就诊,胆区压痛仍(-)即予肝功能检查皆正常,彩超肝胆脾胰腹检查:胆囊结石1.5 cm,大便艰难,苔微黄腻,脉弦。

治法: 疏泄通便,利胆排石。

处方: 柴胡10 g,枳壳10 g,枳实10 g,青皮10 g,陈皮10 g,姜半夏10 g,川楝子10 g,延胡索15 g,郁金10 g,姜黄10 g,金钱草30 g,生甘草3 g。7剂。另生大黄10 g,研粉过筛装胶囊,每天1粒温开水过下,即能通大便。如每天1次成形大便,仍每天服1粒,如仍艰难,可每天早晚各服1粒,如大便稀溏可隔日、隔2日服1粒,自行增减调节,可避免和入汤剂同煎服仍旧大便艰难,或产生腹痛、便溏、便稀而难以调节。

煎、服药方法饮食宜忌及医疗嘱咐同前,还须少吃动物内脏等含胆固醇高的菜肴,必要时手术治疗,可能时保留胆囊。

二诊: 2003年8月19日。

胃脘右胁胀痛均减,大便每日1次,成形无腹痛,按效不更方药,续用前方进取。7剂。煎、服药方法同上,饮食宜忌等医疗嘱咐不变。

按语: 方中柴胡、枳壳、枳实、青陈皮疏肝胆,川楝子、延胡索止痛,姜半夏和降,金钱草、郁金、姜黄利胆、排石共奏疗石消病症之功。考目前胆囊结石较难用药物化解排除,碎石方法也不理想,方中所用金钱草、郁金、姜黄均有利胆作用,使胆汁稀淡,可减缓结石的形成,或有助胆石的化解。如碎石引发胆囊炎,经常胆囊炎急性发作,对健康伤害很大,如胆结石明显大于胆总管,已不能排出,如经常诱发胆炎急性发作,还是应考虑外科手术为好。

以前没有B超时,有上腹胀痛患者常作胃病治疗,即使伴右胁痛,只要墨菲征(-)也就当作胃病治,总不易彻底治愈,虽有胆囊造影,胆囊炎也难显示,胆结石也有显影不显影之别,部分也不易明确诊断。就是因为还有不能明确的胆囊炎、胆结石存在的关系。还有肝炎患者常示上腹胀痛,与胃病、肝炎常易混淆,所以须GI(上消化道钡餐透视)、GF、彩色B超、肝功能同时都要检查,既可及时得到明确诊断和治疗,也可避免漏诊延误治疗。

3. 胰腺炎

(1)急性胰腺炎

案例:王某,男,42岁,农民。1996年6月8日初诊。

病史:患者主诉胃脘疼痛涉及左上腹,恶心呕吐一天,发于中午酒宴后,在当地诊所作急性胃炎治疗,未见好转,而来我院消化科治疗,并诉大便难,数日一行。脉弦带数,苔微黄腻,T 37.5℃,腹诊:上腹轻按痛,鉴于酒宴后,发病急,考虑有胰腺炎可能,即查胰淀粉酶稍增高,血常规白细胞及中性粒细胞均正常。

辨证:素因腑实酒宴引发胰热,胃失和降而成。

诊断:急性单纯胰腺炎;急性胃炎。

治法:左金辛开苦降,合清胰汤清胰热。

处方:左金清胰汤化裁。柴胡10 g,黄芩20 g,生大黄(后下)3 g,黄连5 g,吴茱萸3 g,竹茹10 g,陈皮10 g,姜半夏10 g,生甘草2 g。2剂。头两煎和匀分3份,3次服下。

饮食宜忌:流质饮食,忌烟酒、油腻食物及暴饮暴食。

二诊:6月10日。

药后便通痛平呕止,T 36.8℃,脉弦,苔薄黄。效不更方,生大黄减量,巩固疗效,生大黄(后下)2 g。3剂。

按语:柴胡、黄芩清胰,生大黄通腑泻实热,有助清胰之功,左金辛开苦降,合陈皮、半夏、竹茹和胃降逆止吐,甘草调和诸药,共奏全功。

(2)慢性胰腺炎

案例:周某,男,38岁,工人。2004年5月22日初诊。

患者经常脘部左上胁腹隐痛,常涉及左背已多年。又据述10年前曾因饮酒饱餐后发生急性胃脘部疼痛,初作急性胃炎治,无效,后因胰淀粉酶增高改诊为急性胰腺炎被治愈。但常因疲累或酒宴后发病如上。刻诊脘部左胁又胀痛,大便艰难,左上腹轻按痛,涉及左胁背,蹲位左胁背痛缓解。苔薄腻,脉弦。

诊断:慢性胰腺炎急性发作。

治法：疏和清胰。

处方：柴胡枳术、清胰汤化裁。柴胡10 g，枳壳10 g，枳实10 g，白芍10 g，青皮10 g，陈皮10 g，黄芩20 g，延胡索10 g，生甘草3 g。7剂。另生大黄10 g，研粉装胶囊，每天服1粒，视大便干溏稀，有无腹痛而增、减，可自己酌情调节。

汤剂的煎、服药方法及饮食宜忌同前，特别注意不要饮酒，不能暴饮暴食，不宜过劳。

二诊：2004年5月29日。

服药1周，并注意清淡饮食，不暴饮暴食后，脘胁痛已显减，大便通顺，每日1次，苔脉如前，再从初诊方进取，7剂。煎、服方法，饮食宜忌等医嘱同前，平时仍须注意，不能疏忽，可减少发病诱因，防止复发。

三诊：2004年6月5日。

脘胁痛止，左胁下按痛亦消，苔脉同前，初诊方续服。7剂。煎、服药方法同煎，其他医疗嘱咐仍同前。

（二）呼吸系统疾病

1. 咽喉炎

（1）急性咽喉炎、扁桃体炎

案例：杨某，男，16岁，学生。2008年3月21日初诊。

咽喉疼痛2天，恶寒发热口渴，脉数，P108/分，T39℃，苔薄黄，查咽充血，扁桃体红肿，少数腺窝有脓样黄白点。

辨证：风热为患。

治法：疏风清热利咽喉。

处方：桑菊银翘化裁。桑叶10 g，菊花10 g，银花30 g，连翘10 g，薄荷（后下）4 g，山栀10 g，黄芩30 g，竹叶10 g，牛蒡子10 g，山豆根8 g，柴胡30 g，生甘草3 g，3剂。煎、服药方法如前，卧床休息，避风寒，多饮水，忌辛辣、烟酒等刺激饮料、食物。

二诊：2008年3月24日。

热减，咽痛缓解，扁桃体窝白色脓点已无，T37.8℃苔薄黄，脉稍数，P86次/分，药已见效，续进前方3剂。

三诊：2008年3月27日。

热退咽痛止，咽喉扁桃体红肿亦退，T37℃，苔薄，脉平，再从前方清利咽喉余热，巩固疗效。3剂

按语：本方重用柴胡、黄芩、竹叶退热（笔者经验退热药）。又重用银花清解之功。

（2）慢性咽喉炎

案例：鞠某，男，43岁，教师。2005年4月18日初诊。

病史: 经常咽喉不适如痨肉,吐之不出,咽之不下,常须作咯痰动作后缓解,有时仅咯出少量黏痰后缓解片刻,病已多年,经多处诊疗,均诊为慢性咽炎,用药也无明显疗效,有时用抗生素也无效,也曾作喉镜检查,未发现明显异常。刻诊:咽部无明显充血,苔薄,脉平。

诊断: 拟诊慢性咽炎。

辨证: 痰湿气郁结咽喉。

处方: 仿半夏厚朴汤化裁。法半夏10g,川厚朴10g,陈皮10g,桔梗8g,枳壳10g,象贝母10g,薄荷(后下)5g,苏梗10g,生甘草2g。7剂。煎、服药方法同前。

二诊: 2005年4月25日。

遵医嘱,药后咽部不适缓解,苔脉同前,仍从前方药治疗,7剂。煎、服药方法同前,饮食、生活防治如初诊医疗嘱咐。

三诊: 2005年5月2日。

咽部缓解,苔脉同前,效不更方,再从初诊方7剂。煎、服药方法及医疗嘱咐等按初诊时不变,今后平素也要按此医嘱履行,才能少发不发,方可有望缓解或痊愈。

按语: 此病乃教师职业病,也是医生职业病,单用药物较难治愈,抗生素也少效,依旧反复发作,必须忌烟酒、辛辣,少讲话,不高声,注意冷热,预防感冒,才可望缓解痊愈,今后少发不发。除半夏厚朴汤理气化痰浊,再用枳壳、象贝母、桔梗、薄荷、苏梗加重理气化痰利咽喉,则相得益彰。

2. 支气管炎

(1) 急性支气管炎

案例: 谢某,男,37岁,工人。1983年3月6日初诊。

病史: 患者受凉后咽痒咳嗽少痰3天,脉略浮,苔薄,听诊:两肺呼吸音粗,无干湿啰音。

辨证: 外感风邪咳嗽。

治法: 拟疏风宣肺利咽止咳。

处方: 用止嗽散化裁。荆芥10g,紫菀10g,桔梗8g,杏仁(打)10g,薄荷(后下)5g,法半夏10g,象贝母10g,炙麻黄8g,甘草3g。7剂。按头2煎和匀分3份,分别于饭后1~2小时温服。避风寒,不吃辛辣,不吸烟,不喝酒,远离刺激性烟雾灰尘场所。发给慢性支气管炎预防须知及注意事项,以防常发成慢性支气管炎。

二诊: 1983年3月13日。

咽痒咳嗽明显减轻,苔薄,脉平,再用前方进取。7剂。煎、服药方法及饮食、生活须知同前。

按语: 按止嗽散方意、结合现代药理,用麻黄有较好止咳之功,薄荷利咽止痒之效,咳嗽更易见效。

（2）急性喘息性支气管炎

案例：左某，男，8岁，学生。1983年10月23日初诊。

受风寒后咳嗽，痰白而黏，喘鸣低热2天，T：38℃，苔薄微黄，脉浮带，90次/分，听两肺干啰音及哮鸣音，两后下肺少许湿啰音，胸透：两肺纹理增粗，WBC 8200，中性粒细胞78%。诊断：拟诊为急性喘息性支气管炎。

辨证：风寒犯肺化热，肺气不宣，升降失常。

治法：疏散风寒，清热宣肺，止咳、化痰、平喘。

处方：炙麻黄6 g，荆芥10 g，杏仁（打）8 g，象贝母10 g，桔梗6 g，薄荷（后下）3 g，黄芩20 g，鱼腥草20 g，法半夏10 g，陈皮6 g，紫菀8 g，甘草5 g。7剂。煎、服药方法及生活须知、饮食宜忌同前急性支气管炎。

二诊：1983年10月31日。

药后热减、咳轻、喘平，湿啰音已消，干啰音、哮鸣音亦减少T37.5℃脉略数92次/分，效不更方，再用初诊方药，7剂。煎、服药方法及饮食宜忌，生活须知皆同初诊。

三诊：1983年11月8日。

服药2周，热退，咳喘止，干湿啰音、哮鸣音均未闻及，T36.8℃苔薄，脉平，再用前方药巩固，7剂。煎、服药方法及医疗嘱咐同前。

按语：同前，麻黄有较好止咳平喘之功为君药，助以黄芩、鱼腥草清肺，合止咳化痰药，共奏清肺止咳平喘之功。

（3）慢性支气管炎

案例：何某，男，53岁，干部。1984年9月24日初诊。

经常咳嗽已3~4年，每到季秋天冷，西北风劲吹，落叶时，咳嗽即发作，虽经治疗，仍断断续续历一冬，到春季来临，春暖花开，大地回春，咳嗽也逐渐缓解，不治有时也能缓解或自愈。但平常也易感冒咳嗽难好，X线胸透、摄片：仅肺纹增加，曾诊为慢性支气管炎。刻诊：咳嗽因凉又发已月余，虽经他处治疗，未能好转，咽痒少痰，色微黄，不发热，脉弦，苔薄黄，咽不充血，两肺未闻及湿啰音，偶有干性啰音，BP 132/86 mmHg。

诊断：拟诊为慢性单纯性支气管炎。

辨证：肺气本虚，风寒犯肺。

治法：祛风寒，宣肺化痰止咳。

处方：方选止嗽散加减化裁。荆芥10 g，炙麻黄8 g，象贝母10 g，桔梗10 g，黄芩20 g，杏仁（打）10 g，法半夏10 g，薄荷（后下）5 g，瓜蒌皮10 g，鱼腥草30 g，甘草3 g。7剂。煎、服药方法，仍按头、二煎混合，分成3份，分3次分别于饭后1~2小时温服。饮食宜忌及生活医疗嘱咐，按慢性支气管炎防治须知履行注意之，能协同药物治疗，起到加快治愈的作用。平常如能坚持，也有预防作用。每到冬季也可用膏方调治。

二诊：1984年10月2日。

药后咳嗽减，苔脉同前，续进原方药7剂。医嘱同上。

三诊：1984年10月9日。

药后咳嗽转好，续用原方7剂。煎、服药方法及饮食宜忌医嘱等同上。7剂药服完后，可考虑用膏方调治一冬。在原方基础上加十全大补汤、玉屏风散标本兼治。

按语：病初止嗽散方意，用黄芩、鱼腥草清肺，加麻黄合奏止咳之效，后用补益十全大补汤、玉屏风益肺固卫防感冒，加上耐寒锻炼对预防风邪袭表犯肺有裨益，咳嗽就会少发不发而缓解或痊愈。

（4）慢性喘息性支气管炎

案例：金某，女，64岁，农民。1978年8月29日初诊。

病史：患者于10余年前即经常咳嗽数月，缠绵难愈，每因受凉感冒而发，多次某胸透、摄片均为肺纹增加，虽经中西药治疗，当时有所缓解，但未能彻底治愈，仍反复发作，近年还有所加重，咳而喘哮，动则更甚。刻诊：咳声重浊，痰多色白而稀或如沫。肩耸背驼，语音低微，胸闷气短，哮喘体态，下肢轻度浮肿。脉弦滑带数，苔白微腻。听两肺干啰音、哮鸣音，心未闻及明显病理杂音，BP 40/86 mmHg，心率102次/分。

诊断：拟诊慢性喘息性支气管炎。

治法：温肺散寒化饮，止咳平喘。

处方：法从小青龙汤加减化裁治之。炙麻黄8 g，杏仁（打）10 g，桂枝10 g，干姜5 g，细辛3 g，五味子3 g，陈皮10 g，法半夏10 g，鱼腥草30 g，甘草2 g。7剂。煎、服药方法，饮食宜忌同前，并注意少盐，饮食亦宜清淡，按慢性支气管防治注意事项注意履行，症状缓解后，也可加用十全大补汤、玉屏风散等标本兼治，熬制成膏方慢慢调治。如伴慢性心力衰竭，感染病情严重，可考虑中西医结合抗感染纠正心力衰竭等治疗措施。

二诊：1978年9月5日。

服药1周来，病情有所缓解，再用8月29日初诊原方药进取7剂。煎、服药方法、饮食宜忌等医疗嘱咐等仍同8月5日。

三诊：1978年9月12日。

又服7剂药后，咳喘续见好转，心悸气短亦显减。苔如前，脉数减。听诊：两肺干湿啰音及哮鸣音均明显减少，心率94次/分，未闻及病理性杂音，BP 142/88 mmHg，再从初诊方药7剂。药后定当更见好转，可加用十全大补汤、玉屏风散熬膏服用，慢慢图治。特别嘱咐：平时按所发慢性支气管炎须知预防，保暖避风寒防感冒，当可减少发病机会，减轻缓解发病症状，或有望痊愈。

3. **肺气肿**

（1）阻塞性肺气肿

案例：陆某，男，65岁，退休工人。2009年5月13日初诊。

病史: 曾因经常感冒咳嗽而胸闷气短乏力,已多年。刻诊:咳虽未发,胸闷气短乏力有所加重,稍劳则甚。苔薄,脉弦滑数,心律齐,心率102/分,无明显病理杂音,肋骨平行,胸前后径增大如桶状,BP 148/90 mmHg,胸透:主动脉弓隆起,心影正常,肺纹理增加,透亮度增加。

诊断: 拟诊慢性支气管炎,阻塞性肺气肿伴老年性肺气肿。

辨证: 年高肺肾两虚。其脉弦滑数,则脉证不符,此乃老年动脉硬化迂曲之故。

治法: 当舍脉从证补益肺肾。

处方: 七味都气丸化裁。加薄荷、苏梗、枳壳宽胸理气,考薄荷有兴奋呼吸中枢功用,黄芪益气,助补气之力,加上防风白术可益肺固卫防感冒。熟地黄10 g、白茯苓10 g、山萸肉10 g、丹皮10 g、泽泻10 g、苏梗10 g、五味子3 g、薄荷(后下)5 g、炒枳壳10 g、黄芪20 g、防风10 g、炙麻黄8 g、白术10 g、甘草3 g。7剂。煎、服药方法时间如前。避免少弯腰,要常扩胸,经常意守丹田,慢慢深吸气、深呼气,进行呼吸锻炼,可改善提高肺活量,不能吃得太饱,免横膈上升压迫肺脏,影响呼吸。裤带不宜束缚太紧,限制横膈升降,影响肺活量,加重气短、胸闷。还要注意冷热防感冒。经过上述综合防治措施,持之以恒,对改善胸闷气短肺功能定有较大裨益。

二诊: 2009年5月20日。

服药加防治呼吸锻炼1周后,胸闷气短稍见好转,素有畏寒肢冷易出汗,大便时艰,夜寐欠酣,乃年高气血不足,阳气衰微,津液亏损。苔脉如前,慢性症状较多,拟用膏方强肺固卫,益气生血,温阳补肾多方兼顾,慢慢图治,但必须协助扩胸等适当活动,增强体能,呼吸锻炼,按摩腹部,才能对呼吸功能有所改善。在初诊方药基础上再加补益气血温阳补肾安神药。炙黄芪500 g、潞党参500 g、炒白术500 g、云茯苓500 g、陈皮200 g、五味子100 g、山茱萸500 g、粉丹皮300 g、泽泻500 g、全当归500 g、熟地500 g、薄荷(后下)200 g、川芎500 g、炒白芍500 g、仙灵脾300 g、仙茅500 g、制附片200 g、桂枝200 g、干姜100 g、肉苁蓉500 g、防风500 g、何首乌500 g、红参须300 g、延胡索500 g、酸枣仁500 g、黄精500 g、炙甘草50 g、炙麻黄300 g、阿胶500 g、冰糖500 g,1剂。

无糖尿病。如法熬成膏滋,每日2次,每次1汤匙开水冲服。

按语: 加四物汤补血,再用四君、黄芪、黄精、防风健肾补气益精固卫防感冒,何首乌补肝肾又通便,二仙温肾阳,酸枣仁、延胡索镇静安神,炙麻黄扩张支气管,改善肺通气,缓和阻塞性肺气肿引起的胸闷气短,共奏扶正温阳宽胸安神平喘之功。

(2) 老年性肺气肿医案

案例: 戚某,男,68岁,工人。1976年9月11日初诊。

病史: 患者胸闷、心慌、气短,稍劳则甚,常怕冷、入冬尤甚,已多年,近年加重,BP 148/88 mmHg,心率98次/分,查体:胸肋骨平举,胸腔前后径增大如桶状,胸X

线透视：主动脉弓突出，肺透亮度增加。

诊断：老年性肺气肿。脉弦滑数，苔薄微腻。

辨证：乃年高肺肾两虚、心气不足，阳气衰微，辨脉应是：阳亢痰疾热邪实证，脉证不符。

治法：拟舍脉从证论治，补肺肾，益心气，温阳气。

处方：法从补中益气汤、四物汤、附桂地黄汤化裁。黄芪20 g，党参10 g，当归10 g，熟地10 g，川芎10 g，赤芍10 g，白术10 g，茯苓10 g，附片8 g，仙灵脾10 g，桂枝10 g，萸肉10 g，丹皮10 g，泽泻10 g，薄荷（后下）5 g，五味子3 g，陈皮10 g，甘草2 g。7剂。煎、服药按改良法：煎2次和匀，分3份，分别于早、中、晚饭后1~2小时温服。

按语：从三方方意，加仙灵脾温肾阳，五味子七味都气丸之意，薄荷、陈皮宽胸和胃除胸闷，薄荷又有兴奋呼吸中枢作用，增加肺活量，对缓解胸闷气短更有效。病属慢性，应予膏方补益调治。特别医疗嘱咐：老年性肺气肿是由老年体质、生活劳动体位、习惯等多因素形成的慢性病，较难完全彻底治愈，对老年肺气肿的药物治疗是一方面，还要注意力所能及的一般锻炼，更重要的还要适当注意扩胸，两手反背行走，挺胸凸肚矫正体位，应用吐纳意守丹田呼吸锻炼。才能有望改善老年肺气肿及其胸闷气喘心慌等症状，所谓三分治疗，七分调养（即一般锻炼，呼吸锻炼等）。

4. 肺源性心脏病

案例：巢某，男，68岁，农民。1984年10月8日初诊。

病史：纳少乏力大便难，咳嗽痰清稀、胸闷气短，心悸，稍劳则甚，更易汗出，平素怕冷，肢末不温，入冬更甚而凉，有老年慢性喘息性支气管炎病史，每年经常发作，入秋冬加重，苔薄，脉弦滑数，听心率104次/分，无明显病理杂音，BP 148/88 mmHg，两肺呼吸音低，偶有干啰音。

辨证：证属肺气失宣，肺肾两虚，心气亏损，但脉实证虚，按四诊合参难辨，按特殊辨证法——脉证从舍之舍脉从证，迎刃而解，因老年多因动脉硬化延伸曲屈，而示主动脉弓隆起，管壁增厚，桡动脉同样管壁增厚屈曲，而如张弓弦，又因其屈曲而如盘走珠之真正典型弦滑脉，关于脉数，乃因肺气肿O_2与CO_2交换受阻，血PO_2不足，就要加快呼吸，增加心收缩输出量，也就是要多携带些O_2到全身各脏腑、组织供新陈代谢。所以并非温病、阳亢、风痰等弦滑数之脉，而可舍之取其证施治。

治法：应予宣肺，补益肺肾，扶正气，温阳固卫为大法。

处方：用十全大补、七味都气、丹参饮、玉屏风加减化裁宣补温同用。黄芪20 g，防风10 g，白术10 g，五味子3 g，熟地黄10 g，山茱萸10 g，泽泻10 g，丹皮10 g，制附片8 g，茯苓10 g，陈皮10 g，薄荷（后下）5 g，炙麻黄8 g，桂枝10 g，丹参20 g，甘草2 g。7剂。按前法常规煎法，分3次分别于早中晚3餐后1~2小时温服。

饮食宜忌、生活、呼吸锻炼等均同上一个肺气肿病案。

二诊：1984年10月15日。

经药物、非药物防治等综合治疗后，证情有所改善，苔如前，脉数稍缓102次/分，BP146/82 mmHg病属慢性，年高气血已衰，应予膏方缓图之，要注意必须按上述方法用药物及非药物防综合措施，可望续有改善或缓解。炙黄芪500 g，潞党参500 g，红参须300 g，炒白术500 g，云茯苓500 g，全当归500 g，熟地黄500 g，赤芍药300 g，川抚芎500 g，制附片200 g，仙灵脾300 g，肉苁蓉500 g，五味子150 g，何首乌500 g，紫丹参500 g，煅牡蛎500 g，桂枝300 g，炙麻黄300 g，细辛150 g，苏梗300 g，干姜100 g，制诃子500 g，枳壳500 g，炙甘草60 g，阿胶500 g，冰糖500 g，1剂。

无糖尿病。如法熬制成膏，每次1汤匙，1天2次，开水冲服。饮食宜忌医疗嘱咐等同初诊。

按语：用麻黄既可止咳，又可平喘而疗胸闷气短，胸闷气喘缓解，心率也可减慢，心悸自可改善，五味子有嗽神之名，细辛有扩支气管平滑肌之功，现市场有细辛脑成药出售，专治咳喘，故可助长止咳平喘作用。如心率加快，胸闷气短不见改善或有加重者，可减麻黄。

（三）泌尿系统疾病

1. 膀胱尿道炎

案例：刘某，女，28岁，已婚，农民。1997年4月23日初诊。

病史：尿频、尿急、尿痛、尿色略黄3天，尿道灼热，大便难，脉濡，苔薄黄，尿常规检查：WBC(+++)，RBC(+)。

诊断：拟诊尿路感染。

辨证：乃湿热下注。

治法：清下焦湿热。

处方：法从八正散、导赤散加减化裁。萹蓄20 g，瞿麦20 g，车前子(包)10 g，木通6 g，黄柏10 g，生地10 g，山栀子10 g，赤茯苓10 g，泽泻10 g，竹叶10 g，知母10 g，生甘草3 g。7剂。头二煎和匀分3份，分别于3餐饭后1~2小时温服，平时频饮温开水，尿量增加，可加快尿路感染痊愈。暂停性生活，勤换内裤，每晚清洗外阴及肛门，保持外阴清洁，可协治预防复发有益。

另生大黄10 g，碾成粉末装胶囊，每天1粒，温开水过下，按大便稀溏、干厚，每日次数多寡加减。如便仍艰难可每天增加1粒，便稀次多则停服，或隔日1粒，按大便干、溏、稀调整剂量。

二诊：1997年4月30日。

药后诸症减轻，苔脉如前，效不更方，初诊方续进7剂。煎、服方法同上，医疗嘱咐也同上。

三诊：1997年5月8日。

药后诸症悉平，苔脉如前，尿常规检查：(−)。再用原方巩固7剂。煎、服药方法同上。医疗嘱咐：同上，平时也要注意个人卫生，特别是外阴清洁，避免不洁性生活，也不宜过频。

按语：详八正散、导赤散方解。黄柏、生大黄有较好抗尿路感染作用，凡大便不稀溏，必用生大黄。

2. 前列腺炎

案例：张某，男，58岁，职员。2012年5月23日初诊。

病史：患者尿前踌躇，尿线细小无力，尿后余沥不尽已多年曾经检查诊断为前列腺肥大。刻诊：尿频、尿急、尿痛2天，大便难，尿常规检查WBC(++)，脉弦苔薄。

辨证：本病年高肾虚，气化不足，标证下焦湿热。

治法：治当益肾清下焦湿热。

处方：法从知柏地黄、八正散化裁治之。黄柏10 g，知母10 g，生地10 g，丹皮10 g，泽泻10 g，山茱萸10 g，赤茯苓10 g，生大黄(后下)3 g，车前子(包)10 g，扁蓄15 g，瞿麦10 g，栀子10 g，六一散(包)10 g。7剂。煎2次和匀分3份，三餐饭后1~2时温服。医疗嘱咐同尿路感染。

二诊：2012年5月30日。

药后诸症显好，尿常规检查WBC(±)，苔脉如前，按效不更方，续用首诊方7剂。煎服药方法及医疗嘱咐同前。

三诊：2012年6月7日。

四诊：药后，诸症悉平，WBC(−)，苔脉如前，仍从效不更方巩固疗效。

按语：前列腺肥大乃年高肾气已亏，气化不足，故应予补肾气，助气化，治其本。因近患下焦湿热新病，合用清下焦湿热治其标，标本同治。

3. 前列腺肥大

案例：王某，男，64岁，职工。2013年5月11日。

主诉：腰酸畏寒，开始尿意踌躇，尿线无力，余沥不尽，尿常规检查正常，彩色B超检查：前列腺增大(+++)，脉弦苔薄。

辨证：乃年高肾虚，气化不足，前列腺增大，排尿不畅。

治法：治拟补肾温阳助气化。

处方：法从金匮肾气化裁。制附片8 g，桂枝10 g，仙灵脾10 g，仙茅10 g，熟地10 g，猪苓10 g，茯苓10 g，丹皮10 g，山茱萸10 g，泽泻19 g，甘草2 g。7剂。即金匮肾气方义，加二仙温补肾阳之力助气化。

二诊：2013年5月18日。

药后症状略改善，苔脉如前，再从初诊方进取7剂。煎、服药方法及医疗嘱咐同前，更要注意少骑各种车辆，避免减少压迫会阴处影响前列腺及排尿畅通。

（四）心血管系统疾病

1. 冠状动脉硬化性心脏病

案例： 沈某，男，63岁，公务员。2006年11月8日初诊。

病史： 患者经常胸闷太息，偶有心前区闷痛延及胸骨下端已多年，曾去某医院胸部透视及心电图检查（ECG）等检查，诊为冠状动脉硬化性心脏病。刻诊：除有上述症状外，听诊偶有早搏3个/分，无明显病理杂音，BP 152/85 mmHg，脉弦滑，苔微腻。

诊断： 冠状动脉硬化性化心脏病。

辨证： 属气滞血瘀痰结，阳气失于通达之胸痹证范畴。

处方： 从栝蒌薤白桂枝白酒汤化裁。全瓜蒌10 g，薤白10 g，桂枝10 g，法半夏10 g，枳壳10 g，延胡索15 g，苏梗10 g，丹参20 g，薄荷（后下）5 g，赤芍20 g，甘草3 g。7剂。头二煎和匀，分3份，分别于餐后1~2小时加温兑入白酒10 mL后服用。

按语： 详见栝蒌薤白桂枝白酒汤方义。方中丹参、延胡索、赤芍活血去瘀止痛疗早搏，薄荷兴奋呼吸中枢，合苏梗、枳壳半夏宽胸理气，可缓解胸闷。

考白酒含有酒精，少量有扩张冠状动脉，改善心脏供血及血液循环，有利改善心肌营养及新陈代谢，对冠心病恢复有利。

2. 心脏心律不齐

案例： 李某，女，43岁，工人。2012年10月26日初诊。

病史： 患者情志不畅，夜寐不酣，胸闷、心悸1周，ECG：室性早搏，11次/分，脉结代。

辨证： 属情志郁结，心气亏虚，心血瘀阻。

治法： 拟畅情志，宽胸理气以解郁安神，活血化瘀，养血益心气。

处方： 苏梗10 g，枳壳10 g，薄荷（后下）5 g，延胡索15 g，酸枣仁15 g，当归10 g，赤芍10 g，熟地10 g，川芎10 g，丹参20 g，远志10 g，炙甘草5 g。7剂。煎、服药方法同前。

二诊： 2012年11月3日。

药后寐好转，胸闷心悸亦减，苔如前，听诊：偶闻及早搏，4次/分，按效不更方，再从初诊方进取。7剂。煎、服药方法及医疗嘱咐如前。情志舒畅，续服前方，当能痊愈。

按语： 苏梗、枳壳、薄荷宽胸理气解胸闷，酸枣仁、延胡索、丹参、远志安神宁心活血益心气疗心悸，四物汤合延胡索补血活血化瘀除结代。情志可影响心气，故用宽胸解郁药，心病还须心药医，解除情志不畅之因，对胸闷心悸当有助益。

（五）妇科疾病

1. 更年期综合征

案例： 是某，女，51岁，工人。2009年3月6日初诊。

病史：更年之期，时有形寒、阵热、烦躁、汗出而平，已2年，T36.8℃，精神胃纳正常，偶有夜寐不酣，未见减重，身高165 cm，体重56 kg，体检均正常。脉濡，苔薄。

辨证：更年期综合征，肾虚火旺。

治法：治拟益肾泻火。

处方：用二仙汤加减化裁。仙灵脾10 g，仙茅10 g，黄柏5 g，知母10 g，当归10 g，川芎10 g，白芍10 g，生地10 g，酸枣仁15 g，延胡索15 g，陈甘松10 g，甘草2 g。7剂。煎、服药方法同上，头二煎混合分3份，分别于餐后1~2小时加热后温服。生活心情淡静，避七情之太过。

二诊：2009年3月13日。

服完7剂药后形寒、阵热、均有好转，苔脉如前，按效不更方，初诊方续进7剂。煎、服药方法同上，生活心情淡静，平时也须避七情之太过。

按语：详见二仙汤方义，四物汤生血，均为妇科要方，酸枣仁、延胡索、陈甘松共奏镇静安神助眠之功，对烦躁不安有除烦安躁作用。

2. 经前期综合征

案例：黄某，女，32岁，职工。2008年9月6日初诊。

病史：每次月经前3~5天即感两侧乳房胀痛，月经来潮即减轻或痛止胀消，已多年，脉弦细，苔薄。

辨证：拟诊为经前期综合征，属肝气郁结，与内分泌失调有关。

治法：治当疏肝理气解郁。

处方：方选逍遥散化裁。柴胡10 g，枳壳10 g，白芍10 g，青皮10 g，当归10 g，川芎10 g，白术10 g，制香附10 g，川楝子10 g，郁金10 g，甘草2 g，生姜2片。7剂。煎、服药方法同上，生活心情淡静，避七情太过，特别在月经前1周更要注意。

按语：详逍遥散方义。方中川楝子、郁金、香附助解郁之功。

二诊：2008年9月13日。

药后乳房胀痛较上月好转，苔脉如前，再予前方药巩固疗效，7剂。到月经前1周时煎服。以后于每次月经前1周再服7剂。连服7次，医疗嘱咐同前。半年后随诊，经前乳房胀痛已平，予逍遥丸5瓶嘱每次于月经1周前按说明书服用，经行乳房胀痛止停药。下次经前1周再服，连服6个月经周期，巩固疗效。

（六）儿科疾病

1. 小肠营养吸收不良综合征

案例：季某，男，3岁，2000年3月14日初诊。

大便溏薄夹不消化食物，每日2~3次，起于断乳后，由于长期喂养不当，面色萎黄，形体逐渐瘦弱，体重明显下降，皮肤弹性也明显减退，头发稀疏，但胃纳较好，脉细,苔薄腻,大便常规检查,见不消化物,余(-),小便常规检查正常,胸部透视心肺(-),血液常规正常。

辨证:小肠吸收营养不良综合征,属中医疳积,胃强脾弱。

治法:治拟助化、健运、消疳、实大便。

处方:太子参10 g,炒白术10 g,茯苓10 g,陈皮5 g,焦山楂5 g,焦神曲5 g,砂仁(后下)3 g,藿香5 g,薏苡仁10 g,甘草2 g。7剂。头、二煎混合和匀分成4份,每日分4次,每次1份,隔3~4时加热后温服。

本病主要由于喂养不当或断奶过早等引起,目前当给以有营养,易消化的软食,少食多餐等综合调治,才易见效。

二诊:2000年3月21日。

药后尚未见效,苔脉同前,再从上方加炮姜2 g。7剂。

三诊:2000年3月28日。

经服二诊:14剂药后,大便每日2次,稍厚,便中不消化物有所减少,苔脉同上,病已经年累月,属慢性,只宜食、养、药综合措施慢慢调治。可用膏方,便于小儿慢慢服用,又好在现有冰箱可储存,患儿食欲又很好,也无雍中呆胃之嫌,作为一种剂型,春夏秋冬四季皆可服。太子参300 g,炒白术300 g,云茯苓300 g,六神曲300 g,焦山楂200 g,砂仁(后下)100 g,陈皮100 g,姜半夏200 g,藿香200 g,炮姜60 g,桂枝100 g,吴茱萸30 g,芡实300 g,炒薏苡仁300 g,淮山药300 g,草果(后下)100 g,甘草50 g,阿胶300 g,冰糖250 g。1剂,如法熬制成膏,每次半汤匙,开水冲服,每天2次。

半年随访,患儿病情逐渐好转,体重增加,嘱仍须综合调治,入冬再服膏方1剂,巩固疗效。同时可经常服些芋艿,古称芋芳为消食虫,有助消食实大便,对疳积有利。苹果碎成糊浆,胡萝卜蒸煮熟烂服用,皆有实便之功。

按语:全方有补益、健运、助化、消疳、疗积、实大便之功,再用桂枝温化,炮姜温敛,吴茱萸、草果温涩而奏全功。

2. 盗汗

案例:宋某,男,5岁,2007年10月7日初诊。

病史:近2~3年经常夜间入睡后出汗,醒后渐止,并无咳嗽、食少、乏力、消瘦等其他不适,脉濡,苔薄。

辨证:证属盗汗,古分阴阳、五脏虚实,今有肺结核及肺外结核,植物神经紊乱、缺钙等不同,古用当归六黄汤,再按阴阳盛衰、五脏虚实加减化裁,本病当属植物神经紊乱。

治法:用调整阴阳,益气固表敛汗。

处方:仿牡蛎散、玉屏风散加减化裁。炙黄芪10 g,防风5 g,炒白术10 g,煅牡蛎10 g,当归6 g,太子参10 g,茯苓10 g,煅龙骨10 g,炙甘草2 g。7剂。按头、二煎各150 mL和匀,分3次分别于三餐后1~2小时温服,每次服100 mL。每天可服牛奶或豆浆100 mL,其中含有钙质、有利敛盗汗。

二诊:2007年10月15日。

药后盗汗稍减,苔脉如前,原方续进7剂。

三诊:2007年10月23日。

药后盗汗显减,苔脉如前,效不更方,原方续进7剂。

四诊:2007年10月30日。

药后盗汗已止,苔脉如前,效不更方原方续进,以资巩固疗效。10剂。

按语:方含四君可益气,当归补血共扶正,合玉屏风则固表止汗。按煅龙骨、煅牡蛎主成分是碳酸钙,均含钙质,有收敛止汗作用,但一定要煅透才有效,既说明古方牡蛎散有收敛止汗的经验,也有其科学的道理。今后可考虑将本方用现代制药技术制成浓缩丸或糖浆便于婴幼儿童服用。

少量盗汗也可是正常,因婴幼儿副交感神处于偏兴奋状态。

(七)肿瘤疾病

1. 胃癌

案例:贺某,男,76岁,退休工人。2013年1月13日初诊。

病史:纳少胃脘胀痛于餐后,或发于空腹进食缓解,有时嘈杂、灼热,已月余,进冷、硬、辛辣食物易发或加重。GF:胃大弯溃疡型癌,病理:高分化腺癌,胃癌诊断明确,由于多种原因,家庭商定不拟手术治疗,曾在某医院化疗2次,因白细胞明显减少,食减乏力,多次白细胞未能恢复达到可继续化疗指标,而来门诊就诊用中药治疗。刻诊,症如上述,脉弦滑,苔腻。

辨证:属胃寒气滞夹热,胃失运化,中虚型胃脘痛。

治法:用黄芪建中汤合左金加减化裁治之,再加煅瓦楞、党参,合而温中补虚治溃疡,提高抗癌免疫力,又加淫羊藿、龙葵、莪术、白花蛇舌草抗癌之药当可有较好疗效。

处方:炙黄芪20 g,桂枝10 g,白芍10 g,川黄连3 g,吴茱萸2 g,砂仁(后下)5 g,陈皮10 g,延胡索15 g,姜半夏10 g,高良姜2 g,淫羊藿30 g,龙葵30 g,莪术30 g,白花蛇舌草30 g,甘草2 g,延胡索15 g,当归10 g,党参10 g,煅瓦楞30 g。7剂。煎、服药方法及饮食宜忌等医疗嘱咐同前。

二诊:2013年1月20日。

服药1周,脘胀减,胃痛平、嘈灼止,苔脉如前,仍从前方药进取,7剂。煎、服药方法及饮食宜忌等医疗嘱咐同前。

三诊:2013年1月27日。

诸症均平,精神胃纳正常,苔脉同前,病属慢性,如无不适,可考虑续用前方药调治。告知：如白细胞恢复到4000，仍可考虑化疗，建议：以尽早手术为最佳方案。30剂，煎、服方法及饮食宜忌、医嘱同前。

四诊： 2013年2月27日。

1周来精神胃纳均好，胃痛未发，面色红润，无明显不适，苔脉如前，家属商定：因多种原因，仍决定中药治疗。故再从初诊方续服，30剂。

五诊： 2013年3月29日。

病情稳定，体重增加3斤，苔脉如前，续用初诊方。30剂。

六诊： 2013年4月30日。

病情稳定，苔脉如前，仍从初诊方药，30剂。

七诊： 2013年6月5日。

因病情稳定，初诊方药连配服了五月。仍然精神胃纳正常，面色红润，胃脘基本无胀痛，体重又增2斤。中药味多苦浓，多服苦能败胃，可改用膏方综合调治巩固。方载膏方医案肿瘤类。

八诊： 2013年7月8日。

无明显不适，精神胃纳夜寐均好，苔脉如前，体检：腹诊软无压痛及包块，肝脾不肿大，锁骨上未触及肿大淋巴结，也无明显其他阳性体征。继续服上方，30剂。

九诊： 2013年8月16日。

无明显不适，病情稳定，苔脉如前，效不更方，30剂。

十诊： 2013年9月25日。

无明显不适，胃纳夜寐均正常，体重未增减，血常规、肝肾功能也正常，苔脉如前，按效不更方，仍用初诊方。30剂。30剂服完后，嘱服用膏方。到2014年1月GF复查。

2014年4月10日随诊：病程已1年多，患者因年高，又怕GF检查而未查。病情稳定，无明显不适，精神胃纳夜寐均安好，体重未增减，体检腹部等未发现阳性体征。嘱继续注意适当休息、营养。和继续治疗，定期复查。

2. 肝癌

案例1： 石某，女，62岁，工人。2009年8月29日。

病史： 患者食少脘痞，右胁隐痛不适，时有便艰已月余，脉弦细，苔薄腻。肝功能检查无异常。彩色B超检查：肝右叶实质影3 cm×3 cm，胆囊（-）。

辨证： 拟诊肝肿瘤，患者不想手术而就诊中医药治疗。本病当属癥积。

治法： 拟四君、四物加黄芪砂仁陈皮健胃培后天之本，养血益气扶正，提高免疫力、正气足病可除，其中桃仁活血化瘀消癥散结，再加有抗癌作用之莪术、龙葵、淫羊藿、白花蛇舌草，可望阻止肝癌发展或消除。

处方： 黄芪20 g，党参10 g，白术10 g，茯苓10 g，全当归10 g，川芎10 g，赤芍10 g，桃仁10 g，陈皮10 g，砂仁（后下）5 g，莪术30 g，龙葵30 g，淫羊藿30 g，白花

蛇舌草30 g,延胡索15 g,甘草3 g。7剂。煎、服药方法及饮食宜忌同前,须畅情志,注意营养、休息。

二诊: 2009年9月5日。

药后胃纳稍增,苔脉同前,按初诊方进取。7剂。煎、服药方法及医嘱,休息、营养同前。

三诊: 2009年9月12日。

药后胃纳精神均好转,右胁隐痛亦减,效不更方,再从初诊方续服20剂,煎、服药方法及医嘱、休息、营养同前。病乃慢性服完汤药后用膏方慢慢图治,按原方酌加健胃药培后天之本,再适当加重补气血药而扶正可以祛邪。

3. 结肠癌

案例: 方某,男,67岁,职员。2007年8月12日初诊。

病史: 患者因结肠癌于2007年7月18日住院手术,侵及浆膜,病理检查:高分化腺癌,肠系膜淋巴结0/16,体重术前60 kg,术后55 kg,要求服中药调理。刻诊:纳少乏力,便溏,脉濡,苔薄腻。

辨证: 年高,气血已衰,肾亦亏虚,加上大病手术后,气血亦伤,虽是高分化恶性程度低,年高病情进展慢,扩散复发可能性小,但也需积极治疗。

治法: 补益气血,健胃增进食欲,保护好后天之本,提供营养,增加免疫抗复发力。

处方: 予十全大补合香砂六君加有抗癌作用之药。黄芪30 g,党参10 g,炒白术10 g,茯苓10 g,当归10 g,熟地10 g,川芎10 g,白芍10 g,莪术30 g,淫羊藿30 g,龙葵30 g,白花蛇舌草30 g,陈皮10 g,砂仁(后下)5 g,甘草2 g。7剂。煎、服药方法按笔者新服药方法:头二煎和匀分3份,每份半碗,分别于三餐后1~2小时温服。忌辛辣刺激性食物,宜软食易消化食物,勿过饱,饮食有节。近期注意适当休息。

二诊: 2007年8月19日。

药后纳增精神好转,脉苔如前,效不更方,续进前方14剂,煎、服药方法及饮食宜忌医嘱如首诊。病属慢性,以后每年用膏方慢慢调理。

随诊: 已生存8年,精神胃纳均好,面色红润,体重增加,65 kg。

按语: 所用方药:十全大补、香砂六君方及有抗肿瘤中药遣方使扶正祛邪防复发。

(八) 皮肤病

1. 荨麻疹

案例1: 黄某,女,28岁,工人。2002年3月17日初诊。

病史: 患者全身散在红色丘疹,如绿豆、蚕豆大,奇痒难忍,时隐时现,受风寒易发,大便艰难,经他处治疗,服激素、抗过敏药,当时好转,停药后又发,已1月余,经查症状如上,脉濡细,苔薄黄,舌质偏红。

辨证：拟诊血热生风，夹风寒而发。

治法：用防风通圣散化裁，加清血热药而祛风。

处方：荆芥10 g，防风10 g，浮萍10 g，炙麻黄8 g，黄芩20 g，生大黄（后下）2 g，生地10 g，丹皮10 g，赤芍10 g，当归10 g，山栀子10 g，生甘草6 g。7剂。煎、服药方法时间同前。可用稍高于体温40~50℃，约0.9%的生理盐水浴，同时再放适量的明矾更好，洗后只须擦干就行，不要再用温水冲洗掉身上的盐分。平时少用或不用肥皂洗澡，浴水也不能太烫。

这对止痒消疹有帮助。少接触、不接触化工、油漆、灰尘等过敏物质，勤晒衣被，除室内尘螨，勤开窗通风，这些都能协同治疗，加快治愈和防止复发。

二诊：2002年3月23日。

药后1日大便已解，丘疹渐退，肤痒亦止，苔脉如前，效不更方，生大黄（后下）减量为1 g，再予巩固。7剂。煎、服药方法同上，医疗嘱咐及防治也同上，药防结合，即能防止复发。

按语：详见防风通圣散方义，麻黄散风寒，又含麻黄碱，有肾上腺素能作用，拮抗乙酰胆碱抗过敏功能，生地、丹皮、赤芍、当归清血热，黄芩、山栀子、荆芥、防风、浮萍清血热祛风。甘草调和诸药，用较大之量，缘其有激素样抗过敏作用，合全方治疗荨麻疹，则相得益彰。

2. 过敏性紫癜

案例1：夏某，女，14岁，学生。1975年4月3日初诊。

病史：患者1周前突发全身稀疏紫色斑点，两下肢偏多，伴有腹痛或关节疼痛，曾在皮肤科治疗，当时血象：WBC6500，中性粒细胞72%，淋巴细胞22%，酸性粒细胞6%。PLT正常，经他处治无效，而来就诊，经查病情大体如上，但紫斑周边有红晕有痒感，苔薄，脉濡细。

辨证：过敏性紫癜，属风热夹瘀。

治法：治当疏风清热凉血化瘀。

处方：防风10 g，荆芥10 g，浮萍10 g，炙麻黄7 g，生地10 g，赤芍10 g，丹皮10 g，黄芩20 g，紫草10 g，丹参10 g，生甘草6 g。7剂。煎、服药方法如上，饮食宜忌及其他医疗嘱咐均同前。

二诊：1975年4月10日。

经服药1周后，紫斑渐减，脉濡，苔薄，仍从前方药进取。

原方7剂。煎药、服药方法同前，饮食宜忌，生活须知等医疗嘱咐同前。

三诊：1975年4月17日。

紫斑基本已消，续用4月3日方药，巩固防复发。7剂。2月后随访，未复发。

按语：荆芥、防风、浮萍合当归、生地、丹皮、赤芍、黄芩共清血热之风，紫草、丹参活血化瘀，生甘草和诸药又可抗敏，故用稍大剂量，共奏全功。

（九）其他疾病

1. 失眠

案例1： 季某，女，36岁，2009年3月2日初诊。

病史： 经常失眠已多年，每因思虑过度而发，纳少、头昏、心慌、乏力，面色微显晄白，脉濡细，苔薄，舌质稍淡。

辨证： 属心脾两虚。

治法： 归脾汤、酸枣仁汤加减。

处方： 潞党参10g，炒白术10g，白茯苓10g，当归10g，陈皮10g，酸枣仁15g，延胡索15g，陈甘松10g，甘草3g。7剂。煎、服药方法仍按煎2次分3份，分别于早、中、晚饭后1~2小时温服，少操劳，防思虑过度。

其中延胡索含四氢帕马汀，有镇静安种催眠作用，强于酸枣仁，加上陈甘松有缬草样镇静疗抑郁症作用，三药合用于调补心血安神方药中，相得益彰，其安眠效果更好。

二诊： 2009年3月9日。

遵医嘱，药后第3天睡眠即有好转，纳食亦已增加，苔脉如前，仍从前方药。7剂。煎、服药方法及注意事项等医疗嘱咐同上，经常坚持，定当寐安饭香，身体健康。

三诊： 2009年3月16日。

寐已安，饭已香，精神好转，心慌亦平，面色转红，脉濡苔薄，舌由淡转红，再续前方药巩固疗效。7剂。勤记医嘱，用药巩固，当能寐安饭香精神佳。

2. 痹证

张某，男，52岁，农民。1975年11月4日初诊。

病史： 平素膝关节经常酸痛已多年，每因受寒或劳累步行时间长，上下楼梯多易发于膝关节，入冬受凉全身骨节筋脉也易发酸痛，关节X线摄片未见异常，血沉、抗"O"类风湿因子均正常。脉弦苔薄白。

辨证： 属寒痹，膝关节劳损。

治法： 当温筋散寒，祛风湿活血止痛。

处方： 九味羌活汤化裁。羌活10g，独活10g，细辛3g，苍术10g，白芷10g，制附片8g，桂枝10g，当归10g，防风10g，延胡索15g，川芎10g，甘草3g。7剂。按九味羌活汤，去黄芩之寒，生地之甘凉方义，加重温阳散寒之附片、桂枝，活血止痛之延胡索，养血和络之当归，则相得益彰，更能获效。煎、服药方法如前，头二煎和匀，分3份，分别于饭后1~2小时温服。医疗嘱咐：避风寒，不过劳，少上下楼梯和爬山登高搬重物。

二诊： 1975年11月11日。

按医嘱及煎服药方法，药后病情好转，苔脉如前，效不更方，继续首诊方药14

剂,煎、服药方法和医疗嘱咐同上。病乃慢性,可用上方水泛为丸,慢慢服之,如再能按医疗嘱咐保养,当能痊愈。

住院医案

（一）结肠癌

案例：杨某,男,83岁,退休职工。住院号38507。

入院2008年1月23日。**诊断**：回盲部结肠癌。

出院2008年4月28日。**诊断**：回盲部结肠癌手术。

病史：患者平素健康,仍在工作,因左腹部不适,第2天触及左腹部鸡蛋大肿块,边缘欠清,无明显按痛,第3天即就医彩超检查,未查出明显包块,CT也未能查出明显包块,大便检查：OB(+),第4天GF：结肠回盲部肿瘤,病理：高分化腺癌,腺瘤癌变,随即住院。

经术前检查,体重65 kg,BP 136/84 mmHg,心律正常,无早搏,无明显病理杂音,无肝肾功异常,大小便正常,无手术禁忌证。即于住院第3天手术切除肿块(4~6 cm),及相关淋巴结16个,连同上、下切端送病检：肿瘤组织：高分化腺癌,周边浸润黏连,淋巴结0/16。术后低蛋白血症,出现腹水,腹透有肠梗阻征象。15年前胆结石手术史,经会诊用承气汤一半口服,一半灌肠,3天后肠梗阻好转恢复,输血浆、白蛋白5天后腹水逐渐消退,由半流饮合逐渐恢复到软食、普食,精神亦逐渐好转,术后月余即开始化疗,未脱发,但引起化疗后的纳少、乏力、末梢神经病,手足皮肤麻辣感,除用维生素B_1、维生素B_{12}治疗,即用中药全面调治。

3月16日初诊：术后近2月,精神胃纳好转,肌肤浮肿消,腹水退,已能行走活动,体重62 kg,苔薄脉濡,按癌病重症,再加术后和化疗,元气已伤,气血两虚,脉络失于濡养,治予补元气,益气血,抗肿瘤,可护后本之本——胃,可增免疫,抗扩散,防复发。

处方：淫羊藿30 g,莪术30 g,龙葵30 g,白花蛇舌草30 g,炙黄芪20 g,党参10 g,白术10 g,茯苓10 g,陈皮10 g,全当归10 g,熟地10 g,川芎10 g,赤芍10 g,白芍10 g,丹参20 g,猪苓10 g,甘草2 g。7剂。煎、服药方法同前,忌辛辣,宜软食,少食多餐品种多,营养全面味道好,注意休息,适当活动,风和日丽晒太阳,风大寒冷阴天少出门。

二诊：3月24日。

胃纳续见好转,仍用初诊方7剂。煎、服药方法同上,饮食宜忌及医疗嘱咐仍同上。

三诊：4月1日。

胃纳续见好转,精神更有进步,效不更方7剂。煎、服药方法同上,饮食宜忌及医疗嘱咐仍同上。

四诊:4月8日。

胃纳精神续有好转,体重也有增加65 kg苔脉如前,效不更方,续用初诊方14剂,煎、服药方法同上,饮食宜忌、医疗嘱咐仍同前,考虑到康复治疗,服完14剂中药后暂停,可用膏方慢慢综合调治。每周1次化疗,共6次化疗结束后,精神胃纳体重恢复正常,唯手足尚有麻辣感,可以出院。出院后休息,用中药膏方等综合调治。

(二)肝癌

案例:黄某,男,58岁,农民。住院号78430。

入院1978年3月25日。**诊断**:肝癌。

出院1978年4月16日。**诊断**:肝癌。

病史:3月25日患者因纳少乏力右胁隐痛体重减轻2月,经门诊查治无效收住入院。经查:形瘦,面色萎黄,脉弦细,苔薄,肝区叩击痛,肝肋下触及,剑下3 cm质2度,偏硬,脾未触及,胸透心、肺(-)、肝功能、ECG、血常规等检查均示正常,唯T:37.5℃,血沉33 mm/h,均偏高,经分析,初步排除肺脓疡及慢性肝炎,后经B超检,查:肝左叶2 cm×3 cm实质肿块,印象肝左叶肿瘤。肿瘤属癥积范畴,拟予健运护后转天——胃益气,养血扶正气,活血化瘀,消癥散结,加用莪术、淫羊藿、龙葵、白花蛇舌草有抗癌作用之药。

处方:黄芪20 g,党参10 g,白术10 g,茯苓10 g,陈皮10 g,当归10 g,赤芍10 g,川芎10 g,砂仁(后下)5 g,龙葵30 g,淫羊藿30 g,莪术30 g,白花蛇舌草30 g,紫丹参20 g,延胡索15 g,甘草3 g。7剂。煎、服药方法及饮食宜忌同前,注意营养及休息。

二诊:4月2日。

药后仅胃纳稍增,苔脉同前,再从初诊方调治,冀能续有好转,病情稳定,延长生命。7剂。煎、服药方法等医嘱均同前。

三诊:4月9日。

胃纳又增,精神也有好转,效不更方,再用初诊方,7剂。医嘱等均同前。

四诊:4月15日。

胃纳精神好转,右胁隐痛亦有减轻,苔脉无变化,再从初诊方进取,带药出院15剂,煎、服药方法及医嘱仍同前。

按语:慢性病须慢慢调治,15剂服完后,按效不更方,在初诊方基础上适当再加健脾补气养血药以扶正,用膏方慢慢调治,脾胃健、血盛正气足,就能祛邪。方中八珍益气血扶正气而祛邪,陈皮、砂仁和胃理气开胃增食欲,丹参、延胡索活血化瘀散癥消积,龙葵、淫羊藿、莪术、白花蛇舌草合用抗肿瘤有助抗扩散防复发。

膏方医案

　　膏方是中医用中药治病、补益强身,却病延年的一种剂型,口感较好,服用方便,适合老年体虚和重大疾病稳定恢复期补益,促进康复。对慢性病调治,也是一种较好剂型,可避免长期服较苦的汤药而伤胃。所以膏方不仅方便治病,而且补益作用更好,达到正气内存,邪不可干,更可防治结合,相得益彰。过去习惯要到冬至前后开始,也有春生夏长秋收冬藏寓补之意,亦有因天气寒冷不易霉变,便于储存,可供慢性疾病及体虚患者慢慢调治服用一冬,现在有冰箱保存,不易霉变,春夏秋三季也可用膏方,利于供体亏及慢性病患者作为一种剂型,慢慢调治服用,改变了过去的习惯,方便了诊疗。

(一)治疗膏方

1. 慢性单纯性支气管炎

案例: 张某,男,65岁,工人。1986年9月28日初诊。

病史: 患者经常外感咳嗽3年余,有时咳嗽长达3~5月。近2年入秋冬西北风气候寒冷,咳嗽即发,历一冬,到春天气候转温,春暖花开时,咳嗽即逐渐缓解而自愈,近因气候转凉,又发1周,咽痒咳嗽少痰,痰色时黄时白,无恶寒发热咽痛,脉浮带数,X线胸透:肺纹理增加。

辨证: 乃肺气本虚,风寒犯肺,肺气不宣,有化热之象。

治法: 治拟温肺祛风寒宣肺气,兼用清肺化痰止咳,鉴于每年入秋冬即发,用膏方既可温补肺气,加强自身防御能力,又可宣肺清痰热,及时治疗阻止发作和加重。

处方: 玉屏风散、止嗽散、小青龙汤化裁。黄芪500 g,炒白术500 g,防风300 g,荆芥200 g,紫菀300 g,桔梗300 g,杏仁(打)500 g,法半夏500 g,炙麻黄200 g,象贝母500 g,500 g,桂枝200 g,干姜50 g,五味子100 g,鱼腥草600 g,陈皮200 g,知母300 g,枳壳300 g,黄芩500 g,薄荷(后下)150 g,南沙参300 g,款冬花200 g,百部200 g,制诃子200 g,木蝴蝶200 g,瓜蒌皮500 g,桑白皮500 g,白前200 g,甘草30 g,阿胶500 g,冰糖500 g,1剂。

　　如法炮制熬成膏滋,每次半汤匙或一汤匙(约10~20 mL)开水冲服。

　　发给慢性支气管炎预防注意事项科普资料1张,既起到协同治疗作用,也可今后平时注意,有预防复发,起到治未病效果,发挥药物不能起到的作用。

二诊: 1987年10月5日。

　　患者1986年冬天初诊服膏滋药后,并按所发慢性支气管炎预防注意事项科普资料注意起来,咳嗽即逐渐缓解,比前年冬季(1985年)明显好转,今年天气已开始寒冷,咳嗽尚未发作,要求继续服膏方,脉弦细,苔薄白,按效不更方,再用原方进取1剂如法熬制,服用量及方法和医疗嘱咐同前。

三诊:1988年10月12日。

患者去年复诊服第2剂膏方后,咳嗽已止,春夏秋仍按医疗嘱咐及慢性支气管炎预防注意事项注意,春夏已过,秋凉又至,尚未咳嗽,效果已现,既有效,又方便,要求再服膏方,冀能彻底治愈不复发。经诊:苔脉如前,即拟再用原方药以资巩固疗效,为杜绝复发打下基础,续用前方药1剂,仍如法熬制、服用,并告知因体质虚寒,风寒易犯,乃邪之所凑,其气必虚,必须继续按慢性支气管炎预防注意事项注意和履行,才能真正达到正气存内,邪不可干的预防复发目的,也就是常话所说的三分治疗,七分预防,才能真正达到彻底治愈,今后少发不发的目的。明冬再服膏方一料巩固之,仍按慢支预防注意须知,加强健康及耐寒锻炼,冀望彻底痊愈。

按语:止嗽散,小青龙汤,疏风寒温肺化痰止咳宣肺祛邪,玉屏风益肺固卫防感冒,增加一些止咳化痰药,助长止咳化痰之功,添加黄芩、鱼腥草清肺,温清并用,疗肺寒化热之象,则相得益彰,方可共奏全功。

2.慢性喘息性支气管炎

案例:方某,男,66岁,农民。1983年10月21日初诊。

病史:患者经常因风寒感冒咳嗽,越发越频,6年前曾连续咳嗽长达4~5月,每年到秋冬即咳嗽,时轻时重,到春天气候温暖也能缓解,今年发作咳而且喘鸣,痰多如泡沫,胸闷气短心悸,动则更甚,或伴自汗脉弦细数,苔薄白。

辨证:证因肺卫不固,风寒之邪易犯,以致感冒常发,咳嗽缠绵,加重,肺气亏损,伤及心肾。

治法:温肺散寒化饮,止咳平喘益心肾。

处方:方选玉屏风、小青龙汤、二陈汤、附桂地黄汤化裁,病属慢性,用膏方调治。炙黄芪500 g,炒白术500 g,防风300 g,炙麻黄200 g,光杏仁(打)500 g,桂枝300 g,干姜50 g,细辛150 g,五味子100 g,制附片200 g,熟地黄500 g,陈皮200 g,法半夏500 g,山萸萸500 g,福泽泻500 g,丹皮300 g,白茯苓500 g,制诃子300 g,苏梗200 g,鱼腥草500 g,枳壳300 g,炙苏子200 g,瓜蒌皮300 g,炙甘草50 g,阿胶500 g,冰糖500 g,1剂,如法熬制成膏,每次10~20 mL日服2次,开水冲服。

饮食宜忌及防治参照慢性支气管炎防治注意事项。

按语:除所选方方义。另选制诃子敛肺止咳,鱼腥草清热消炎,其中枳壳理气宽胸解胸闷,瓜蒌皮加重止咳化痰。

(二)补治膏方

1.胃癌

案例1:贺某,男,76岁,退休工人。2014年2月12日初诊。

病史详前门诊肿瘤胃癌贺某医案。

刻诊：经门诊中药及饮食营养宜忌和生活须知等综合调治后，已近1年，近2月体重虽未再增，但也未见体重减轻，无明显不适，病情稳定，精神胃纳正常，夜寐欠佳，脉弦，苔薄。

辨证：仍按癌症重病又经化疗之毒副反应后，气血已伤，元气亦损，胃癌属恶性慢性病，尚未能彻底治疗和治愈。

治法：虽病情稳定，仍须继续巩固治疗，以防复发和扩散，用膏方养气血，补元气，疗肿瘤，正气足，邪（肿瘤）亦易除，即可达到正气存内，邪不可干的目的。在门诊药已初见成效，仍从门诊方加减益气血、扶正气、疗肿瘤。

处方：炙黄芪500 g，潞党参500 g，炒白术500 g，云茯苓500 g，全当归500 g，川芎500 g，大熟地500 g，炒白芍500 g，淫羊藿800 g，蓬莪术800 g，龙葵300 g，白花蛇舌草500 g，姜半夏500 g，陈皮200 g，砂仁（后下）150 g，延胡索500 g，煅瓦楞子800 g，川黄连150 g，吴茱萸100 g，酸枣仁500 g，川桂枝300 g，干姜100 g，甘草50 g，另阿胶500 g，冰糖500 g，如法熬制成膏，1次1汤匙，每日早晚各1次，开水冲服。饮食宜忌、生活须知等面嘱。如无特殊情况，每年入冬，即就诊按当时病情适当加减服1料膏方，益气血、扶正气、防扩散、杜复发。

按语：已详门诊医案。

2. 结肠癌

案例：杨某，男，83岁，医生。2008年9月26日初诊。

病史详前住院肠癌患者杨某医案。

刻诊：结肠癌术后半年多，精神胃纳均逐渐恢复，小便亦正常，唯大便溏薄进冷及油腻食物菜肴易发，经化疗后，四肢掌背麻辣感未减，受凉入冷水触握瓷器金属较冷物品等加重，步履尚欠稳健，脉弦细，苔薄腻。

辨证：乃大病手术后，气血受损，元气大伤，又加化疗伤及末梢神经，年高阳气亦衰。

治法：仍用住院方、药加味，健脾实便，养气血，补元气，温阳气，抗肿瘤，防扩散，杜复发。

处方：炙黄芪500 g，潞党参500 g，全当归300 g，炒白术500 g，云茯苓500 g，大熟地500 g，川芎500 g，炒白芍500 g，淫羊藿800 g，蓬莪术800 g，龙葵500 g，白花蛇舌草500 g，芡实500 g，薏苡仁500 g，陈皮200 g，姜半夏500 g，桂枝200 g，炮姜100 g，制附片200 g，仙灵脾300 g，仙茅500 g，甘草50 g，阿胶500 g，冰糖500 g，1剂如法熬制成膏，放冰箱冷藏室储存，每次1汤匙（约20~30 mL）开水冲服，每天2次。

饮食宜忌按住院恢复期软食，忌辛辣、粗硬食物，要清淡，须营养。适当活动，常在无风、少风向阳环境中晒太阳。

二诊：2009年9月22日。

1年来精神、胃纳均好,体重恢正常67.5 kg,已能从事诊疗工作及一般活动,生活自理,唯末梢神经病手掌、足部麻辣灼烧感未见好转。苔脉如前,仍用原膏方补治结合调治可连续服2~3个冬季。每个冬季1剂,如法熬制成膏滋,服法如前。

三诊:2013年9月24日。

已配服首诊膏方3年,共已连服5冬,手术亦已6年,睡眠精神胃纳均好,仍继续半天门诊,也未有小恙休息过,但坚持八段锦等锻炼和其他活动。自手术后每年CT、肿瘤免疫指标等全面检查1次皆未见异常。苔脉等四诊也无异常,再从首诊膏方熬制服用1冬。

3. 慢性肝炎肝硬化

案例1:王某,女,69岁,西安退休干部。2011年9月6日初诊。

病史:患者主诉食欲不馨,脘腹胀满,纳少便溏,形瘦乏力,经当地医院先后检查为慢性肝炎、肝硬化,曾有少量腹水,治疗无明显效果,已2年多,慕名来常州治疗。

刻诊:面色萎黄,肝肋下触及质中等,脾肋下1 cm,苔微腻,脉弦细。

辨证:胃虚气滞,气血两虚,络脉瘀阻成癥积。

治法:健胃理气,实便,益气血,散癥积。

处方:方用香砂六君、四物加味。先予汤剂改善症状,再用膏方缓图之。太子参10 g,炒白术10 g,白茯苓10 g,砂仁(后下)5 g,陈皮10 g,姜半夏10 g,藿香10 g,当归10 g,川芎10 g,赤芍10 g,丹参20 g,甘草2 g,黄芪10 g。7剂。煎、服药方法及饮食宜忌同肝病方案。

二诊:2011年9月13日。

药后纳馨食增,胀减满消,便实力复,苔脉如前,仍予健胃,益气血,散癥积,续进前方7剂。煎、服药方法等医嘱同前。

三诊:2011年9月19日。

又经服原方药7天,诸证悉平,唯体质尚弱,苔脉如前,再予健胃,益气血,散癥积,巩固疗效。胃健,则气血足,有望癥积消,免复发,病乃慢性,按诊疗方案,在原方药有效基础上加味用膏方缓图之。潞党参500 g,炙黄芪500 g,全当归300 g,炒白术500 g,白茯苓500 g,熟地300 g,川芎500 g,赤芍药500 g,紫丹参500 g,陈皮300 g,姜半夏500 g,枳实300 g,枳壳300 g,砂仁(后下)200 g,延胡索500 g,枸杞子500 g,山茱萸500 g,福泽泻600 g,淮山药500 g,广木香500 g,藿香200 g,莪术500 g,煅牡蛎500 g,焦山楂300,焦神曲300 g,甘草30 g,阿胶500 g,冰糖500 g,膏方1剂熬制成膏,每次半到1汤匙(约10~20 mL),每日早晚各1次,开水冲服。可服一冬,约2月左右服完。现在大多家庭有冰箱,开春也可再熬滋1剂,放冷藏室储存,继续服用,补治结合。

按语:枸杞子、山茱萸、泽泻等六味补肝肾,牡蛎咸以软坚又护胃,莪术活血化瘀破癥积,山楂、神曲助消化。

(三)补益膏方

1. 虚证膏方

案例:朱某,女,53岁,工人。2006年11月17日初诊。

病史:近年因经常纳少乏力,头昏腰酸,畏寒肢冷,时有夜寐不酣就诊,望面色萎黄少华,形体偏瘦,闻语音低微,按脉象濡细。曾经多种检查:仅WBC 3600,RBC 3.2×10^6,HGB(血红蛋白):10g/dL。

辨证:证由胃气虚弱,运化失司,后天之本不足,入不敷出,以致气血亏损,肌、脑均失所养,卫气不足,阳气衰微,不易达体表肢末,而发头昏乏力,畏寒肢冷面色少华。

治法:当健胃益气血安睡眠。病属慢性,时届冬令,当用膏方慢慢调理。胃气健,气血足,阳气旺,睡眠佳,定当精气神转佳,诸虚不足渐愈。

处方:方选香砂六君子、十全大补汤、酸枣仁汤等方加减。炙黄芪500 g,潞党参500 g,炒白术500 g,白茯苓500 g,全当归300 g,熟地黄500 g,川芎300 g,砂仁(后下)200 g,陈皮200 g,姜半夏300 g,广木香300 g,赤芍300 g,白芍300 g,制附片200 g,桂枝300 g,酸枣仁500 g,延胡索500 g,枸杞子500 g,怀牛膝500 g,桑寄生300 g,厚杜仲500 g,威灵仙300 g,干姜50 g,仙灵脾300 g,焦山楂300 g,焦神曲300 g,甘草20 g,阿胶500 g,冰糖500 g,1剂。

如法炮制熬成膏滋,按上述膏方服法。遇有外感发热等病可暂停服。注意适当营养和休息,忌辛辣,少吃生冷护好胃气以利康复。

二诊:2007年10月28日。

2006年冬天服一料膏滋药后,胃纳精神好转,头昏腰酸渐减,畏寒肢冷亦见好转,脉濡苔如前,证已好转,再用去冬膏方巩固。

膏方1剂,如法熬制,再服用一冬,按法服用,饮食宜忌注意事项同前。

按语:如所选方方义,取延胡索所含之四氢帕马汀镇静安神之功,助酸枣仁安神治难眠,枸杞子、午膝、杜仲、寄生、威灵仙补肝肾,壮腰膝疗腰膝酸痛,仙灵脾、干姜暖胃温肾阳可除年高阳虚畏寒,合十全大补气血则效更彰,山楂曲助消化益胃气增营养,后天之本强,则气血旺,正气足,邪可除。

2. 阳虚证

案例:夏某,女,47岁,职工。1983年7月12日初诊。

病史:平素特别畏寒怕凉,入夏仍须穿长袖长裤,不能吹电风扇、开空调,有时甚至要穿绒线、棉衣,盖棉被已多年,形体正常,面色尚红润,脉平苔薄,经查未发现器质性疾病。

辨证:拟诊植物神经功能紊乱,乃阳气衰微。

治法：治当温阳,益火之源以消阴翳。

处方：方从金匮肾气、参附汤、八珍汤法加减。制附片200 g,桂枝200 g,熟地300 g,泽泻300 g,山茱萸300 g,白茯苓300 g,丹皮200 g,仙灵脾200 g,仙茅200 g,黄芪300 g,党参300 g,炒白术300 g,当归300 g,川芎300 g,陈皮200 g,吴茱萸60 g,白芍200 g,干姜50 g,陈甘松200 g,甘草20 g,鹿角胶300 g,冰糖300 g,1剂熬膏滋,每次1汤匙,开水冲服。

需协助跑步、跳绳等锻炼。

二诊：1984年5月26日。

服膏方后1个月有所好转,服膏方2个月后畏寒怕冷有明显好转,二诊时将要入夏,已不须再穿棉衣,脉苔如前,再从前膏方巩固。1剂如法熬成膏方,服法同前。医疗嘱咐多活动锻炼同前,综合治疗,当更有效。来年继续服膏方调治,多活动、锻炼,可望痊愈。

按语：方义如医案所载各方义,加仙灵脾、仙茅、干姜、吴茱萸等助温阳之功。

附1：全国500名老中医药专家学术经验传承业绩经历汇编专著

1. 洪哲明.杨泽民特技绝招//王凤岐.中华名医特技集成.北京：中国医药科技出版社,1993：293.

2. 洪哲明.杨泽民名中医处方用药技巧//黄煌.方药心悟——名中医处方用药技巧.南京：江苏科学技出版社,1999：189.

3. 洪哲明.杨泽民用药处方创新独特经验//黄煌,濮传文.方药传真——全国老中医药专家学术经验精选.南京：江苏科学技术出版社,2003：417.

4. 费建平.杨泽民为人行医之道//薛益明,郝达富.杏林风范.南京：江苏人民出版社,1998：112.

5. 费建平.杨泽民慢性胃炎胃舒汤//陈贵廷.中国当代名医名方录.北京：中国大百科全书出版社,2000：136.

6. 费建平.杨泽民学术思想与临证精萃//陈亦江.江苏当代名中医临证精萃.南京：江苏科学技术出版社,2013：234.

附2：名老中医药专家杨泽民学术经验继承人论文

1. 洪哲明.杨泽民防治虚证消化性溃疡经验——附60例临床疗效分析.浙江中医杂志,1993,4(10)：435.

2. 洪哲明.杨泽民老中医治疗肝功能异常的经验.云南中医杂志,1993,6：17.

3. 洪哲明.杨泽民治疗脾胃病的经验.江苏中医复刊,1994,特刊：6.

4. 洪哲明.运脾动胃汤治疗非溃疡性消化不良66例.吉林中医药,1994,(4)：19.

5. 洪哲明.辨证分型治疗非溃疡性消化不良100例.黑龙江中医药,1994,(4)：16.

6. 洪哲明.肝炎几种合并症证治举隅.时珍国医国药,1998,(2)：20.

7. 费建平.杨泽民诊治脾胃病经验撷萃.江苏中医,1998,19(9)：12.

8. 费建平.杨泽民老中医治疗胃动力障碍经验.全国中西医结合学会胃肠动力紊乱性疾病及幽门螺杆菌感染学术交流会论文专辑.1998.

9. 费建平.中药治疗肠易激综合征47例总结.江苏中医,2000,21(5)：21.

10. 费建平.中医药治疗功能性消化不良75例临床观察.江苏中医药,2002,23(12)：22.

11. 沈镇苍.杨泽民用降逆和胃法治疗胃下垂经验.江苏中医,1995,16(4)：3.

后 记

　　近年来报刊的健康养生栏目、专业健康养生报、养生杂志等有关养生保健内容，如雨后春笋般涌现，群众的理念也从以往的偏重治疗，逐步转向对养生保健防病的重视。专家们也都认识到很多疾病与七情六淫、不内外因等多种因素有关，也从偏重药物治疗转向养生保健防病及非药物等整体预防治疗；认识到药物治疗的局限性、毒副反应的危害性；认识到养生、保健防病，非药物防病、治病的安全性、有效性、广泛性和重要性。各级、各地电台、电视节目包括各类各科专家直面听众、观众，均都参与养生保健、科普宣传。广大群众逐步获得养生、保健、防病知识，使本来可防治的而容易发生的常见病多发病可以不发生或少发生，已发疾病也较容易被治愈、少复发，群众得益不少。既减少了药物治疗的麻烦、困惑，也节省了不少药费，为国家节约了大量物资，又提高了国民健康素质，可谓是一桩大好事，一举多得。很多中医院也开创了中医治未病门诊。最近中医药管理局也批示二级以上中医院全部开设治未病门诊，使中医上工治未病的防病、治病思想重获新生。同时也要注意该查的要查，该治的要治，不能耽误。所以笔者提出："预防为主，治疗及时"，不能偏废。但又要注意掌控好不要过度检查、过度治疗的中庸之道。

　　但目前养生保健非药物防治宣传内容：有的太简，有的过繁，有的片面、不切实际，难免鱼目混珠，误导者有之，以偏概全者有之。为此特将我从医六十余年来收集的资料验证及自身经验积累编著而成，以求有效、实用，简便易行。近来许多养生保健文章及主张中，也渐有与我共识之处，这是好事，观点取得更多人的认同、确认，将更增加其可靠性、成熟性、有效性。所以我把养生保健、非药物防治放在医论篇的第一章。本书在各篇章节中，也常涉及养生保健、非药物防治内容，既是各篇章节的需要，也表示它的重要性。另书中还论述了治未病的重要性，实事求是治已病和临证经验总结，中西医结合、中医现代化的诊疗思维和研究，以及为人之道，为医之道，医德对己、对患者诊疗及传承的重要性等。

　　有的论文内容、论点及检测名称、标准、数值，是60~80年代的，未加改动。

　　有些临证经验尚未能明确载入章节的，在医话中另立医药经验碎金录，以便参阅。

　　本编著中：有哲学、社会学、人文学、自然学、环境学等学科内容，虽然不是医学，但对医药理论、诊疗有高屋建瓴的重要指导作用，也是中医在形成、成长、辉煌过程中的重要组成部分，起着对人体生理病理治未病临证整体观的启发作用。并且对现代科学、现代医学的研究、应用、前进有指导作用。

2014年6月10日